제2판 작업치료사를 위한

삼킴장애 치료

Dysphagia Treatment for Occupational Therapist

이한석 저

계축문화사

제2판 머 리 말

삼킴장애의 평가와 치료는 작업치료에서 독립적인 영역을 구축하는 등 중요한 부분을 차지하고 있으며, 최근 다양한 신경학적 질환 외에도 두경부암, 수술 및 방사선 치료로 인해 삼킴장애를 갖는 경우에 재활치료를 적용하였을 때 삼킴 기능의 향상이 있다는 사례들이 증가하는 등 임상치료에서 삼킴장애 환자에 대한 비중이 높아짐에 따라 이에 대한 전문적인 지식과 기술을 갖추는 것이 요구되고 있다. 또한 의료기술 및 장비의 발전으로 삼킴장애의 평가 및 새로운 치료 기술이 개발되고 있다. 이런 추세에 맞추어 개정이 필요하게 되었다.

또한 초판을 발간하면서 삼킴장애와 관련된 자료를 많이 포함시키겠다는 욕심에 어렵고 임상에서 다루어지지 않는 내용들이 다수 있었던 것 같다. 저자는 삼킴장애 치료 1판을 교재로 강의하면서 학생들이 이해하기 어려운 부분들과 임상에서 다루어지지 않는 내용을 정리하고 새로운 내용이나 자주 사용하는 내용들로 보완하였으며 학습자들이 쉽게 학습할 수 있도록 구성하여 본 2판을 발간하였다. 본 저자는 이 교재가 학습자들에게 도움이 되기를 희망한다.

이 책을 저술함에 있어서 도움을 주신 모든 분들에게 감사드리며 출판을 위해 수고하신 계축문화사 주영일 사장님과 편집부 직원들에게도 감사를 드린다.

2013. 8.

이 한 석

머 리 말

삼킴 기능은 생명유지를 위해 중요한 기능이다. 이런 삼킴 기능은 노인성 질환, 중추신경계 질환이나 두경부 암 등 수많은 원인에 의해 장애를 입게 된다. 삼킴장애는 기능적 독립을 크게 방해하며 다른 장애들에도 영향을 미친다. 삼킴장애는 높은 이환율과 중요성 때문에 급성관리병원, 정신병원, 재활센터, 외래클리닉, 요양기관, 학교 등 수많은 환경에서 다루어지고 있다. 임상에서 삼킴장애의 평가와 치료는 작업치료에서 비중이 높아지고 있고 독립적인 영역을 구축하는 등 중요한 부분을 차지하고 있다. 이와 같은 이유로 삼킴장애 환자를 다루는 치료사는 삼킴장애에 대한 전문적인 지식과 기술을 갖추는 것이 필요하며, 이에 대한 보다 집중적인 학습이 필요하다고 생각된다. 그러나 대학에서 삼킴장애에 대한 교육은 신경계작업치료나 질환별 작업치료의 일부로 간단히 소개하는 정도에 그치며 임상에서 작업치료사들이 필요로 하는 지식과 기술들은 다루고 있지 못하고 있다. 이런 상황에서 교육을 받은 학생이 졸업하여 임상에서 일하면서 연하곤란 환자를 대하는 상황에 있을 때 당황하게 되며 미숙함을 보이는 경향이 있다. 다행히도 임상의 연하관련 학회에서 연수교육이 이루어져 전문적인 교육이 이루어지고 있지만 학습하기 원하는 모든 치료사나 학생이 쉽게 접근하기는 힘들며 삼킴장애에 대해 전문적으로 다루고 있는 교재도 매우 적다.

본 저자는 수년간 삼킴장애를 질환별 작업치료학이나 신경계 작업치료에서 분리하여 강의하게 되었다. 그 동안 강의를 하면서 학생들에게 임상에서 쉽게 적용할 수 있는 지식과 기술을 보다 쉽게 이해할 수 있게 노력해 왔다. 그 결과 수년간 기존의 교재들과 논문들을 참고로 하여 정리하고 보완한 강의 내용들을 책으로 내게 되었다. 부족한 부분이 있지만 이 책이 작업치료사가 임상에서 일하는데 도움이 되기를 바라며 작업치료사가 삼킴장애 전문치료사로서 거듭나려면 더욱 많은 교재들이 나와야 된다고 생각된다.

이 책을 저술함에 있어서 도움을 주신 모든 분들에게 감사드리며 출판을 위해 수고하신 계축문화사 주영일 사장님과 편집부 직원들에게도 감사를 드린다.

2010. 8.

이 한 석

차 례

제1장

정상 삼킴

삼킴(연하, swallowing, deglutition)은 입에서 인두를 거쳐 식도를 통해 위까지 음식물을 통과시키는 일련의 과정으로, 수의적인 운동과 불수의적인 운동이 복합적으로 일어난다. 삼킴 과정에는 연하와 관련된 중추신경계, 뇌신경, 목신경(경수신경) 등의 말초신경계, 수많은 해부학적 구조 등 다양한 요소들이 복합되어 삼킴동작을 일으키며, 이 요소들에 이상이 생기면 삼킴장애(연하장애, swallowing disorder, dysphagia)가 발생하게 된다. 그러므로 정상적 삼킴의 생리와 해부학을 이해하는 것은 삼킴장애를 평가하고 치료하는데 매우 중요하다.

1. 정상 삼킴과 관련된 해부학

삼킴과정을 알기 위해 정상 삼킴과 관련된 해부학적 구조에 대한 이해가 필요하다(그림 1-1). 이것은 삼킴장애 환자를 다루는 데 필요한 빠른 임상적 판단을 위해 중요하다.

1) 구강(oral cavity)

구강(oral cavity)은 음식이나 음료가 가장 먼저 소화기와 만나는 부분으로써 그림 1-2와 같이 입술과 목구멍 잘록부(구협 협부, isthmus of the fauces) 사이의 공간으로 정의된다. 구

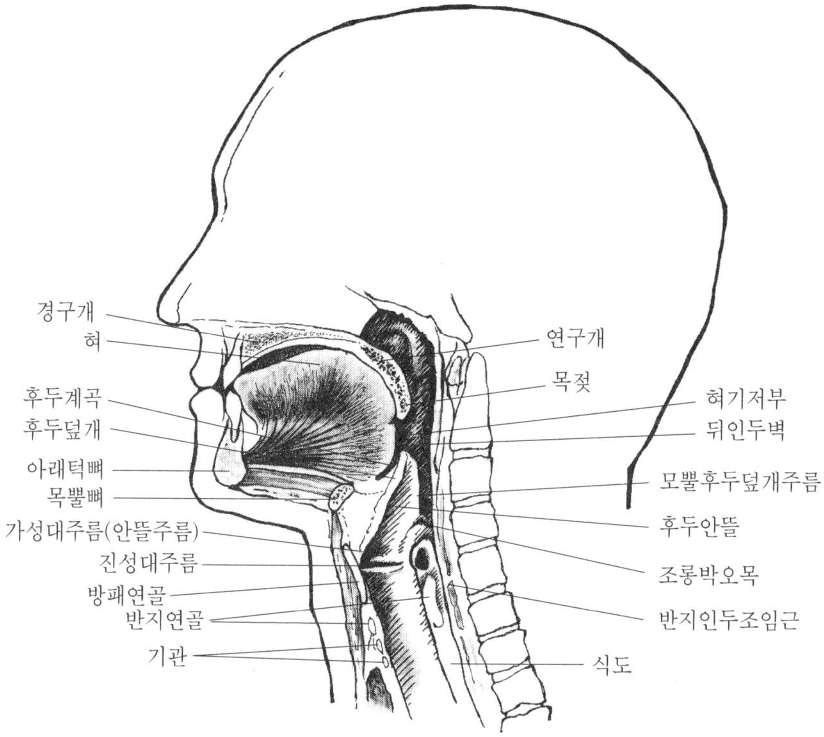

그림 1-1. 삼킴과정의 해부학적 영역과 구조

강은 위턱뼈, 입천장뼈(구개골), 아래턱뼈로 구성되며, 정상적으로 습하고, 표면은 구강점막(oral mucosa)으로 덮여 있다. 구강은 턱을 다문 상태에서 치아를 수용하는 이틀활(치조궁, alvelora arch)을 경계로 바깥쪽 공간인 구강전정(outer oral vestibule or buccal cavity)과 안쪽 공간인 고유구강(oral cavity proper)으로 나뉜다. 고유구강은 위쪽으로는 입천장, 아래쪽으로는 혀와 구강바닥, 가쪽으로는 볼점막(buccal mucosa)에 의해 경계된다. 구강전정과 고유구강은 마지막 어금니의 뒤쪽에 형성된 어금니뒤삼각(구후삼각, retromolar trigone)에 의해서 턱을 다문 상태에서도 서로 연결되며, 턱관절이 강직되었을 때 튜브 등을 이용하여 구강으로 음식을 공급할 수 있는 통로가 된다. 구강의 구조물은 복잡하고 다양한 조직으로 구성되어 있다(그림 1-2와 1-3).

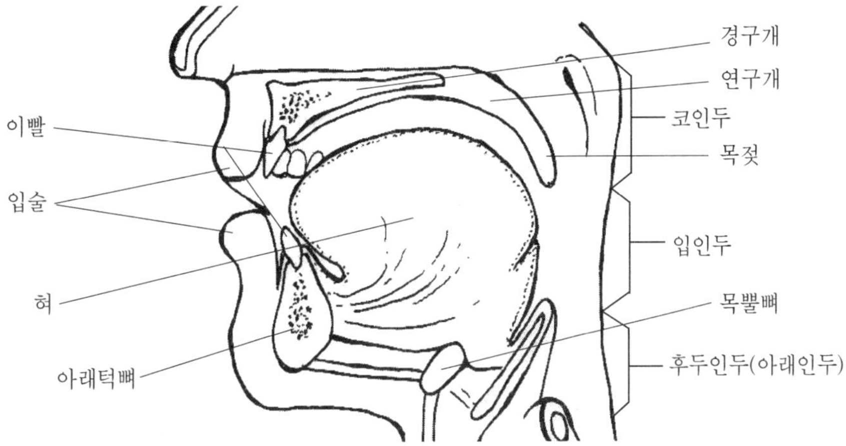

그림 1-2. 구강을 구성하는 구조(시상면)

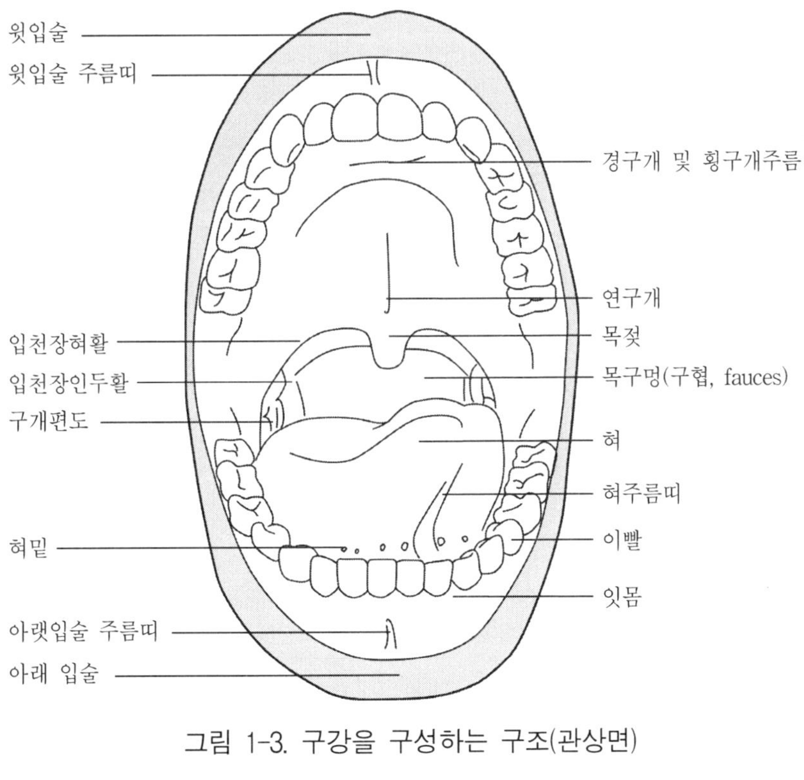

그림 1-3. 구강을 구성하는 구조(관상면)

(1) 입술과 볼

입술은 구강의 가장 앞쪽부위로써 위아래입술로 나뉘며 입둘레근(구륜근, orbicularis oris muscle)이 원형으로 감싸고 있다(표 1-1)(그림 1-4). 입둘레근은 음식이 입으로 들어온 순간부터 음식을 씹고 삼킬 때 입술에 힘을 줘서 입다물기를 유지하게 한다. 그러므로 음식물이 입밖으로 흐르는 것을 방지하고, 입술이 치아와 이틀활에 가까이 위치하도록 함으로써 음식을 씹을 때 음식물이 앞고랑으로 들어가지 않도록 하는 역할을 수행한다. 입술을 좁은 깔대기 모양(narrow funnel)으로 하면 빠는 힘(흡인력, suction)이 증가되는데, 이것은 빨대로 액체를 먹을 경우 요구된다. 입술의 안쪽으로 구강전정(vestibule)이 있으며 그 안쪽에 인체에서 가장 단단한 조직인 치아와 치아를 수용하는 이틀활(치조궁, alvelora arch)이 있다. 치아의 안쪽으로는 혀와 구강바닥이 있으며, 구강바닥과 혀를 이어주는 부분은 혀주름띠(설소대, lingual frenulum)라고 한다(그림 1-3).

볼은 입술과 연결되며 구강의 가쪽 경계를 이룬다. 볼을 형성하는 주요 근육은 볼근(협근, buccinator muscle)(표 1-1)(그림 1-4)으로 뺨을 압박하여 음식물이 가쪽고랑에 축적되지 않도록 하여 씹기를 도와주는 역할을 한다. 또한 음식을 씹을 때나 빨 때 볼이 접히지 않도록 팽팽하게 하여 볼의 손상을 방지한다.

구강의 이틀활 앞쪽 공간인 구강전정은 위치에 따라 두 개의 고랑으로 나뉘는데, 입술과 이틀활 사이의 공간을 앞고랑(전고랑, anterior sulcus), 볼과 이틀활 사이의 공간을 가쪽고랑(외측고랑, lateral sulcus)이라 한다(그림 1-5). 이 부위는 구강의 감각장애나 삼킴장애가 있을 때 자주 음식물이 남겨지거나 고이게 된다.

표 1-1. 입둘레근과 볼근

근육	이는곳	닿는곳	작용
입둘레근(구륜근, orbicularis oris muscle)	• 위턱뼈와 아래턱뼈의 이틀돌기 • 입술둘레의 근육섬유	• 입술 주위의 피부와 점막	• 긴장수축을 통해 입술을 다물게 함 • 강하게 수축하면 입술을 뾰족하게 앞으로 내밀도록 함
볼근(협근, buccinator muscle)	• 어금니 가쪽의 위턱뼈 및 아래턱뼈 이틀돌기 • 날개아래턱솔기	• 입꼬리 • 입둘레근 섬유	• 음식이 구강전정으로 들어가지 않고 씹는면 사이에 있게 함 • 뺨을 어금니에 대해 압박하여 구강의 압력을 높이며, 입김을 불 때 뺨이 팽창되지 않도록 저항하여 뺨을 평평하게 유지

※ 입둘레근과 볼근은 얼굴신경(VII)에 의해 신경지배 받는다.

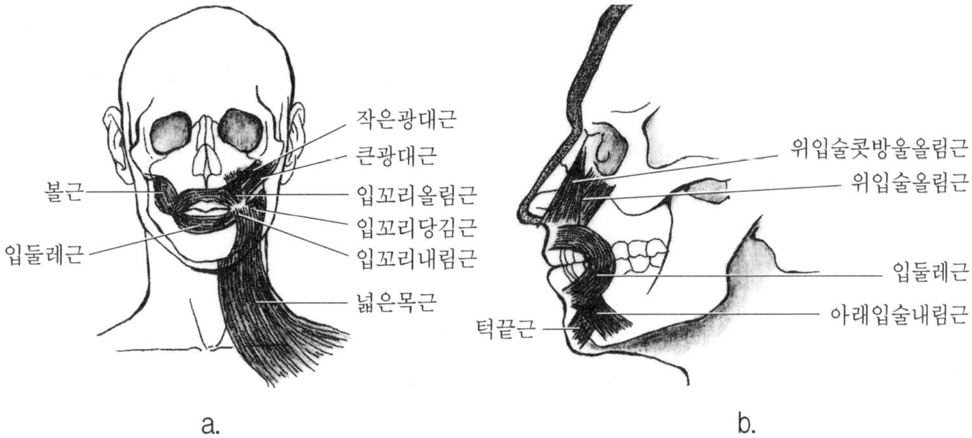

그림 1-4. 앞(a)과 옆(b)에서 본 얼굴의 근육

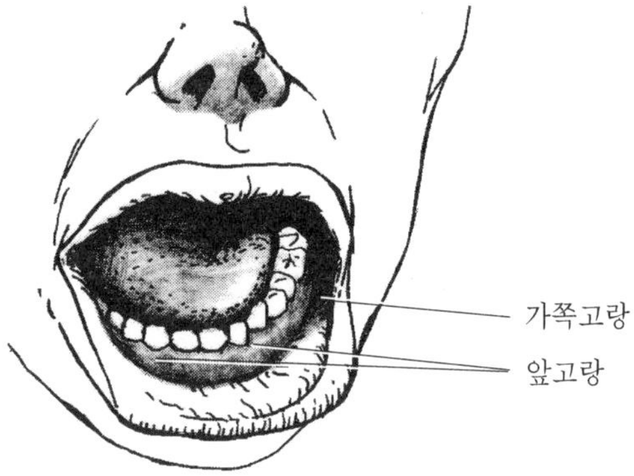

그림 1-5. 구강전정의 앞고랑과 가쪽고랑

(2) 구개(입천장, palate)

구개는 입속의 입천장에 해당되며 동시에 콧구멍의 바닥을 이루는 구조물로서 뼈로 이루어진 경구개(단단입천장, hard palate)와 근육조직으로 이루어진 연구개(물렁입천장, soft palate or velum or muscular palate)로 나뉜다(그림 1-2). 이중에서 경구개는 구강의 앞쪽에 위치하고, 연구개는 뒤쪽에 위치하며, 연구개의 중앙에는 목젖(구개수, uvula)이 있다. 연구개의 기능은 음식을 삼킬 때 그 뒷끝이 인두의 뒷벽에 닿음으로써 음식물이 코로 역류하지 못하게 한다. 연구개는 건막(aponeurosis)과 5개 근육에 의해 기본구조가 형성된다(표 1-2)(그림 1-6).

표 1-2. 연구개 형성근

근육	이는곳	닿는곳	작용
입천장 올림근(구개거근, levator veli palatini m.)	• 관자뼈의 바위(petrous part) • 귀인두관연골의 안쪽판	• 입천장널힘줄	• 삼킴동안 연구개를 들어 올려 코인두를 폐쇄 • 귀인두관 구멍을 확장시킴
입천장 긴장근(구개긴장근, tensor veli palatini m.)	• 나비뼈의 안쪽 날개판(내측 익돌판) • 귀인두관연골의 가쪽판	• 입천장널힘줄	• 삼킴동안 연구개를 긴장시킴 • 귀인두관 구멍을 확장시킴
입천장 인두근(구개인두근, palatopharyngeus m.)	• 입천장널힘줄 • 경구개	• 방패연골의 위모서리(인두수축근 섬유와 혼합됨)	• 인두와 후두를 위로 당겨서 코인두를 폐쇄시킴 • 목구멍 잘록부의 크기를 감소시키며, 동시에 아랫방향으로 경사면을 형성하여 음식덩이가 밑으로 내려가도록 함
입천장 혀근(구개설근, palatoglossus m.)	• 입천장널힘줄	• 혀의 가쪽면	• 뒤쪽 혀부분을 들어올려, 목구멍 잘록부를 폐쇄시킴으로써, 삼킴의 시작을 도움 • 연구개의 가쪽부분을 내림
목젖근(구개수근, uvular m.)	• 입천장뼈의 뒤코가시 • 입천장널힘줄	• 목젖	• 삼킴동안 목젖을 위로 올려 코인두를 폐쇄

※ 입천장혀근은 혀의 바깥기원근육에도 속한다.

※ 입천장혀근은 미주신경과 혀인두신경의 신경지배를 받고, 입천장긴장근은 삼차신경의 가지에 의해, 나머지 근육은 미주신경의 인두가지에 의해 신경지배 된다. 미주신경의 인두신경얼기의 경우 더부신경(CN XI)의 뇌부분이 인두신경얼기 형성에 일부 참여하기 때문에, 문헌에 따라 지배신경이 미주신경과 더부신경이 같이 나오는 경우가 많다.

연구개는 삼킴 동안 앞 입천장활에 존재하는 입천장혀근의 수축에 의해 하강하고 혀 후방부쪽으로 당겨지거나, 뒤 입천장활에 존재하는 입천장인두근, 입천장올림근, 위인두수축근(상부 인두 수축근, superior pharyngeal constrictor m.)에 의해 연구개가 상승하고 수축함으로써 연구개-설후두부 폐쇄가 일어나게 된다.

목젖의 옆으로는 두개의 점막주름인 입천장활(구개궁, palatine arch)이 형성되어 있는데, 앞 입천장활(전구개궁)은 입천장혀근을 덮는 점막주름으로 입천장혀활(구개설궁, palatoglossal arch)이라 하고, 뒤 입천장활(후구개궁)은 입천장인두근을 덮는 점막주름으로 입천장인두활(구개인두궁, palatopharyngeal arch)이라 한다(그림 1-7). 입천장혀활은 연구개부터 혀뿌리(설근, glossal root)까지 뻗어있으며, 음식물이나 액체가 주어질 때 인두삼킴이 보다 쉽게 이루어지도록 운동감각을 강화시키기 위해 온도-촉각자극이 사용되는 부위이기 때문에 중요하다. 두개의 주름사이에 구개편도(입천장편도, palatine tonsil ; 속칭 '편도선')가 있다(그림 1-7). 구개편도염(palatine tonsillitis)(속칭 '편도선염', quinsy or tonsillitis)과 같이 입천장편도가 커질 경우 삼킴장애가 유발될 수 있다.

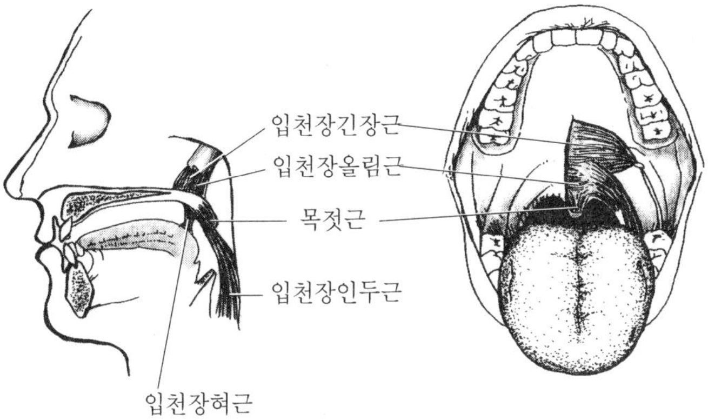

그림 1-6. 연구개 형성근

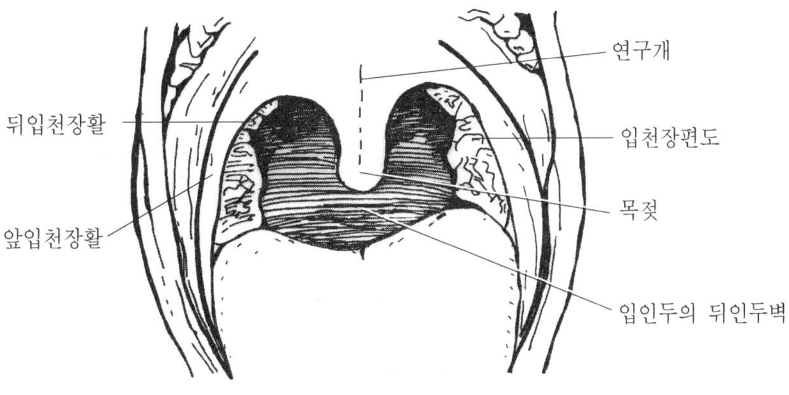

그림 1-7. 연구개, 입천장활의 위치(관상면)

(3) 혀(tongue)

혀는 고유구강과 인두공간에 걸쳐 위치하며 음식물의 씹기와 삼키기를 담당하는 구강바닥 위에 위치하는 점막에 둘러싸인 근육성 기관이다. 혀의 하방 기초는 목뿔뼈(설골, hyoid bone)로 이루어지며 혀의 체부가 목뿔뼈 위에 놓여 있다. 혀는 기능적으로 구강 혀부와 인두

부혀로 나뉘며 구강 혀는 혀끝(첨부), 혀날(배부), 혀앞(전방), 혀중앙(중앙부) 그리고 혀뒤(후부)로 나뉠 수 있다(표 1-3)(그림 1-8). 해부학적으로 구강 혀는 성곽유두(vallate papilla)까지로 경계된다(그림 1-9). 혀의 앞쪽 2/3을 차지하는 구강 혀는 말할 때나 삼킴 시 구강기에서 작용을 하고 수의적 신경지배를 받는다. 성곽유두로부터 목뿔뼈까지 혀의 뒤쪽 1/3을 차지하는 혀 인두부위 또는 혀 기저부는 삼킴 시 인두기에 작용을 한다. 혀 기저부는 뇌줄기에 의한 불수의적 신경지배를 받지만 일부에서는 수의적 신경지배를 받는다. 혀는 음식을 움직여서 치아로 저작이 잘 되게 해주며 맛을 느끼는 미뢰 세포가 많이 존재하여 삼킴에 도움을 주게 된다.

표 1-3. 혀의 분류법

3부분 분류	6부분 분류
혀끝(설첨, apex or tip)	혀끝(tip)
	혀날(blade)
혀몸통(설체, body)	혀앞(front)
	혀중앙(center)
혀뿌리(설근, root)	혀뒤(back)
	혀바닥부(base)

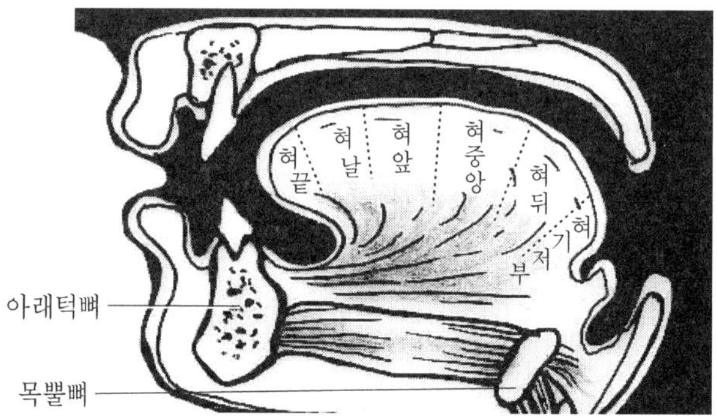

그림 1-8. 혀의 6부분 분류

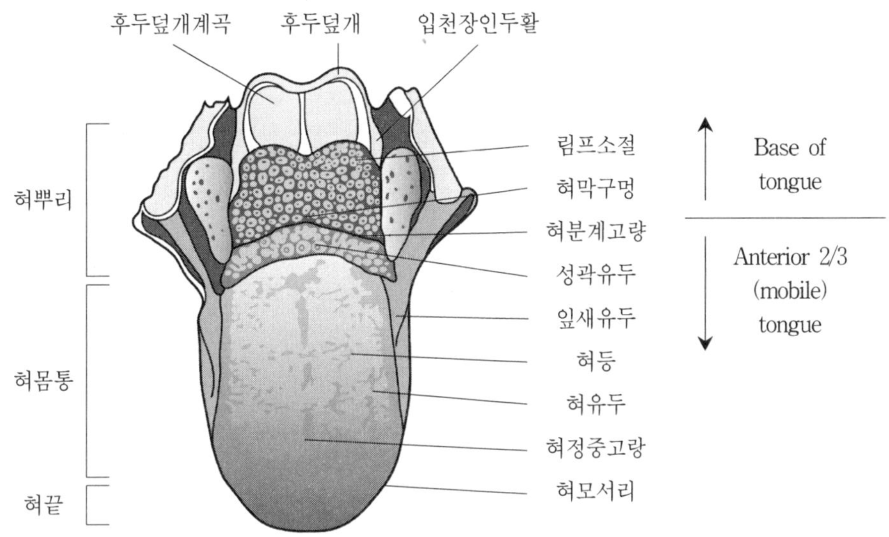

그림 1-9. 혀의 해부학적 구조(혀의 3부분 분류)

혀의 모든 근육은 가로무늬근이며 외재근(extrinsic m.)과 내재근(intrinsic m.)으로 나눌 수 있는데, 외재근은 주로 혀의 운동을, 내재근은 주로 혀의 형태를 변화시켜주는 역할을 담당하며 모두 삼킴을 위해 중요한 역할을 담당한다(표 1-4)(그림 1-10).

표 1-4. 혀의 외재근과 내재근

	근육	이는곳	닿는곳	작용
외재근	붓혀근(경돌설골근, styloglossus m.)	· 관자뼈의 붓돌기	· 혀의 가쪽면 · 혀끝	· 혀를 올리고 뒤당김 함 · 혀의 가쪽을 올려서 음식덩이가 지나가는 고랑을 형성 · 연구개의 가쪽부분을 내림
외재근	목뿔혀근(설골설근, hyoglossus m.)	· 목뿔뼈의 몸통과 큰뿔	· 혀의 가쪽면	· 혀를 내리고 뒤당김 하여, 혀의 등쪽면을 더욱 볼록하게 만듦 · 목뿔뼈를 위로 올리는 것을 도움
외재근	턱끝혀근(이설근, genioglossus m.)	· 아래턱뼈의 턱끝가시 (mental spine)	· 혀의 전체길이(혀뿌리~혀끝) · 목뿔뼈 몸통	· 혀를 내림(중간섬유) · 혀를 내밈(아래섬유) · 혀끝을 뒤아래로 당김(위섬유) · 동시에 작용할 경우, 혀를 아래로 당겨 혀 등이 오목하게 됨으로 음식덩이가 지나가는 고랑을 형성 · 목뿔뼈를 위로 올리는 것을 도움

	입천장혀근(구개설근, palatoglossus m.)	<표 1-2. 연구개 형성근> 참고		
내재근	혀위세로근(상종설근, superior longitudinal m. of tongue)	· 혀뿌리 · 후두개 주변	· 혀끝	· 혀 단축 · 혀의 가쪽면과 혀끝을 위로 감아 올려 혀등을 오목하게 함
	혀아래세로근(하종설근, inferior longitudinal m. of tongue)	· 혀뿌리	· 혀끝	· 혀 단축 · 혀끝을 아래로 당겨서 혀등을 볼록하게 함
	혀가로근(설횡근, lingual transverse m.)	· 혀사이막	· 혀가쪽면	· 혀를 좁게 길게 함
	혀수직근(설수직근, lingual vertical m.)	· 혀등	· 혀아래면	· 혀를 얇고 넓게 함

※ 입천장혀근은 혀의 근육 중 하나이지만 위치와 기능에 있어서 연구개와 밀접하게 관련되어 있다.
※ 입천장혀근은 미주신경과 혀인두신경의 신경지배를 받고, 나머지 근육들은 모두 혀밑신경(hypoglossal nerve)에 의해 지배를 받는다.

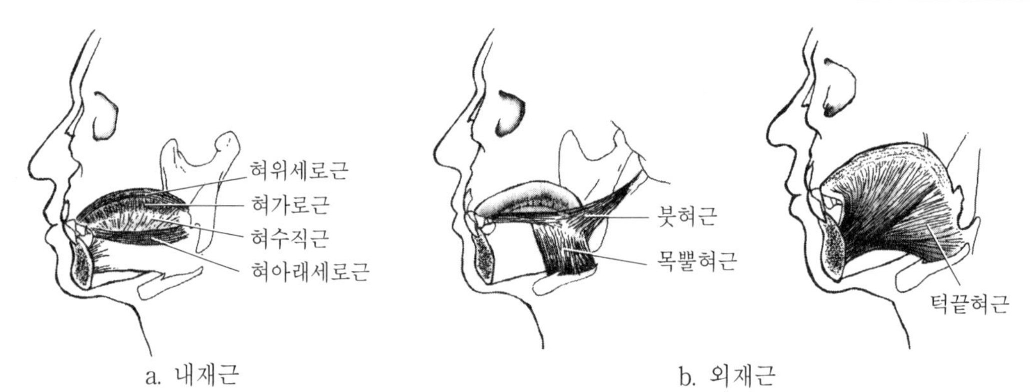

그림 1-10. 혀의 근육들

(4) 구강바닥(입안바닥, floor of mouth)

구강바닥을 형성하는 근육들은 턱목뿔근(하악설골근, mylohyoid m.), 턱끝목뿔근(이설골근, geniohyoid m.), 두힘살근앞힘살(이복근 전복, anterior belly digastric m.)으로 목뿔위근(설골상근, suprahyoid m.)에 속한다(표 1-5)(그림 1-11). 이 근육들은 앞쪽으로는 아래턱에, 뒤쪽으로는 목뿔뼈(설골, hyoid bone) 사이에 부착되어 있다.

턱목뿔근의 구강바닥 점막의 정중선에는 혀의 아래면과 연결되어 있는 혀주름띠(설소대, lingual frenulum)가 부착되어 있는데(그림 1-3), 짧은 경우 혀의 운동에 제약을 주며 과다할 경우 언어장애 등이 생길 수 있다. 구강바닥에는 턱밑샘(악하선, submandibular gland)의 도관과 입구가 존재하고 혀의 양측 가장자리 하방에 혀밑샘(설하선, sublingual gland)이 존재한다.

표 1-5. 목뿔위근육

근육	이는곳	닿는곳	작용
턱목뿔근(하악설골근, mylohyoid m.)	·아래턱뼈의 턱목뿔근선(mylohyoid line)	·목뿔뼈 몸통	·음식물을 삼킬 때 구강바닥을 끌어올리고, 목뿔뼈를 위로 올려 삼킬때나 혀를 앞으로 내밀 때 혀를 위로 밀어줌 ·목뿔뼈 고정 시 아래턱을 내림(턱관절 내림, open the jaw)
턱끝 목뿔근(이설골근, geniohyoid m.)	·아래턱뼈의 턱끝가시(mental spine)	·목뿔뼈 몸통	·음식물을 받아 들이기 위하여 구강바닥을 짧게 할 때와 음식덩이가 인두로 들어갈 때 목뿔뼈를 위, 앞으로 당김 ·목뿔뼈 고정 시 아래턱을 내림
두힘살근앞힘살(이복근 전복, anterior belly digastric m.)	·아래턱뼈의 안쪽 아래모서리	·목뿔뼈(중간힘줄, intermediate tendon)	·목뿔뼈를 위로 올려 입바닥, 인두, 후두가 올라가는 것을 도움 ·목뿔뼈 고정 시 아래턱을 내림
두힘살근뒤힘살(이복근 후복, posterior belly of digastric m.)	관자뼈의 꼭지돌기(유양돌기)	·목뿔뼈(중간힘줄, intermediate tendon)	·목뿔뼈를 위로 올려 입바닥, 인두, 후두가 올라가는 것을 도움 ·목뿔뼈 고정 시 아래턱을 내림
붓목뿔근(경돌설골근, stylohyoid m.)	·관자뼈의 붓돌기(경상돌기)	·목뿔뼈 몸통	·목뿔뼈를 위뒤쪽으로 올려 구강바닥을 넓힘

※ 구강바닥 형성근: 턱목뿔근, 턱끝목뿔근, 두힘살근앞힘살

※ 턱목뿔근과 두힘살근앞힘살은 삼차신경(trigeminal nerve)의 한 갈레인 아래턱 신경(mandibular nerve)에 의해, 턱끝목뿔근은 혀밑신경(hypoglossal nerve)에 의해, 두힘살근뒤힘살과 붓목뿔근은 얼굴신경(facial nerve)에 의해 신경지배된다. ,

① 목뿔뼈(설골, hyoid bone)

목뿔뼈는 턱과 방패연골(갑상연골, thyroid cartilage)의 중간에 위치하는 말굽모양의 뼈로 다른 뼈와 연결이 없으며, 앞쪽으로는 목뿔뼈 위근육들에 의해 견인되어 있고, 아래쪽으로는 목뿔뼈아래근육에 의해서 후두, 복장뼈, 어깨뼈와 연결되어 있다. 목뿔뼈 위근육은 앞서 설명한 구강바닥 형성근 외에 두힘살근뒤힘살과 붓목뿔근으로 구성된다. 목뿔아래근육은 얕은층에 있는 복장목뿔근(sternohyoid m.)과 어깨목뿔근(omohyoid)과 깊은층에 있는 복장방패근(sternothyroid m.)과 방패목뿔근(thyrohyoid m.)으로 구성된다(표 1-6)(그림 1-11).

목뿔뼈는 뒤 혀, 인두, 후두의 삼킴 동작과 관련하여 인두 근육을 위한 지레받침 역할을 하

면서 역학적 이점을 제공한다. 목뿔뼈 위근육은 삼킴 시 목뿔뼈를 들어올리며, 이것은 후두를 위쪽과 앞쪽으로 이동시킴으로써, 반지인두조임근이 열리는데 도움을 준다(그림 1-12). 목뿔뼈가 목뿔아래근육에 의해서 고정될 경우 아래턱뼈를 끌어내림으로써 입을 여는 것을 도와준다.

표 1-6. 목뿔뼈아래근육

근육	이는곳	닿는곳	작용
복장목뿔근(흉골설골근, sternohyoid m.)	• 복장뼈자루(흉골병)	• 목뿔뼈 몸통	• 음식덩이가 삼켜진 뒤에 목뿔뼈를 내리고 후두와 구강바닥을 내림
어깨목뿔근(견갑설골근, omohyoid)	• 어깨뼈 위모서리 가쪽	• 목뿔뼈	• 목뿔뼈를 내리고 안정시킴
복장방패근(흉골갑상근, sternothyroid m.)	• 복장뼈자루와 첫째갈비연골의 뒷면	• 방패연골의 빗선	• 방패연골과 목뿔뼈를 내림 • 목뿔뼈가 고정되면 후두를 내림
방패목뿔근(갑상설골근, thyrohyoid m.)	• 방패연골의 빗선	• 목뿔뼈 몸통과 큰뿔	• 목뿔뼈를 내림 • 목뿔뼈가 고정되면 후두를 올림

※ 복장목뿔근, 어깨목뿔근, 복장방패근은 C1~C3의 앞가지에서 유래한 목신경고리에 의해 신경지배 받고, 방패목뿔근은 혀밑 신경에 의해 신경지배 받는다.

※ 어깨목뿔근은 두힘살근처럼 중간힘살(intermediate tendon)에 의해 연결된 2개의 힘살로 구성되며, 아래힘살(하복, inferior belly)과 위힘살(상복, superior belly)로 구분됨. 중간힘살은 근막걸이(fascial sling)에 의해 빗장뼈와 첫째갈비뼈에 연결되어 있다.

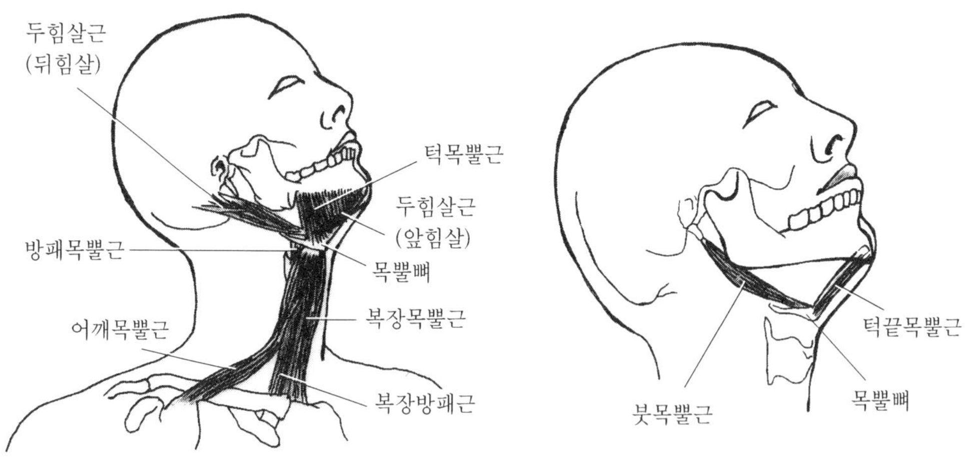

그림 1-11. 목뿔뼈 주위의 근육들

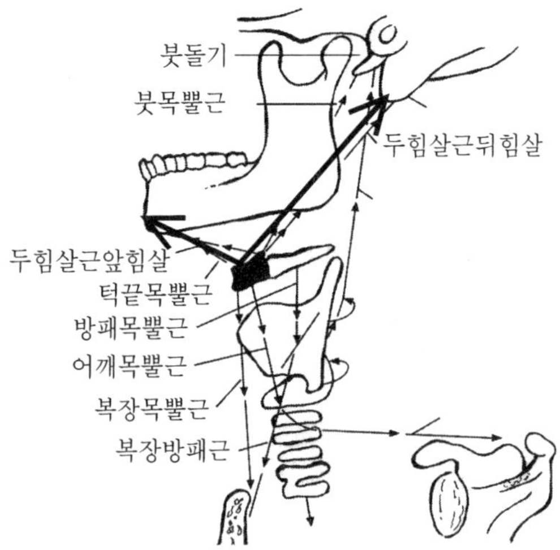

그림 1-12. 목뿔뼈와 주위근육의 관계 및 움직임

(5) 씹기근육(저작근, masticatory muscles)

씹기근육은 4 쌍의 근육으로 구성되며, 턱관절에 작용하여 아래턱뼈를 움직여 음식을 씹을 수 있도록 한다(표 1-7)(그림 1-13). 이들 중 관자근, 깨물근, 안쪽날개근은 입을 닫는데 기여

표 1-7. 씹기근육

근육	이는곳	닿는곳	작용
관자근(측두근, temporal m.)	· 관자우묵의 바닥	· 아래턱뼈 근육돌기	· 아래턱뼈를 올려 입을 닫음 · 앞으로 내민 아래턱뼈를 들임
깨물 근(교근, masseter m.)	· 얕은부분 : 광대활 모서리 · 깊은부분 : 광대활 안쪽면	· 턱뼈각 및 턱뼈가지	· 아래턱뼈를 올려 입을 닫음 · 아래턱뼈를 내밈
가쪽날개근(외측익돌근, lateral pterygoid m.)	· 위갈래 : 나비뼈 큰날개 · 아래갈래 : 나비뼈 날개돌기 가쪽판의 가쪽면	· 턱관절의 관절주머니와 관절원반 · 턱뼈목	· 양쪽근육이 같이 작용하면 아래턱을 내려 입을 열게 하고 앞으로 내밈 · 한쪽씩 교대로 작용하면 아래턱뼈를 좌우로 움직여 분쇄운동을 일으킴
안쪽날개근(내측익돌근, medial pterygoid m.)	· 깊은갈래 : 나비뼈 날개돌기 가쪽판의 안쪽면, 입천장뼈 · 얕은갈래 : 위턱뼈융기	· 턱뼈가지	· 아래턱뼈를 올려 입을 닫음 · 양쪽근육이 같이 작용하면 아래턱뼈를 내밈 · 교대로 작용하면 분쇄운동을 일으킴

※ 씹기 근육들은 삼차신경(trigeminal nerve)의 한 갈레인 아래턱 신경(mandibular nerve)에 의해 신경지배 받는다.

하고, 가쪽날개근은 입을 여는데 기여한다. 가쪽날개근과 안쪽날개근이 교대로 작용할 경우 턱관절의 가쪽운동(측방운동, lateral excursion)이 일어나 음식물의 분쇄작용이 나타난다.

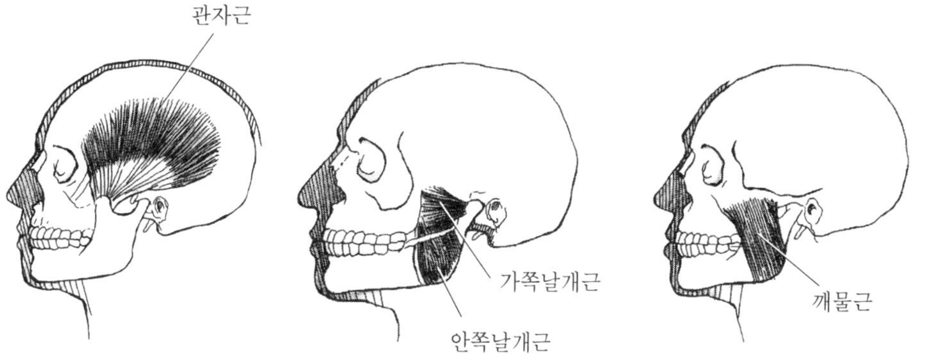

그림 1-13. 씹기근육들

(6) 침샘(타액선, salivary gland)

안면에는 귀밑샘(이하선, parotid gland), 턱밑샘(악하선, submandibular gland), 혀밑샘(설하선, sublingual gland)의 주 타액선이 양측에 각각 존재하고 수많은 작은 침샘이 혀의 점막과 입술, 협부, 입천장에 존재한다. 침샘은 좀 더 진하고 끈끈한 점액성 분비물과 좀 더 연한 물 같은 장액성 분비물의 두 종류의 분비물을 배출한다. 귀밑샘은 장액성 분비물을 배출하고 다른 타액선은 두 종류의 분비물을 모두 배출하는데, 턱밑샘은 장액성 분비물을 조금 더 배출하는 경향이 있고 혀밑샘은 점액성 분비물을 조금 더 배출한다. 침은 구강의 수분 유지나 치아 보호뿐만 아니라 음식물과 혼합하여 음식덩이(식괴, bolus)를 형성하며 삼키기 쉽게 윤활작용을 하고 음식물을 분해하고 용해하여 맛을 느낄 수 있게 한다. 또한 식도로 역류된 위산을 중화시키는 기능을 한다.

2) 인두(pharynx)

인두(pharynx)는 혀의 뒷부분으로부터 후두와 식도 앞까지 사이에 형성되는 'ㄱ'자 모양의 근막성 관(musculomembranous tube)으로 음식물이 넘어가는 통로일 뿐 아니라, 호흡을 위해 공기가 넘어가는 통로이기도 하다. 이런 인두는 크게 세부위로 나뉘는데 코인두(비인두,

nasopharynx), 입인두(구인두, oropharynx), 후두인두(후인두, laryngopharynx)로 구성된다(그림 1-2).

코인두는 뒤콧구멍(후비공, posterior nostril)으로부터 연구개까지 파이프 모양을 가진, 인두의 위쪽 1/3에 해당하는 부위로서 여기에는 콧구멍의 뒤와 통하는 부위인 뒤콧구멍, 코인두의 후외벽, 귀와 통하는 이관 입구부 등이 있다. 코인두의 외벽은 입천장올림근, 입천장긴장근, 입천장인두근으로 구성되며, 인두후벽은 위인두수축근으로 이루어져 있다. 코인두는 위턱신경의 인두신경 가지에 의해 신경지배된다. 코인두는 이관(Eustachian tube)에 의해 중이와 연결되어 고막의 기압평형을 유지시켜주는 역할을 한다. 입인두는 입을 벌렸을 때 보이는 공간으로, 연구개의 윗면에서 후두덮개계곡(후두개곡, vallecula)의 바닥까지 이르는 부위를 말하며, 입인두에는 혀 기저부, 목젖과 연구개, 편도부위, 인두후벽이 포함된다(그림 1-14). 후두인두는 위로는 구인두와 연결되고 앞쪽으로는 후두가 위치하며, 아래로는 식도와 연결되며, 목뿔뼈로부터 반지연골의 아래모서리 사이에 위치한다. 후두인두에는 조롱박오목(이상와, pyriform sinus), 인두후벽, 반지연골의 후부가 포함된다(그림 1-15).

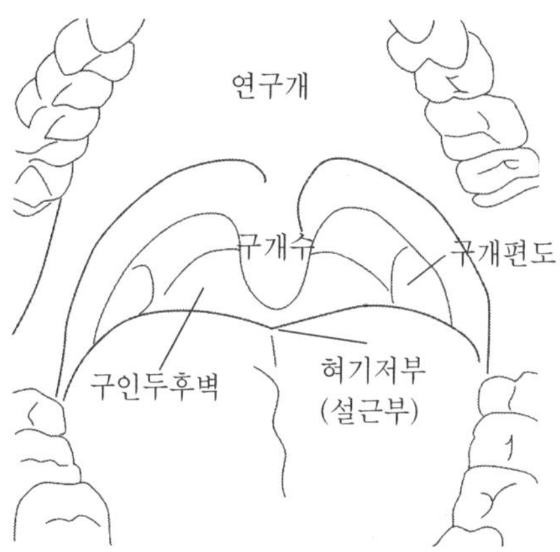

그림 1-14. 입인두

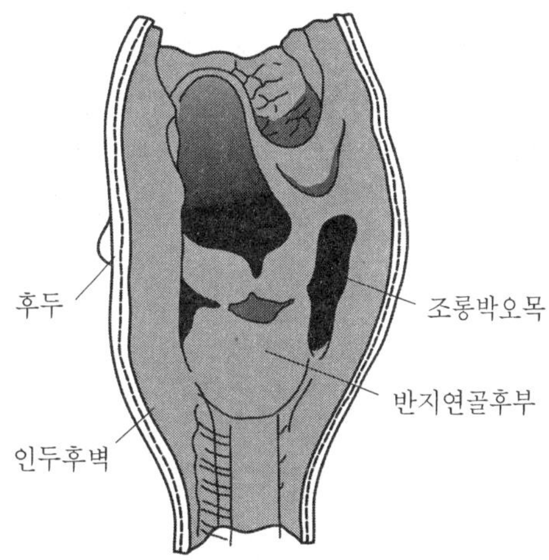

그림 1-15. 후두인두

후두덮개계곡과 조롱박오목은 인두삼킴이 유발되기 전·후에 음식이 흘러내리거나 고이는 곳으로 삼킴의 영상검사에서 중요한 해부학적 기준점으로 기여한다(그림 1-16). 후두덮개계곡은 후두덮개연골의 가쪽면들과 혀의 기저부 사이의 가쪽오목공간(lateral recess)이고, 조롱박오목은 후두의 가쪽면들과 앞쪽 아래 인두벽 사이의 가쪽오목공간이다. 조롱박오목의 아래부분에 반지인두조임근이 존재하며, 후두덮개계곡과 조롱박오목은 대칭적으로 이루어져 있다.

인두의 구조물은 나비뼈(접형골, sphenoid bone)의 날개면, 연구개, 설기저부, 하악골, 설골, 방패연골, 반지연골 후부로 형성된 인두의 전벽과 인두의 후외벽을 형성하는 위, 중간, 아래의 3개의 인두 수축근으로 이루어져 있다. 인두수축근의 근섬유들은 인두후벽의 정중선에 위치하는 Median raphe에서 시작하여 외측으로 주행하여 앞쪽에 있는 구조물에 부착하며, 삼킴 동안 인두의 수축을 일으키는 근육이다(표 1-8)(그림 1-17). 세 개의 아래 인두 수축근은 방패인두 부위(thyropharyngeal part)와 반지인두 부위(cricopharygeal part)로 나뉘는데, 아래 부위에 속하는 반지인두 부위는 근섬유가 수평으로 배열되어 식도의 원형섬유와 이어지는데 이 부분을 특히 반지인두조임근(cricopharyngeus sphinctor m.)이라고 한다. 반지인두조임근은 인두와 식도 사이에서 밸브역할을 수행하며, 기능적으로 인두와 식도 모두에 포함된다. 음식덩이가 인두로 들어오면 음식덩이 바로 윗부분에 있는 인두 수축근들이 수축함으로써 음식덩이를 식도방향으로 밀어 내리며, 반지인두조임근은 음식덩이가 인두에서 식도로 통과하는 동안에만 이완하고 그 외에는 지속적으로 수축상태를 유지한다.

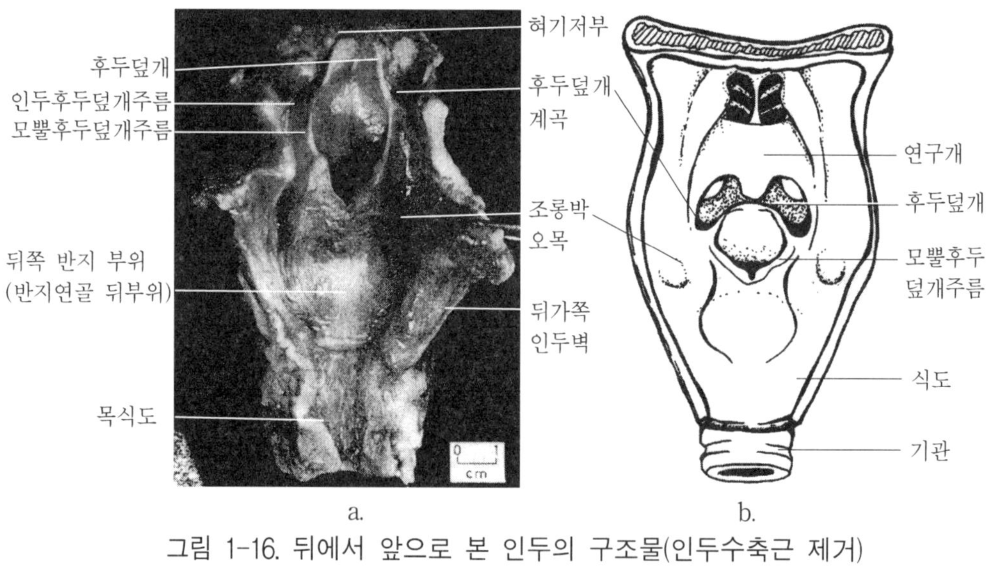

그림 1-16. 뒤에서 앞으로 본 인두의 구조물(인두수축근 제거)

a. 실제 인두의 사진 b. 인두구조물의 그림

인두 안쪽 층의 근육은 삼킴 동안 후두를 들어 올리고 인두의 길이를 짧게 하는 세로인두 근육으로 입천장인두근(palatopharyngeus m.), 붓인두근(stylopharyngeus m.), 귀인두관인두근(salpingopharyngeus m.) 등으로 이루어져 있다(표 1-8)(그림 1-17).

표 1-8. 인두 근육

근육	이는곳	닿는곳	작용
위인두수축근(superior pharyngeal constrictor m.)	• 안쪽날개판 • 날개아래턱솔기 • 아래턱 이틀돌기	• 인두솔기	• 음식덩이 바로 윗부분이 수축함으로써 음식덩이를 밑으로 내린다.
중간인두수축근(middle pharyngeal constrictor m.)	• 목뿔뼈의 큰뿔과 작은뿔	• 인두솔기	• 음식덩이 바로 윗부분이 수축함으로써 음식덩이를 밑으로 내린다. • 공기가 식도로 흡입되는 것을 방지하는 수축근으로 작용한다.
아래인두수축근(inferior pharyngeal constrictor m.)	• 방패연골 • 반지연골	• 인두솔기	• 음식덩이 바로 윗부분이 수축함으로써 음식덩이를 밑으로 내린다. • 공기가 식도로 흡입되는 것을 방지하는 수축근으로 작용한다.
입천장인두근(구개인두근, palato pharyngeus m.)	<표 1-2. 연구개 형성근> 참고		
붓인두근(경돌인두근, stylopharyngeus m.)	• 관자뼈의 붓돌기	• 방패연골	• 인두와 후두를 올린다. • 인두를 위가쪽으로 당겨 인두의 가로지름을 증가시킨다. 특히, 큰 음식덩이가 들어올 경우 인두를 확장시켜 음식덩이 통과를 용이하게 한다.
귀인두관인두근(이관인두근, salpingopharyngeus m.)	• 귀인두관 연골의 아래부분	• 입천장 인두근	• 인두와 후두를 올린다. • 인두를 위가쪽으로 당긴다. • 삼킴동안 귀인두관을 열어 고막의 기압평형을 유지시킨다.

※ 위, 중간, 아래 인두수축근과 입천장 인두근 귀인두관인두근은 미주신경(CN X)의 인두신경얼기에 의해 신경지배되고, 붓인두근은 혀인두신경(설인신경, CN IX)에 의해 신경지배 된다.

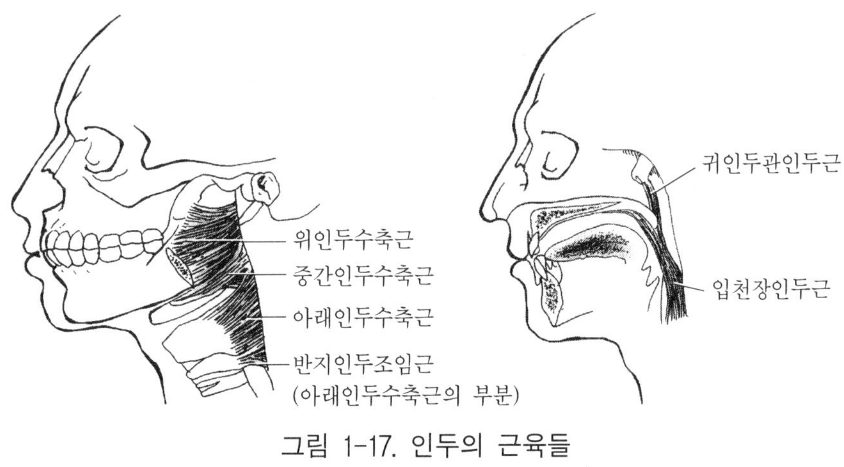

그림 1-17. 인두의 근육들

3) 후두(larynx)

후두는 후두덮개 연골의 위쪽 끝에서부터 반지연골의 아래모서리 사이에 있는 대략 5cm의 관으로 방패연골과 반지연골을 포함한 9개의 연골과 이 연골들을 지지해주는 힘줄 및 근육으로 구성되어 있다(그림 1-18). 후두는 위로는 후두인두와, 아래로는 기관과 연결되어 삼킴 시 음식물이 기도로 넘어가는 것을 방지하는 기본적인 밸브 역할을 한다. 또한 후두는 성대를 포함하고 있어 음성박스(voice box)라고도 한다.

방패연골은 후두의 앞쪽에 위치하는 후두연골 중 가장 큰 연골로 흔히 아담의 사과(Adam's apple)라 불리우는 후두융기(laryngeal prominence)가 있으며, 모뿔연골과 더불어 성대주름이 부착하는 부위이다. 방패연골은 앞위쪽은 목뿔뼈와 연결되고, 아래쪽은 반지연골과 연결된다. 방패연골의 바로 아래에 위치한 반지연골은 앞쪽이 좁고 뒤쪽이 넓은 반지모양을 하고 있으며, 방패연골의 아래모서리는 첫째 기관연골과 연결되며, 후두와 기관을 분리하는 해부학적 기준점이 된다. 모뿔연골은 방패연골과 더불어 성대인대가 부착하는 연골로, 반지연골의 위모서리에 위치하는 피라밋 모양의 연골이다. 모뿔연골은 반지연골과 관절하여 성대를 열고 닫는 역할을 수행한다.

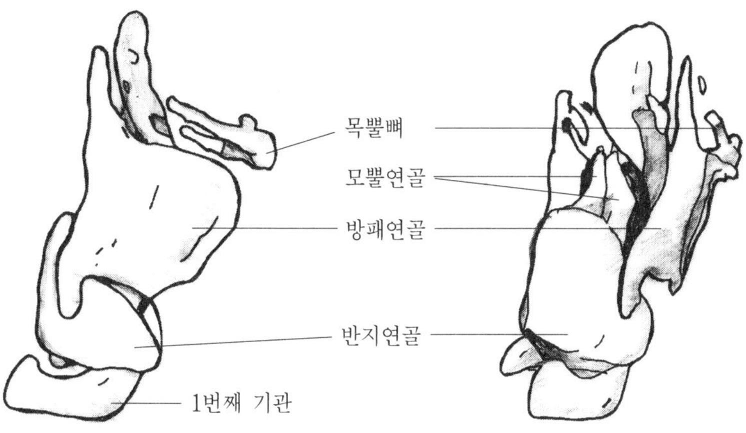

그림 1-18. 후두 연골

후두의 가장 상부 구조물은 후두덮개(후두개, epiglottis)이고 혀 기저부의 상부 1/3-1/2에 위치하며, 목뿔덮개인대(설골후두개인대, hyoepiglottic ligament)에 의해 부착되어 있다. 혀 기저부와 후두덮개 사이의 쐐기모양의 공간을 후두덮개계곡(후두개곡, valleculae)이라고 부른다. 후두덮개계곡은 2개의 조롱박오목(이상와, pyriform sinus)과 더불어 식후 인두 내 음식잔여물이 남는 곳이기도 하다.

후두의 입구는 앞으로는 후두덮개, 뒤로는 모뿔연골(피열연골, arytenoid cartilage), 가쪽으로는 모뿔후두덮개주름(피열후두개주름, aryepiglottic fold)으로 경계 지어지고 가성대의 상면에서 끝이 난다. 모뿔후두덮개주름은 음식덩이가 후두로 들어가는 것을 방지하는 구조물로 작용한다.

후두공간은 후두입구에서 반지연골의 아래 모서리까지의 공간으로, 진성대주름(true vocal fold)과 가성대주름(안뜰주름, false vocal fold)에 의해서 두 부분으로 나누어지는데(그림 1-19), 가성대주름 위쪽의 후두공간 부분을 후두전정(laryngeal vestibule)이라 하며 후두덮개와 모뿔후두덮개주름, 모뿔연골에 둘러싸여 있으며 아래쪽으로 가성대주름의 위쪽 면까지 뻗어 경계를 이루고 있다. 가성대와 진성대 사이의 초승달 모양의 작은 공간은 후두실(laryngeal ventricle)이라고 한다. 진성대는 성대근(vocalis m.)과 방패모뿔근(thyrohyoid m.)으로 구성되며, 이들은 뒤쪽으로는 모뿔연골의 성대돌기, 가쪽으로는 방패연골판의 내면, 앞쪽으로는 방패패임(갑상절흔, thyroidal notch)에 부착된다. 이들은 삼킴 동안 기도를 폐쇄시켜주는 역할을 담당하며, 특히 진성대 주름은 기도를 보호하는 마지막 구조물이다. 모뿔연골은 삼킴 시 전방 이동을 하는데 이런 움직임은 방패목뿔근의 견인에 의한 결과로서 기도의 입구를 폐쇄

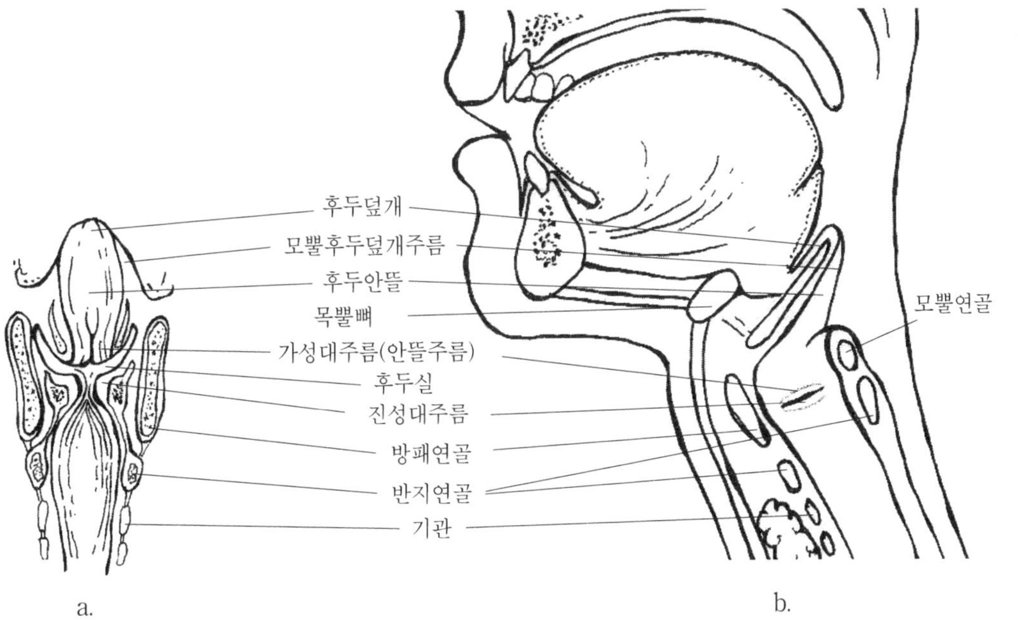

그림 1-19. 앞(a)과 옆(b)에서 본 후두 내부 구조

하는데 기여한다. 후두덮개와 모뿔후두덮개주름, 가성대주름, 진성대주름은 삼킴 시 인두로부터 후두를 완전히 폐쇄하는 역할을 하여 음식물 흡인을 막는 3개의 밸브 역할을 한다.

후두의 근육들은 후두를 턱뼈, 목뿔뼈, 복장뼈, 어깨뼈 등과 연결시켜주며 구조적으로 안정화시켜주는 외재근과 후두의 내부에만 국한되어 존재하는 내재근으로 나눌 수 있다(표 1-9). 후두의 외재근은 후두의 띠근육(strap mm.)으로 불리우며, 목뿔뼈와 후두의 상승에 기여하는 턱목뿔근, 턱끝목뿔근, 두힘살근, 붓목뿔근 등의 목뿔위근과 목뿔뼈와 후두의 내림에 기여하는 방패목뿔근(thyrohyoid m.), 복장방패근(sternothyroid m.), 어깨목뿔근(omohyoid m.), 복장목뿔근(sternohyoid m.) 등의 목뿔아래근이 여기에 포함된다(표 1-5)(표 1-6)(그림 1-11).

후두의 내재근은 성대를 열고 닫고(그림 1-20), 성대의 긴장 정도를 변화시켜주는 역할을 하며 다양한 근육들이 여기에 속한다(표 1-9)(그림 1-21).

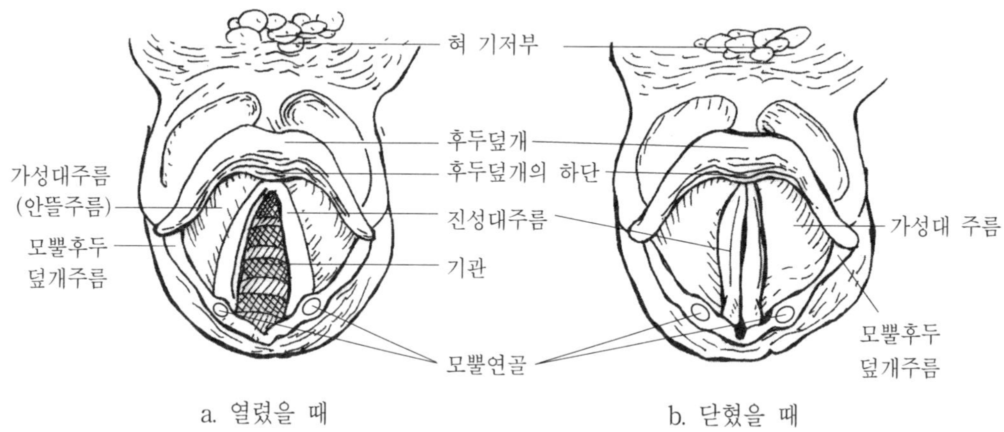

그림 1-20. 위에서 본 성대구조(성대의 열림과 닫힘)

표 1-9. 후두의 내재근

근육	이는곳	닿는곳	작용
뒤반지모뿔근(후윤상피열근, posterior cricoarytenoid m.)	· 반지연골의 뒤쪽면	· 모뿔연골의 가쪽 근육돌기	· 성대주름 벌림
가쪽반지모뿔근(외측윤상피열근, lateral cricoarytenoid m.)	· 반지연골의 가쪽면	· 모뿔연골의 가쪽 근육돌기	· 성대주름 닫음 · 후두입구 닫음
가로모뿔근(횡피열근, transverse arytenoid m.)	· 한쪽 모뿔연골	· 반대쪽 모뿔연골	· 성대주름 닫음 · 후두입구 닫음
빗모뿔근(사피열근, oblique arytenoid m.)	· 한쪽 모뿔연골	· 반대쪽 모뿔연골	· 성대주름 닫음

반지방패근(윤상갑상근, cricothyroid m.)	• 반지연골의 앞가쪽	• 방패연골의 아래모서리	• 성대주름 긴장을 조절
방패모뿔근(갑상피열근, thyroarytenoid m.)	• 방패연골의 뒤쪽면	• 모뿔연골의 가쪽 근육돌기	• 성대주름 이완
성대근(vocalis m.)	• 모뿔연골의 성대돌기	• 성대인대	• 성대주름 이완
모뿔덮개근(피열후두개근, aryepiglottic m.)	• 모뿔연골 꼭대기	• 후두덮개의 가쪽면	• 후두입구 닫음
방패후두덮개근(갑상후두개근, thyroepiglottic m.)	• 방패연골의 안쪽면	• 후두덮개의 가쪽면	• 후두입구 닫음

※ 위 근육들은 모두 미주신경에 의해 신경지배 된다.

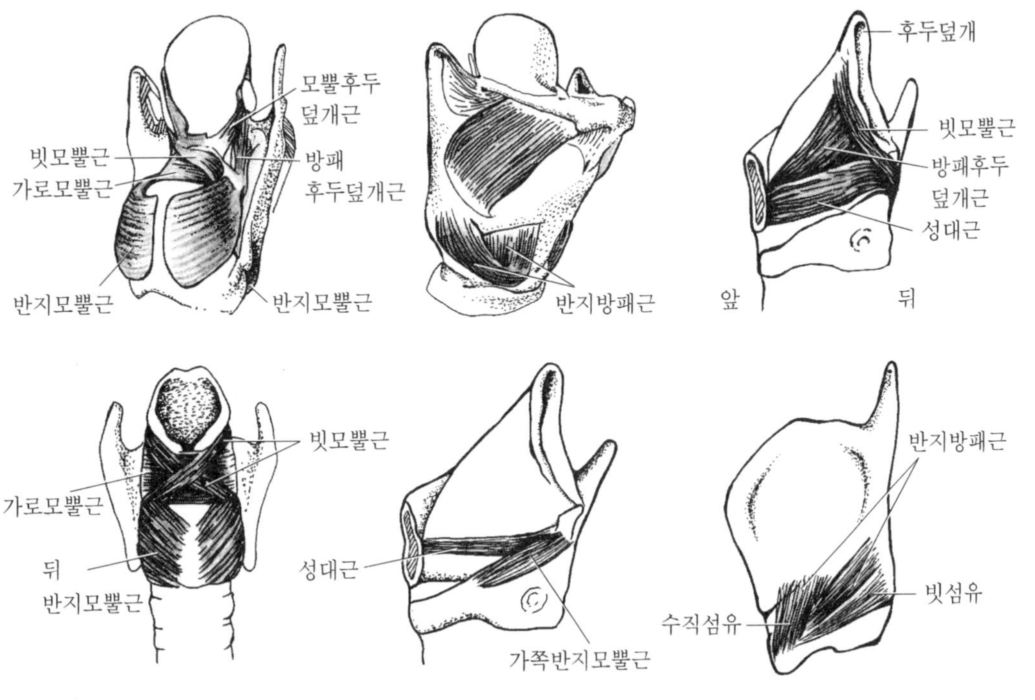

그림 1-21. 후두의 내재근

4) 식도(esophagus)

식도는 인두와 위를 연결하는 22~26cm 정도 길이의 근육기관으로 5-6번 경추와 반지연골(윤상연골, cricoid cartilage) 높이에서 시작하여 경부와 흉부를 주행하고 가로막(횡격막, diaphargm)을 지나 위에 연결되어 있다. 경부에서는 기관지의 후방에 위치하고 연조직 벽을 서로 공유하고 있어 기관의 후벽이 식도의 전벽이 된다. 식도는 각각의 종말부에 위와 아래에 조임근이 존재하며, 내측은 윤상으로 주행하는 근육으로, 외측은 종적으로 주행하는 2개의 근육층으로 이루어져 있다. 각각의 근육층은 위 1/3은 가로무늬근이며 중간 1/3은 가로무늬근과 민무늬근이 혼합되어 있고 아래 1/3에서는 민무늬근으로 이루어져 있다. 식도 입구에 있는 위식도조임근은 안정 시에 긴장성 수축 상태를 유지하고 있어서 들이마신 공기가 식도로 들어가지 않도록 막아준다. 아래식도조임근은 식도와 위 사이에 존재하여 음식물과 위산이 위에서 식도로 넘어오지 못하도록 막아주는 역할을 한다(그림 1-22).

식도는 구강과 인두를 통하여 넘어온 음식을 위까지 전달해 주는 역할을 한다. 식도의 위 아래는 평상시에는 조임근의 긴장성 수축에 의하여 폐쇄되어 있다가 음식을 삼키면 반사적으로 이완되어 열려서 음식이 적절하게 통과하게 된다.

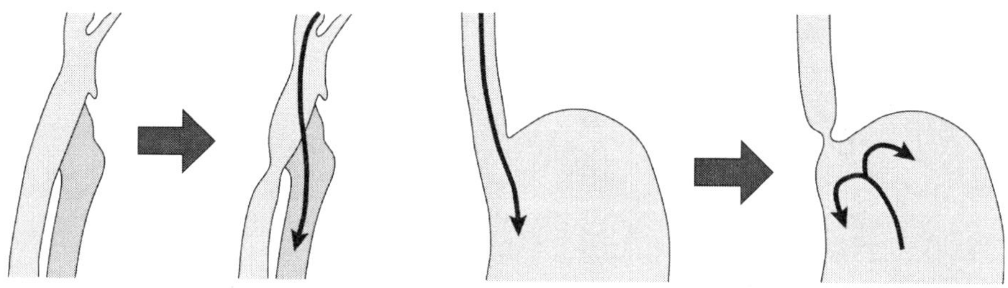

A B

그림 1-22. 식도조임근의 역할

A 위식도조임근; 들어마신 공기가 식도로 들어가지 않도록 막아줌

B. 아래식도조임근, 위 내의 음식물이 식도로 역류하는 것을 막아줌

5) 삼킴과 관련된 뇌신경

삼킴과 관련된 뇌신경은 삼차신경(CN Ⅴ), 얼굴신경(CN Ⅶ), 혀인두신경(CN Ⅸ), 미주신경(CN Ⅹ), 혀밑신경(CN Ⅻ)으로 각각 지배하는 근육이 다르며 일부는 감각신경과 운동신경이 같이 포함되어 있다. 표 1-10은 삼킴과 관련된 뇌신경에 지배되는 운동과 감각기능에 대해 설명하고 있다.

표 1-10. 삼킴 단계별 뇌신경의 운동성분과 감각성분의 주요 활동

구분		구강준비기	구강기	인두기	식도기
삼차신경	운동	• 씹기(음식덩이 형성) : 관자근, 깨물근, 날개근	• 혀 올림 (음식덩이 뒤쪽 이동) : 턱목뿔근	• 입천장인두폐쇄 (입천장 긴장) : 입천장긴장근 • 인두공간 확장, 목뿔뼈와 후두의 움직임 : 목뿔위근(턱목뿔근, 두힘살근 앞힘살)	
	감각	• 입천장의 감각 • 혀앞쪽 2/3 일반감각	• 입천장의 감각 • 혀앞쪽 2/3 일반감각		
얼굴신경	운동	• 입술다물기 : 입둘레근, 볼근 • 구강에 대한 압박 : 입둘레근, 볼근		• 인두공간 확장, 목뿔뼈와 후두의 움직임 : 목뿔위근(붓목뿔근, 두힘살근 뒤힘살)	
	감각	• 혀 앞쪽 2/3 맛감각 • 침분비(턱밑샘, 혀밑샘)	• 혀 앞쪽 2/3 맛감각 • 침분비(턱밑샘, 혀밑샘)		
혀인두신경	운동	• 미성숙 유출방지 : 입천장혀근	• 혀 뒤당김 (음식덩이 뒤쪽 이동) : 붓혀근	• 인두공간 확장 : 붓인두근 • 입인두 폐쇄 : 입천장혀근 • 인두꿈틀운동 : 붓인두근	
	감각	• 혀 뒤쪽 1/3 맛감각 • 혀 뒤쪽 1/3 일반감각 • 침분비(귀밑샘) • 입천장 일반감각	• 혀 뒤쪽 1/3 맛감각 • 혀 뒤쪽 1/3 일반감각 • 침분비(귀밑샘) • 입천장 일반감각	• 인두의 위쪽 부분 일반감각	
미주신경	운동	• 미성숙 유출방지 : 입천장혀근, 위인두수축근	• 혀기저부 뒤당김 : 입천장혀근	• 인두공간 확장 : 입천장인두근, 귀인두관인두근 • 입인두 폐쇄 : 입천장혀근 • 인두꿈틀운동 : 인두수축근	• 위식도조임근 닫기와 열기 : 반지인두조임근 • 식도꿈틀운동 : 식도 가로무늬근, 식도 민무늬근
	감각	• 입천장 일반감각	• 입천장 일반감각	• 뒤인두벽, 인두의 아래부분 일반감각 • 후두의 일반감각	• 식도의 일반감각
혀밑신경	운동	• 혀의 움직임 : 혀의 내재근 혀의 외재근	• 혀의 움직임 : 혀의 내재근 혀의 외재근	• 목뿔뼈와 후두의 움직임 : 턱끝목뿔근	

2. 정상 삼킴과 관련된 생리학

음식을 삼키는 것은 음식을 구강에서 인두를 거쳐 식도로 옮기는 복잡한 과정이며, 복잡한 신경학적 기전에 의해서 조절된다. 삼킴의 단계는 수의적 조절이 가능한 구강준비기(oral preparatory stage), 구강기(oral stage)와 불수의적 반사에 의한 인두기(pharyngeal stage), 식도기(esophageal stage)로 분류된다(그림 1-23).

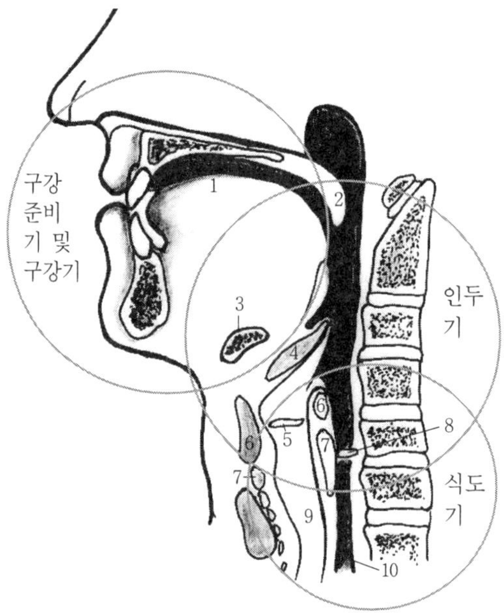

그림 1-23. 삼킴의 단계

구강준비기와 구강기는 대부분 수의적인 조절에 의해서 이루어지는데, 주로 대뇌겉질의 운동영역과 다른 겉질영역이 관여하는 안쪽 관자엽과 둘레엽에 의해서 조절된다. 인두기와 식도기는 숨뇌와 다리뇌의 삼킴 중추에 의해서 반사적으로 삼킴이 진행된다. 각 단계에 소요되는 시간이나 양상은 음식의 종류나 크기, 그리고 이에 대한 자발적 노력에 따라 달라지며 나이에 따라서도 달라질 수 있다. 따라서 삼키고자 하는 음식의 특성이나 수의적인 조절능력에 따라 정상 삼킴의 유형이 다양하게 나타날 수 있다.

1) 구강준비기(Oral Preparatory phase)

구강준비기는 삼킴을 위해 준비하는 단계로 입술의 폐쇄, 입술 및 볼 근육의 수축, 아래턱 및 혀의 회전 운동(lateral rolling motion), 연구개에 의한 구강후부 폐쇄가 조화를 이루어 일어난다. 구강준비기가 시작되기 전 음식물이 입안으로 들어왔는지 지각을 하고 음식이 입안에 머무르게 하는 것이 중요하다. 음식물이 입안에 있는 동안, 입술의 폐쇄는 고형식이나 유동식이 입 밖으로 나가지 않도록 해준다. 이때는 비강 호흡이 가능하여야 한다. 입술의 폐쇄는 입둘레근(orbicularis oris m.)(CN XII)의 수축에 의해서 이루어진다.

구강준비기는 하악과 혀의 회전 운동을 포함한 저작(mastication)이 필요하다. 혀가 음식물을 치아에 위치시키면, 위와 아래턱의 치아가 만나 음식물을 분쇄하고, 음식물은 혀로 향하여 내측으로 떨어지며, 아래턱이 열리면서 혀는 음식물을 다시 치아로 보낸다. 이러한 과정이 수차례 반복되어 음식덩이를 만들게 된다. 이 과정이 일어나는 동안 침샘에서 침이 분비되어 섞임으로서 음식물을 부드럽게 해주고 혀의 미뢰(taste bud)를 자극하게 된다. 음식재료의 질감과 점도에 따라, 구강의 저작움직임 패턴이 다른데, 입안의 감각 수용기는 지속적으로 음식물의 물리적 성향을 감지하며 적절한 음식덩이 점도와 크기를 위해 얼마만큼 구강활동이 요구되는지 결정하는데 도움을 준다. 삼키기 적당한 크기의 음식덩이가 준비되면 혀 위에 놓이면서 구강기가 시작된다.

음식덩이를 만드는 동안 볼 근육의 긴장은 가쪽고랑을 폐쇄시켜 음식물 조각들이 아래턱과 볼 사이에 들어가는 것을 방지하여 준다. 이것은 볼근(buccinator m.)(CN XII)의 수축에 의해 이루어진다. 위의 과정을 통해 만들어진 음식덩이는 혀로 앞과 옆으로 감싸고 혀끝을 올려 이틀돌기에 밀착시킴으로써 입천장과 혀 사이에 유지된다. 이에 따라 음식덩이는 경구개에 대해 컵모양을 한 혀의 앞 부위에 담기게 되거나 또는 혀의 앞쪽 구강 바닥에 유지되어 음식덩이의 형성이 완료된다.

구강준비기 동안 인두삼킴이 유발되기 전에 연구개에 의한 구강후부가 폐쇄되어 음식물이 인두 속으로 흘러들어가는 조기유출(premature spillage)을 방지하는데, 이때 연구개는 앞아래쪽으로 이동하고, 혀 기저부는 뒤당김(tongue base retraction)된다. 연구개의 이동은 주로 입천장혀근(palatoglossus m.)(CN VII, X)에 의해, 혀 기저부의 뒤당김은 입천장혀근과 붓혀근(styloglossus m.)(CN XII), 목뿔혀근(hyoglossus m.)(CN XII)의 수축을 통해 이루어진다.

2) 구강기(Oral phase)

구강기는 구강준비기에서 형성된 음식덩이를 구강에서 인두로 보내는 운반 시스템의 과정으로 혀의 움직임이 가장 중요한 역할을 담당한다. 음식덩이를 구강에서 인두로 보내는 과정은 혀가 컵 모양을 하여 음식덩이를 유지하는 '혀끝에 물기 자세'를 취하는 것으로 시작하며, 연구개와 혀 뒤가 접촉하여 구강 내에 음식덩이를 유지시키고, 인두로 넘어가는 것을 막는다.

음식덩이가 준비되면 혀의 뒤쪽으로 이동된다. 음식덩이의 뒤쪽방향 움직임은 혀등의 중앙이 순차적으로 경구개에 닿으면서 음식덩이를 눌러 구강 뒤쪽으로 밀게 된다. 그러면 연구개가 올라가게 되고 입술과 볼 근육들이 접촉하여 압력을 높이고 구강내의 부피를 감소시킨다. 혀 뒤쪽부위는 내려가고 혀의 앞쪽과 중간 부위는 상대적으로 올라가며 음식물을 입인두(구인두, oropharynx)로 몰아내기 시작한다. 턱목뿔근이 혀를 위로 올려주고 붓혀근이 혀를 뒤로 당겨줌으로써 이러한 동작들이 일어난다. 액체가 구강에 들어오면 혀 등의 표면을 따라 고랑이 형성되는데, 이것은 액체를 인두로 흐르게 유도하는 통로 역할을 한다. 턱끝혀근과 붓혀근은 혀 등에 고랑을 만드는데 기여한다.

구강기는 음식덩이가 입천장혀활에 닿을 때 끝나며 이 후에 인두삼킴이 시작된다. 구강기를 끝내는데 필요한 통과시간은 1~1.5초가 소요되며, 음식덩이의 점도가 증가하거나 나이가 많을수록 통과시간도 증가될 수 있다.

3) 인두기(Pharyngeal phase)

인두기는 구강에서 인두로 음식덩이가 이동해 오면서 입천장혀활과 인두를 자극하여 삼킴반사(swallowing reflex)가 촉발되면서 시작된다. 인두 삼킴이 촉발되면 구개인두의 폐쇄(velopharyngeal closure)와 후두의 거상과 전방이동이 먼저 일어나며, 후두가 폐쇄(laryngeal closure)되고 위식도조임근이 이완되어 개방((upper esophageal sphinctier opening)되며 이러한 인두기는 1초 이내의 짧은 시간에 이루어진다. 인두기는 구개인두의 폐쇄, 혀기저부와 인두후벽의 수축으로 인한 입인두폐쇄(oropharyngeal seal), 인두수축(pharyngeal contraction), 후두의 거상과 전방이동, 후두의 폐쇄와 위식도조임근의 개방(upper esophageal sphinctier opening)의 과정으로 이루어진다.

구개인두의 폐쇄는 연구개가 반사적으로 수축 상승하여 인두강과 비강 사이를 차단하는 것으로 코인두 부위가 완전히 폐쇄되어 인두기 동안 음식물이 비강으로 들어가지 않도록 방지하게 된다. 이 상태에서는 호흡이 중지된다. 연구개는 입천장긴장근(CN V)에 의해 긴장도가 증가하고, 이후에 입천장올림근(CN X)에 의해 올려지며, 이와 동시에 입천장인두근(CN X)과 위인두수축근(CN X)에 의해서 인두후벽과 인두외측벽의 수축을 일으켜 연구개와 인두벽이 닿음으로써 코인두가 완전히 닫히게 된다.

인두삼킴 동안 구개인두폐쇄와 더불어 음식물이 입으로 역류하는 것을 방지하기 위해 혀기저부는 인두후벽 쪽으로 뒤당김되고, 인두후벽은 혀기저부 쪽으로 수축되어 입인두가 닫힌다. 입인두의 폐쇄는 입천장혀근(CN IX, X), 혀의 내재근(CN XII), 붓혀근(CN XII)에 의해서 유지되며, 특히 입천장혀근과 붓혀근은 혀기저부의 뒤당김과 더불어 연구개의 가쪽부분을 밑으로 당김으로써 입인두 폐쇄를 촉진시킨다.

음식덩이는 인두의 연동운동에 의해서 식도방향으로 이동되는데, 이는 인두 바깥층 근육인 위, 중간, 아래인두수축근(CN X)의 연속적인 수축과 이완에 의해서 이루어진다. 음식덩이 바로 위에 있는 인두수축근의 긴장은 인두벽에 융기(ridge)를 형성시키고 인두에 양압(positive pressure)을 형성시켜 음식덩이가 식도로 이동하는데 도움을 준다.

목뿔뼈의 위앞쪽 거상은 후두의 거상과 전방이동을 일으키며, 이런 움직임들은 후두덮개연골의 닫힘과 반지인두조임근의 열림을 유도한다. 목뿔뼈와 후두의 거상은 목뿔위근 즉, 두힘살근(CN V, VII), 붓목뿔근(CN VII), 턱목뿔근(CN V)과 턱끝목뿔근(CN XII)에 의해서 이루어지며, 이외에 붓인두근(CN IX), 목뿔혀근(CN XII), 턱끝혀근(CN XII)도 후두의 올림에 어느 정도 관여한다. 목뿔뼈와 후두의 거상은 역학적으로 후두덮개연골에 영향을 미친다. 후두덮개연골의 아래쪽은 방패후두덮개인대(thyroepiglottic ligament)에 의해 방패연골에 고정되

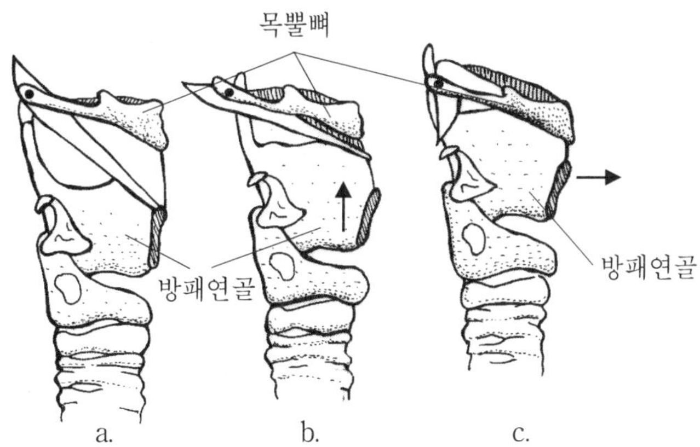

그림 1-24. 후두의 움직임과 후두덮개연골의 닫힘

a. 후두와 목뿔뼈의 삼킴 전 위치 b. 목뿔뼈 아래 후두 올림의 일차적 움직임
c. 후두의 이차적 앞쪽 방향 움직임

어 있어 방패연골이 위로 올라가면 위로 딸려 올라가게 되지만 후두덮개연골의 위쪽은 어디에도 연결되지 않아 방패연골의 움직임에 대해 자유롭기 때문에 방패연골이 위로 올라가더라고 움직이지 않는다. 이로 인해 자연스럽게 기도를 막는 효과가 나타난다(그림 1-24). 또한 후두의 거상과 전방이동은 반지인두조임근을 당겨서 이완시키는 데 도움을 준다.

음식덩이가 목뿔뼈와 후두의 거상과 전방이동, 인두수축근의 수축 등의 작용에 의해서 인두 내에서 식도로 내려가는데, 대부분 후두덮개연골을 밑으로 내려 누르면서 밑으로 내려가고, 일부 음식덩이는 후두덮개연골에 의해 분리되어 조롱박오목(piriformis sinus)(그림 1-16)을 통해 후두의 양 가쪽으로 운반되어 반지연골 뒤에서 재결합한다. 이때 반드시 수반되어야 하는 과정이 후두의 폐쇄이다.

후두의 폐쇄는 후두의 내재근들이 성대주름, 가성대주름(안뜰성대주름) 및 후두덮개연골과 모뿔덮개주름(aryepiglottic fold)을 조절함으로써 성문밑부위를 보호하는 밸브로서의 역할을 한다. 후두폐쇄는 3단계로 이루어지며 첫째 진성대주름, 둘째 가성대주름, 셋째 후두덮개와 모뿔덮개주름의 순서로 폐쇄가 되며, 이 중 가장 중요한 것은 진성대가 폐쇄되는 것으로 그 동안 피열연골은 상방과 전방으로 기울어지고 혀 기저부는 후방으로 이동하여 성문을 폐쇄하게 된다(그림 1-25). 진성대의 폐쇄는 후두의 거상이 50% 정도 이루어진 후에 일어나게 된다. 첫 번째 단계인 진성대의 폐쇄(vocal fold closure)는 삼킴 동안 흡인을 방지하는 일차적인 후두인두 방어기전(laryngopharyngeal protective mechanism)으로, 제10 뇌신경에 지배되는 가쪽반지모뿔근(lateral cricoarytenoid m.), 가로모뿔근(transverse arytenoid m.), 빗모뿔근(oblique arytenoid m.)에 의해서 이루어진다. 성대의 패쇄 동안 짧은 시간동안의 무호흡이 수반된다. 두 번째 단계인 가성대 폐쇄는 가성대 주름의 내전과 모뿔연골에 의한 폐쇄이며, 마지막 단계는 후두덮개연골의 뒤굽힘(retroversion)과 모뿔덮개주름(aryepiglottic fold)의 내전

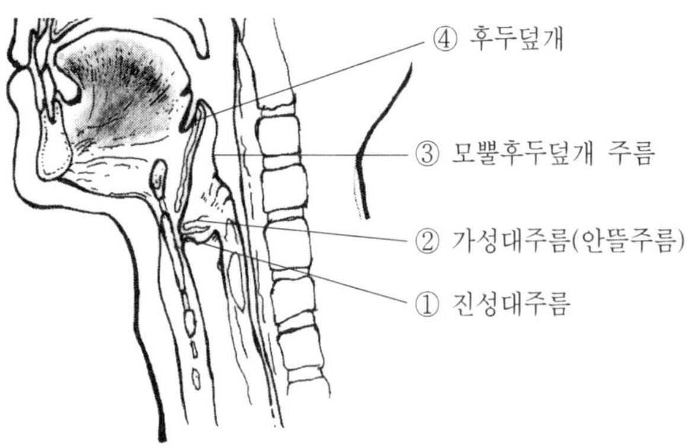

그림 1-25. 후두 폐쇄 순서

에 의한 폐쇄로서 모뿔덮개근(aryepiglottic m.)(CN X)의 수축에 의해 이루어진다. 후두덮개연골의 뒤굽힘에 의한 폐쇄는 근육의 작용뿐만 아니라 음식덩이의 위에서의 압력과 후두 거상 등의 합동 작용에 의해서도 일어난다(그림 1-26). 이러한 후두덮개에 의한 폐쇄는 음식덩이가 후두전정 내로 들어가는 것을 방지하고 성대의 폐쇄는 음식물이 기관 내로 들어가는 것을 막아준다. 이러한 후두 폐쇄 과정은 자의적으로도 일으킬 수 있다.

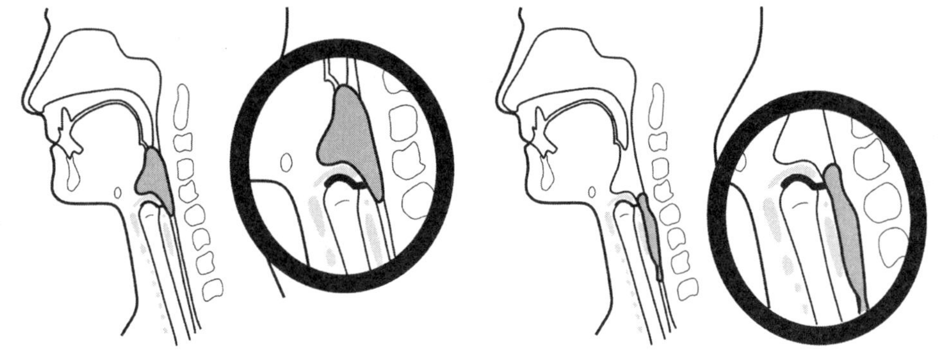

그림 1-26. 음식덩이의 위에서의 압력과 후두 거상의 합동 작용에 의한 후두덮개의 폐쇄

위식도조임근의 주요근육은 반지인두조임근(CN X)으로, 반지인두조임근은 기능상 인두와 식도 양쪽에 모두 포함되는 근육이다. 반지인두조임근은 음식덩이가 통과할 때를 제외하고는 지속적인 긴장성 수축을 유지함으로써 식도의 입구를 닫고 있으며, 식도로부터의 음식역류를 방지하여 기도를 보호한다. 반지인두조임근의 이완은 후두의 거상과 전방 이동을 통해 유발된다. 후두의 거상과 전방 이동은 후두를 혀뿌리(혀뒤와 혀기저부)로 이동시켜 음식덩이의 경로를 벗어나게 하면서 반지인두조임근을 외부로 당겨 반지연골판(cricoid lamina)이 인두 후벽으로부터 분리되면서 입구가 넓어지고 근육이 이완되어 조임근의 개방을 돕는다. 반지인두조임근은 후두거상이 정점에 달했을 때 가장 크게 열리게 되며, 또한 반지인두근에 도달한 음식덩이의 압력을 통해서 넓혀지게 된다. 표 1-11은 삼킴의 인두기에서 행하는 생리학적 움직임의 양상을 보여주고 있다.

정상 삼킴 과정에서 인두기는 약 1초 정도가 소요된다. Johnson 등(1992)은 인두통과시간을 음식덩이의 후방이동으로부터 후두덮개연골이 처음 위치로 되돌아 올 때까지의 시간이라고 정의하였으며, McConnel 등(1988)은 삼킴 시 목뿔뼈가 올라가기 시작할 때부터 처음 위치로 되돌아 올 때까지의 시간으로 정의하였다. 이러한 음식덩이의 인두통과시간은 삼킴장애에 대한 정량적 분석 평가를 할 때 이용될 수 있다.

표 1-11. 인두기 요약

움직임	결과	주요 근육	주요 신경
• 연구개가 뒤위쪽으로 올려지고, 뒤인두벽이 수축하여 연구개와 뒤인두벽이 닿는다(입천장인두 폐쇄).	• 음식물이 비강으로 역류하는 것을 방지한다.	• 입천장긴장근 • 입천장올림근 • 입천장인두근 • 위인두수축근	• 아래턱신경 • 미주신경
• 혀 앞쪽 부분부터 혀기저부까지 경구개에 대해 순차적으로 올려지고 뒤당김된다.	• 음식덩이를 인두로 운반하기 위한 압력을 만든다.	• 혀의 외재근(입천장혀근 포함) • 턱목뿔근 • 붓혀근	• 혀밑신경 • 아래턱신경 • 혀인두신경 • 미주신경
• 인두를 위가쪽으로 당김으로써 인두 내부 공간이 넓어진다.	• 구강에서 인두로 넘어온 음식덩이를 받아들일 준비를 한다.	• 목뿔위근 • 입천장인두근 • 붓인두근 • 귀인두관인두근	• 아래턱신경 • 얼굴신경 • 혀인두신경 • 미주신경 • 혀밑신경
• 혀기저부가 뒤당김되고, 인두후벽이 혀기저부를 향해 수축한다(입인두 폐쇄).	• 음식덩이가 입으로 역류하는 것을 막으며, 음식덩이를 운반하기 위한 압력을 만든다.	• 입천장혀근 • 붓혀근 • 혀의 내재근	• 혀인두신경 • 미주신경 • 혀밑신경
• 앞쪽방향으로 목뿔뼈 거상과 후두거상이 일어난다.	• 후두덮개를 내린다. • 기도가 보호된 상태에서 반지인두조임근을 당겨서 연다.	• 목뿔위근 • 붓인두근 • 목뿔혀근 • 턱끝혀근	• 아래턱신경 • 얼굴신경 • 혀인두신경 • 혀밑신경
• 후두공간과 후두입구가 3단계로 닫힌다.	• 기도를 보호한다.	• 후두의 내재근	• 미주신경
• 반지인두조임근이 이완되어 식도입구가 열린다.	• 음식물이 식도 안으로 들어가게 된다.	• 반지인두조임근(아래인두수축근)	• 미주신경

4) 식도기(Esophageal phase)

식도기는 음식덩이가 식도를 통과하여 위로 들어가기 전까지의 시기를 말하며 음식덩이가 식도에 모두 들어갈 때, 후두는 처음의 위치로 돌아가고 반지인두조임근이 다시 수축하면서 식도 입구는 닫힌다.

식도로 들어간 음식덩이는 식도의 연동운동과 중력을 통해 위장관쪽으로 이동된다. 식도의 연동운동은 식도 근육이 위에서 수축하고 아래에서 이완함으로써 식도를 통한 음식덩이의 이동이 일어난다. 음식물의 종류에 따라 식도 이동 시간이 다르며, 정상 식도 이동 시간은 대략 8-20초 정도로 다양하다.

음식덩이가 식도를 통과하여 식도 하부에 도달하면 아래식도조임근이 이완되어 열리게 된다. 아래식도조임근이 이완하고 있는 상태에서 음식덩이가 위장 안으로 이동한다. 아래식도조임근은 음식덩이가 위장 안으로 통과하는 것을 조절하며 또한 위 내용물이 식도로 역류하는 것을 방지한다. 표 1-12는 식도기의 생리학적 움직임 패턴들을 요약하였다.

표 1-12. 식도기

움직임	결과	주요 근육	주요 신경
• 반지인두조임근이 수축하여 식도 입구가 닫힌다.	• 음식물이 인두로 역류하는 것을 방지한다.	• 반지인두조임근 (위식도조임근)	• 미주신경
• 식도의 근육들이 연도운동이라고 알려진 순차적인 파동 형태의 동작으로 수축과 이완을 일으킨다.	• 음식덩이가 식도의 상부에서 하부로 이동한다.	• 식도근육(가로무늬근, 민무늬근)	• 미주신경
• 아래식도조임근이 이완된다.	• 음식물덩이가 위장 안으로 통과하게 한다.		

이상으로 삼킴의 생리학적 움직임을 삼킴 단계별로 알아보았다. 다음은 정상 삼킴에 수반되는 단계별 음식덩이의 이동을 요약하였다(그림 1-27).

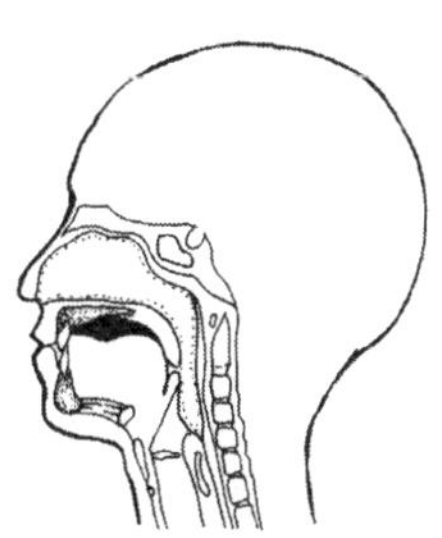

a. 음식덩이의 혀 끝 물기(tipper position) 자세로 이때 연구개와 혀의 뒷부분이 닿아 미성숙 유출이 되지 않도록 유지한다.

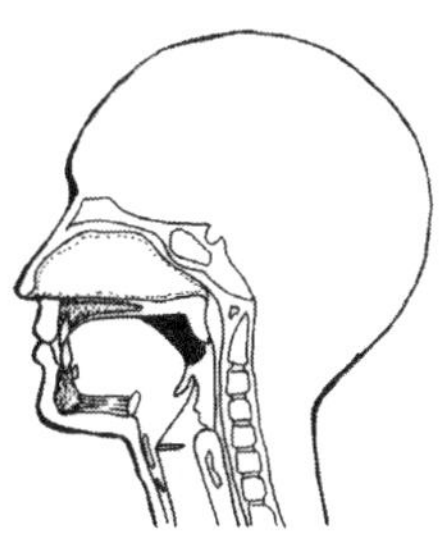

b. 경구개에 의해 혀의 등 표면이 점차적으로 압박된다. 혀는 음식덩이를 입인두 쪽으로 이동시킨다. 연구개는 위쪽으로 끌어당겨져 코인두의 뒤쪽 벽에 접촉한다.

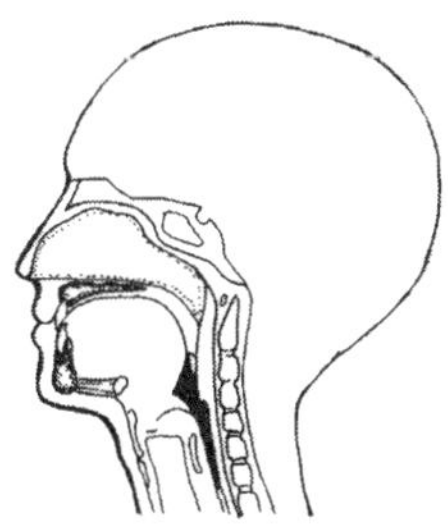

d. 입천장인두근육의 수축과 하방 압력에 의해 연구개가 아래로 끌어당겨지며 혀의 뿌리와 접촉한다. 입인두는 위인두 수축근에 의해 폐쇄되고, 반지인두근육의 이완에 의해 음식덩이가 식도로 들어간다.

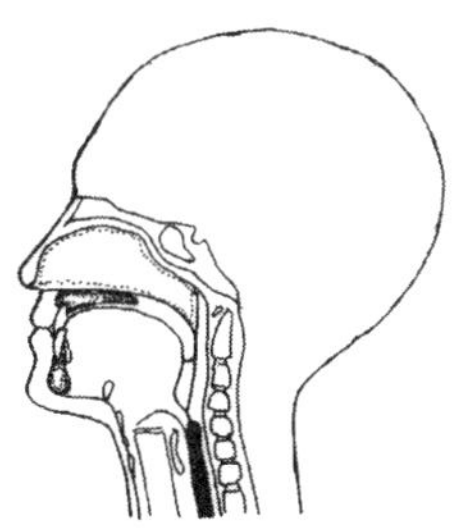

e. 반지인두근육이 수축하여 음식덩이가 인두로 역류하는 것을 방지함으로써 호흡의 회복을 돕는다.

그림 1-27. 정상 삼킴 단계

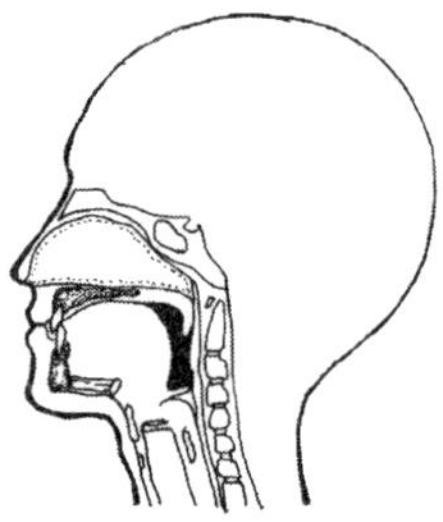

c. 음식덩이는 목뿔뼈 높이의 후두계곡에 도달하고 후두는 위앞쪽으로 움직인다. 후두덮개는 아래로 기울어지며 인두후벽이 아래쪽으로 움직인다.

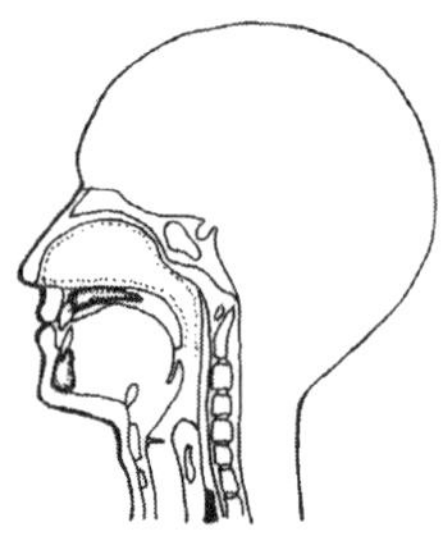

f. 음식덩이는 식도 안에서 연동운동에 의해 아래식도조임근으로 운반된다. 코인두와 기도와의 교통이 확립되며 인두의 모든 구조들은 다시 휴식자세로 회복된다.

그림 1-27. 정상 삼킴 단계(계속)

3. 삼킴의 신경학적 조절

삼킴과정의 신경학적 구성은 구심성 감각정보, 중추 및 삼킴 중추들과 이들에서 이어지는 운동신경 및 근육들로 이루어진다. 삼킴 과정이 조화롭게 이루어지기 위해서는 이들 요소들이 상호 유기적인 연결을 통해 조절되어야 한다.

삼킴은 인두의 접촉, 압력 및 액체가 주입되는 감각정보에 의해 시작된다. 이러한 구심성 감각정보는 제5, 7, 9, 10 뇌신경을 통해 연수 및 교뇌와 피질까지 전달된다. 이때 주로 관계하는 신경이 제9뇌신경인 혀인두신경과 제10뇌신경인 미주신경이다. 혀인두신경은 혀의 전방 1/3의 미각과 일반감각뿐만 아니라 비강, 인두의 위부분, 연구개의 감각신경으로 구심성 신호를 전달하며 이것은 침분비, 기침, 구역반사를 일으킨다. 미주신경의 가지인 상후두신경(superior pharyngeal nerve)은 후두 뒤편, 혀 기저부과 후두인두(아래인두)의 감각신경으로 구심성 신호전달의 역할을 한다. 삼킴을 일으키게 하는 자극으로는 인두부위를 자극하는 촉각이나 이외에도 후두의 입구를 자극을 해도 삼킴이 일어나게 된다. 반사작용과 더불어 의식적으로 삼킴을 하려고 노력하는 경우에 이런 불수의적인 반사작용이 촉진되는 것으로 보인다. 그리고 제5뇌신경인 삼차신경과 제7뇌신경인 얼굴신경의 일부도 삼킴 작용과 관련이 있다. 특히 얼굴신경은 혀의 전방과 중간의 미각과 입술과 안면의 운동을 담당하게 되므로 최초의 음식이 들어갔을 때 입술을 다물게 하는 역할을 한다. 삼차신경은 씹기근의 근육방추의 고유수용성 감각을 전달하는데 삼차신경운동핵과 연결되어 반사궁을 형성시킴으로써 씹기반사를 일으키는데 관여한다. 삼킴을 위한 구심성 감각신호를 촉발하기 위해 감각자극이 필요한데, 감각자극은 진동이 단순한 압박보다 효과적이고, 정적 자극보다 동적 자극이, 또 복합적으로 여러 뇌신경이 자극받는 것이 효과적으로 알려져 있으며 특히 상후두신경(superior pharyngeal nerve)의 자극이 가장 효과적이다. 그 외에 감각(미각), 온도감각 등의 감각이 더불어 중요하게 작용한다.

삼킴에 관여하는 뇌줄기의 중추로 고립로핵(solitary tract nucleus)과 그 주변부, 그 부근의 그물형성체(medullary reticular formation)와 의문핵 주변부가 관여하고 있다. 이들은 양측으로 있고 서로 밀접하게 연결을 하고 있어서 이중 한 개만 작동하여도 정상적인 삼킴과정을 나타나게 할 수 있다. 구심성 감각 신호가 고립로핵(nucleus tractus solitarius)으로 전달되고 그물구성체(ventromedial reticular formation)에서 많은 시냅스가 이루어진다. 시냅스가 이루어지고 나면 운동신경의 전달이 이루어지고 이 과정은 의문핵에서 시작하여 인두삼킴이 시작되게 된다.

뇌줄기의 삼킴중추에 영향을 주는 대뇌겉질부위는 중심앞겉질(precentral cortex)에 연접한 전외측겉질로 알려져 있으며 이 부위를 자극하면 삼킴 동작이 일어난다. 겉질 및 겉질밑 부위는 수의적인 삼킴과정의 유발이나 조절 또는 삼킴반사의 역치를 조절하는 데에 관여하는 것으로 보인다. 대뇌겉질과 뇌줄기의 연결은 겉질연수로(corticobulbar tract)에 의해서 이루어지는데, 전외측겉질에서 시작된 신경로는 겉질연수로를 통해 상부 연수로 연결되며, 뇌줄기에서 하위운동신경원과 여러 시냅스를 거쳐 구강 및 인두와 식도의 근육을 움직이는 운동신경 신호를 보내게 된다.

삼킴에 관여하는 뇌줄기의 운동신경핵은 삼차신경운동핵, 안면신경운동핵, 미주신경의 고립로핵, 의문핵과, 제1-3경수운동신경원이고, 운동신경들은 제5, 7, 9, 10, 11, 12 뇌신경이다. 제5뇌신경인 삼차신경은 턱목뿔근(악설골근, mylohyoid m.), 두힘살근앞힘살(이복근 전복, anterior belly digastric m.), 입천장 긴장근(구개긴장근, tensor veli palatini m.)과 관자근(측두근, temporal m.), 깨물근(교근, masseter m.), 가쪽날개근(외측익돌근, lateral pterygoid m.), 안쪽날개근(내측익돌근, medial pterygoid m.) 등의 씹기근육(저작근, masticatory mm.)을 지배하며 특히 음식물의 성질에 따라 씹기강도를 반사적으로 조절해주는 역할을 수행한다. 제7뇌신경인 얼굴신경의 운동성분은 얼굴신경운동핵에서 시작하는데 붓목뿔근(경돌설골근, stylohyoid m.), 두힘살근뒤힘살(이복근 후복, posterior belly of digastric m.)과 입둘레근(구륜근, orbicularis oris muscle), 볼근(협근, buccinator muscle)을 지배하며, 음식물이 들어왔을 때의 볼근 및 입둘레근의 수축과, 구강 및 얼굴근육에 대한 수의적인 조절을 담당한다. 제9뇌신경인 혀인두신경의 운동성분은 주로 의문핵에서 시작되며, 붓인두근(경돌인두근, stylopharyngeus m.)을 지배해서 인두 삼킴 동안에 후두를 위앞쪽으로 움직이는데 관여한다. 제10신경인 미주신경의 삼킴과 관련된 운동성분은 입천장 올림근(구개거근, levator veli palatini m.), 입천장 인두근(구개인두근, palatopharyngeus m.) 등의 구개근, 붓인두근을 제외한 인두근, 식도의 가로무늬근

(반지인두조임근)을 지배함으로써 연구개를 올리고, 인두와 식도의 연동운동에도 관여한다. 이외에도 방패모뿔근(갑상피열근, thyroarytenoid m.), 모뿔근(피열근, arytenoid m.)과 같은 후두의 내재근을 지배하여 삼킴동안 성대를 닫는 역할을 한다. 12뇌신경인 혀밑신경은 혀의 외재근과 내재근, 방패목뿔근(갑상설골근, thyrohyoid m.)과 턱끝 목뿔근(이설골근, geniohyoid m.)을 신경지배하여, 수의적으로 음식덩이를 조작하는데 도움을 준다. 또한 혀밑신경핵은 고립로핵, 삼차신경감각핵, 그물형성체로부터 들어오는 감각성분과 연결되어 씹기, 삼킴, 발성 등의 반사적 활동을 담당할 뿐만 아니라, 겉질연수로를 통해 구강준비단계 및 구강단계의 혀의 움직임에 대한 수의적인 조절을 담당한다. 제11뇌신경인 더부신경(부신경, accessory nerve)은 미주신경을 통해 분지를 내어 구개근을 일부 지배한다. 삼킴에 관여하는 뇌신경의 기능은 앞서 표 1-10에 설명되었다.

삼킴과정은 수의적인 조절과 불수의적 조절 모두를 필요로 하는데 삼킴의 수의적 조절은 대뇌겉질(체성감각겉질과 운동영역)이 관여하며 주로 구강준비기 및 구강기에 이루어진다. 불수의적 조절은 뇌줄기가 관여하며 인두기와 식도기에서 이루어진다. 삼킴과 관련된 연수부위는 뇌줄기의 양쪽에 존재하며 상호 연결이 되어 있어, 양쪽 중 어느 쪽이든 간에 인두와 식도단계의 조화로운 움직임을 조절할 수 있지만 정상적인 운동과 감각 기능을 위해 양쪽의 조절이 필요하다. 인두기에서의 불수의적 조절은 삼킴반사의 촉발과 관련이 있다. 삼킴반사는 제5뇌신경, 혀 기저부와 인두를 지배하는 제9뇌신경, 편도, 연구개를 지배하는 제10뇌신경에 이해 감각신호가 전달되어 고립로핵(solitary tract nucleus)에서 수렴된 후 삼킴반사의 중추에서 통합된다. 삼킴반사의 중추는 고립로핵 주변 연수의 그물형성체로 알려져 있다. 삼킴중추에서 통합된 정보들은 의문핵(ambiguus nu.)과 미주신경등쪽운동핵(dorsal motor nu. of vagus nerve)에 연결되어 운동신경을 내보내는데 삼킴반사와 관련된 운동신경은 의문핵에서 시작되며, 이러한 운동신경에는 입천장을 지배하는 제5뇌신경, 일부 목뿔위근을 지배하는 제7뇌신경, 혀의 외재근을 지배하여 목뿔뼈의 올림을 돕는 제12뇌신경, 인두의 세로근 중 붓인두근을 지배하는 제9뇌신경, 연구개, 인두의 바깥층과 세로근, 후두 및 식도의 내재근을 지배하는 제10뇌신경이 포함된다. 미주신경등쪽운동핵에서 기원하는 운동신경은 인두 삼킴보다는 식도삼킴에 주로 관여한다. 식도기에서의 불수의적 조절은 식도의 연동운동과 관련이 있다. 인두벽이 수축할 때 발생하는 압력(30-120 mmHg)이 식도로 전파되어 1차 연동파를 형성하는데 이것은 삼킴 중추의 지배를 받는다. 식도에 들어온 음식덩이의 자극으로 구심성 감각신호가 고립로핵을 거쳐 일련의 반사활동을 일으켜 2차 연동파를 만든다. 식도의 연속적인 수축과 아래식도조임근(LES)의 이완인 연동 과정은 식도기의 특징이다.

4. 나이에 따른 삼킴의 변화

1) 영유아의 정상 삼킴과 관련된 해부학

영유아는 구강과 인두구조 간에 해부학적 구조가 성인과 다르다. 구강과 인후의 해부학적 구조는 첫 12개월 동안 변화한다. 갓 태어난 아기는 지방이 많은 볼과 혀가 작은 구강을 가득 채우고 있다. 유아의 구강에 젖꼭지를 놓았을 때 채워진 공간은 젖꼭지를 쉽게 압박하여 자동으로 빨기를 할 수 있도록 한다. 빨기 동안 자동적으로 발생하는 음압은 젖꼭지에서 젖을 짜낸다.

그림 1-28은 영유아의 구강 구조로 목뿔뼈와 후두가 성인보다 높이 위치하고 있어 자연스럽게 기도를 보호할 수 있다. 후두덮개와 연구개는 가깝게 붙어있어서 젖꼭지에서 나오는 젖을 혀 기저부에서 식도까지 안전하게 통과한다. 영유아의 인두삼킴은 성인과 비슷하지만 후두 상승의 폭이 작은데, 이것은 후두가 해부학적으로 혀 기저부까지 올라가 있어 상승운동을 할 필요가 없기 때문이다.

유아가 성장함에 따라 목이 길어지고 구강과 인두후두 구조의 관계가 변한다. 지방으로 가득 찬 볼에서 지방이 빠지면서 구강이 넓어지고 잘 열리게 된다. 지방이 가득한 혀는 얇아지고 근육화된다. 후두는 목뿔뼈와 같이 아래로 내려가 인두가 늘어나고 넓어지게 되며, 목뿔뼈와 후두는 삼키는 동안 더 많이 올라가게 된다. 이와 같은 이유로 고개를 뒤로 기울여 삼키면 흡인의 가능성이 높아진다.

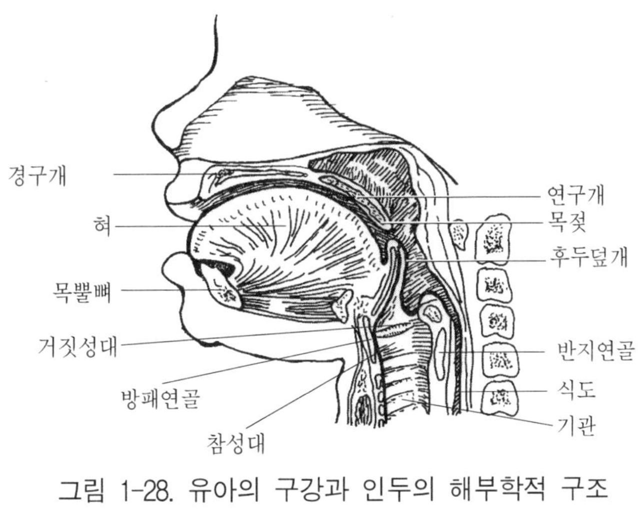

그림 1-28. 유아의 구강과 인두의 해부학적 구조

2) 노화에 따른 삼킴의 변화

삼킴 능력은 나이가 듦에 따라 변화가 나타나고 이로 인해 질병으로서의 삼킴장애에 노출될 가능성이 높아진다. 노화에 따른 삼킴기능의 변화들은 질병이 생겼을 때 삼킴장애가 더 쉽게 생기게 하고, 이전에 가지고 있는 질환의 진행으로 노인에게서 삼킴장애가 생기게 된다. 노화에 의한 삼킴 기능의 변화는 감각신경계, 운동신경계의 변화로 설명되고 있다.

(1) 감각신경계의 변화

감각기능은 나이가 들어감에 따라 떨어지게 되는데 이로 인해 촉각에 의한 구분 능력이 감소되고, 삼킴을 시작하는 감각 역치가 상승하게 된다. 후각 자극에 대한 역치도 올라가고 미각 역시 짠맛, 단맛, 신맛, 쓴맛 등 모든 영역에서 떨어지고, 구강 내에서 점도에 대한 차별을 인지하는 능력도 감소한다. 또한 성문상부 감각의 변화가 나타나는데 이것은 노화에 따른 삼킴장애나 기도흡인의 증가를 야기할 수 있다.

(2) 운동신경계의 변화

나이에 들어가면서 근력의 감소를 가져오는데 특히 혀에서 등척성 근력의 감소가 뚜렷하다. 또한 성문 상부 근육들의 근력 약화도 나타나며, 이로 인해 삼킴 시 목뿔뼈의 상방 및 전방 이동이 감소되면서 위식도조임근의 변화를 유발한다.

(3) 삼킴단계의 변화

위와 같은 노화에 따른 감각 및 운동신경계의 변화로 인해 삼킴 시 소요되는 시간이 증가하게 되며, 따라서 구강기, 인두기, 식도기에서 시간의 증가를 가져오고 각 단계에서 음식잔여물이 증가하게 된다(표 1-13). 또한 기도 보호기전에 매우 중요한 기침반사도 노화에 의해 저하되어, 비록 삼킴 시 기도를 폐쇄하는 시간(deglutition apnea)을 늘려 기도를 보호하려고 노력함에도 불구하고 기도 흡인의 빈도가 현저히 증가하게 된다.

① 구강기

나이가 들수록 노인은 구강기가 정상 성인에 비해 더 길어진다. 나이가 듦에 따라 음식덩이를 혀밑에 담는 자세로 유지하려는 경향이 있다. 60세 이상의 노인의 경우 음식덩이를 구강 바닥에 물고 있으므로 구강에 잔류물이 더 많이 남게 된다. 이것으로 인해 삼킴 기능 상 큰 차이가 생긴다고 볼 수 없다.

② 인두기

45세 이후부터 삼킴반사가 지연되고, 70세에 이르면 이런 차이는 현저하게 나타난다(Robbins, 1992). 노화됨에 따라 인두기에 음식을 삼키고 난 후 인두에 남아있는 음식물이 양이 증가되고 또한 후두로 유입되는 음식물의 양이 증가된다. 그러나 이런 유입현상이 반드시 기도로의 흡인을 증가시킨다고 보지는 않는다.

③ 식도기

나이가 듦에 따라 식도의 기능은 쇠퇴하기 시작한다. 식도통과시간은 길어지고 이에 따라 식도에 남은 음식물의 양도 증가한다. 다시 말해 식도는 나이에 따라 움직임도 느려질 뿐 아니라 기능의 효율성도 저하된다.

표 1-13. 노인에서 나타나는 노화와 관련된 삼킴의 차이

구강기	• 구강에 남은 음식물의 양이 증가 • 음식덩이 이동시간 지연
인두기	• 인두에 남는 음식물의 양이 증가 • 후두에 들어가는 양이 증가하지만 흡인을 증가시키지는 않음 • 음식덩이 이동시간 지연
식도기	• 음식덩이 이동시간 지연 • 식도에 남는 음식물의 양이 증가함

제2장

신경학적 삼킴장애

삼킴장애는 마비성, 가성연수, 역학적 세 가지 유형으로 발생한다. 마비성 삼킴장애는 하위운동신경원 손상으로부터 생기며, 삼킴반사의 부재나 약화를 수반하는 구강과 인두 구조의 약화와 감각손상을 일으킨다. 가성연수 삼킴장애는 상위운동신경원 손상으로부터 생기며 구강 및 인두 구조의 저긴장이나 과긴장과 삼킴반사의 불충분한 조절이나 지연을 야기한다. 마비성 삼킴장애와 가성연수 삼킴장애는 신경학적 삼킴장애이다. 역학적 삼킴장애는 구강, 인두 또는 식도구조의 상실과 외상이나 수술로 인한 약화나 감각 손상에 의해 발생된다.

삼킴장애와 관련된 신경학적 상태는 매우 다양하다. 상위운동신경원 증후군과 하위운동신경원 증후군의 삼킴장애 특성들 간에는 차이가 있다(표 2-1).

표 2-1. 상위운동신경원 증후군과 하위운동신경원 증후군의 삼킴장애의 임상적 특성

상위운동신경원	요소	하위운동신경원
정상, 느려짐, 협응 어려움	삼킴 반사	없거나 매우 약함
손상될 수도 있음	인지 수준	정상
정상이거나 협응 어려움	구강 근력	약함
일반적으로 불안정함	손상	불안정 할 수도 있음
경직, hypokinetic 또는 hyperkinetic 구음장애	언어	이완성 구음장애

1. 신경학적 삼킴장애

신경학적 질환에 의한 삼킴장애는 뇌졸중, 외상성 뇌손상, 뇌종양, 척수손상과 같이 갑작스런 발병과 함께 삼킴장애를 보이거나 파킨슨병이나 근위축성 측삭경화증과 같이 진행성 질병과 함께 삼킴능력이 감소될 수 있다. 신경학적 질환에 의한 삼킴장애 환자는 인두기 삼킴 유발의 지연, 구강-인두기의 음식물 위치에 대한 감각의 저하, 흡인에 대한 기침반사의 저하 등으로 인해 무인식성 흡인의 가능성이 많다. 이로 인해 구강이나 인두에 음식물의 잔류 가능성이 높아지며 기침을 통한 배출 능력이나 반복적인 삼킴능력의 저하로 흡인 가능성이 더욱 높아진다. 또한 언어기능과 인지기능의 저하로 인해 환자의 삼킴 기능에 대한 정확한 평가가 힘들며 질환에 따라 쉽게 피로가 생겨 삼킴 치료를 지속하기 어려운 경우도 있으므로 이런 모든 상황을 고려하여 치료 계획을 설정하는 것이 중요하다.

2. 삼킴 단계에 따른 문제

식사과정은 삼킴의 어느 단계나 시점에서 문제가 발생할 수 있다. 특정 신경학적 또는 해부학적 장애가 흡인(aspiration)의 원인이 되고, 그 때문에 음식물이 후두에 침범하여 성대 밑의 기도에 들어갈 수 있다. 이 단락은 신경학적 손상 때문에 일반적으로 나타나는 장애와 이로 인해 생기는 증상이나 문제들에 대해 기술하였다.

1) 구강준비기 / 구강기

구강준비기는 음식을 부수고 씹고 조작하여 음식덩이를 만드는 단계이고 구강기는 형성된 음식덩이를 혀가 뒤로 밀어내는 단계이다. 구강준비기와 구강기에서 나타나는 장애는 임상적 평가 또는 침상평가를 통해 관찰되거나 비디오 투시 삼킴 검사를 통해 확인할 수 있다. 표 2-3은 구강과 관련된 신경근의 삼킴장애를 보여주고 있다.

(1) 입술다물기의 감소

입술은 제7뇌신경인 얼굴신경의 지배를 받는데, 입술다물기 감소로 인해 음식물을 삼키는 동안이나 삼키기 전, 후에 구강 밖으로 음식물이 입 밖으로 나오게 되며, 입술이 치아와 이틀활에 가까이 압박하지 못하기 때문에 앞 고랑에 음식이 고인다.

(2) 볼과 얼굴 긴장도의 감소

볼과 얼굴 긴장도의 감소로 환자의 얼굴은 근긴장도와 활동성의 변화로 인해 표정이 없고 움직임이 없거나 아주 작은 표정변화만 있을 수 있다. 또한 감정이나 주어진 상황과 관계없이 정형화된 표정의 변화만 있을 수 있다. 환자는 안면의 마비로 인해 얼굴이나 구강 내부에서 적절하게 느낄 수 없다. 환자의 신경학적 상태에 따라, 마비는 한쪽 또는 양쪽으로 나타난다. 볼 근육에서 긴장의 결여로 음식물이 씹기 동안 가쪽고랑으로 떨어질 수 있으며 회수하기 힘들다. 따라서 가쪽 고랑에 음식잔여물이 남을 수 있다.

뇌졸중 이후에 한쪽 볼의 긴장도가 감소된 환자는 음식물을 씹을 때 손상 쪽 볼을 물기도 하며, 마비측 얼굴이 휴식 상태에서 축 쳐져 있거나 비대칭적인 모양을 보일 수 있다. 얼굴이 적절하게 움직여지지 않고 웃거나 식사할 때 비대칭이 뚜렷하다. 비마비측의 과도한 사용으로 웃을 때 한쪽은 올라가고 한쪽은 축 쳐진 비대칭적인 얼굴모양과 입술이 올라가 있거나 치아가 벌어진 모양을 보인다(그림 2-1).

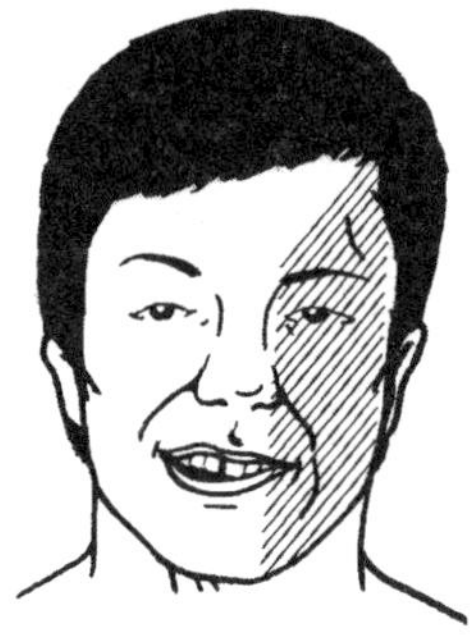

그림 2-1. 볼과 얼굴의 긴장도 변화로 인한 비대칭적 얼굴 모양

(3) 구강감각의 감소

감각이 감소된 부위에 놓여 있는 음식물을 느낄 수 없다. 구강감각의 감소는 장애가 있는 구강부위, 주로 앞쪽 및 가쪽 고랑에 음식물이 고이며, 마비쪽 혀와 볼을 씹을 수 있다. 환자는 의식하지 못하는 상태에서 침을 흘리거나 음식을 입 밖으로 흘리게 된다. 혀의 감각이 떨어지

면 음식덩이를 형성하기 어렵고, 조금씩 음식물을 삼키게 된다(음식덩이를 여러 번에 걸쳐 삼킴). 또한 인두 삼킴이 시작하기 전에 음식덩이가 혀 기저부를 통해 인두로 흘러들어가(음식의 조기누출) 흡인이 일어날 수 있는데, 이것은 구강감각 감소로 인한 직접적인 결과일 수 있다.

⑷ 혀 기능의 감소

혀 기능의 손상은 단독적으로 혹은 다른 구강 및 인두 근육의 손상과 동반되어 나타날 수 있다. 혀끝의 올림, 혀의 전-후방 움직임과 혀의 외측 움직임의 어려움은 구강을 통해 음식물을 이동시키는 능력을 감소시킨다. 신경학적 손상이 있는 경우 목적 있는 근육 움직임의 프로그래밍이 손상되는 구강 실행증으로 인해 혀의 기능이 감소될 수 있다.

혀 기능의 장애가 있으면, 음식덩이를 만들기 위해 혀를 효과적으로 사용하지 못하기 때문에 음식물이 앞쪽이나 가쪽 고랑에 모이게 된다. 혀의 근력 감소는 연구개, 경구개뿐 아니라 다양한 혀의 부위에 음식물 찌꺼기가 남게 한다.

파킨슨씨병 환자는 빈번하게 혀가 상하로 움직이는 펌핑 작용을 보이며 이로 인해 비효율적인 음식덩이 관리가 나타나고 음식을 한 번에 삼키지 못하고 조금씩 삼키기(piecemeal deglutition)가 일어난다.

음식덩이가 형성되지 못한 상태에서 음식물이 인두로 넘어가 버리는 현상이 구강준비기나 구강기에서 발생할 수 있다. 이것은 음식덩이의 일부가 덩어리로 부터 떨어져 나와 인두 내로 들어갈 때 발생한다. 이것은 삼킴반사가 시작되기 전에 발생하며, 인두 내로 떨어진 음식덩이의 조각은 열린 기도 안으로 흘러들어가 후두침투(laryngeal penetration)와 흡인을 일으킨다.

⑸ 저작 기능의 감소

손상되지 않은 쪽 만으로 씹게 된다. 씹는 것이 느리고 비효과적이기 때문에 환자는 더 오랫동안 씹게 되고 딱딱한 종류의 음식은 피하게 되며 아주 작은 조각의 음식만 먹게 된다. 물기반사(bite reflex)가 있는 경우로 인해 입을 벌리는데 어려움을 보이며 치아를 악물고 있다. 먹고 마시기가 매우 느려지고, 힘들면서 귀찮은 일이 되고 식단이 제한될 수 있다. 따라서 식사를 하는 것에 대한 즐거움이 상실되고 식욕도 떨어지게 된다.

⑹ 구강건조(dry mouth)

구강건조 또는 침 분비 조절의 어려움은 침샘에 직접적으로 방사선 치료를 받은 환자에게 발생할 수 있다. 신경학적 손상을 포함한 다른 환자들에서 구강건조는 침(타액) 형성을 천천히 낮추는 약의 작용으로 인해 침이 현저하게 감소되어 구강이 마르게 된다. 끈끈한 점액이 축적되며, 혀가 말라서 바닥이 갈라진 모습을 보인다. 침의 기능들 중 하나는 음식덩이 형성을 돕는 것이다. 구강건조 환자는 음식덩이 조작에 어려움을 가질 수 있으며, 이것은 음식물이 입의 앞쪽이나 가쪽 고랑에 고임, 설태(tongue coating)와 경구개와 연구개의 음식잔류를 일으킬 수 있다.

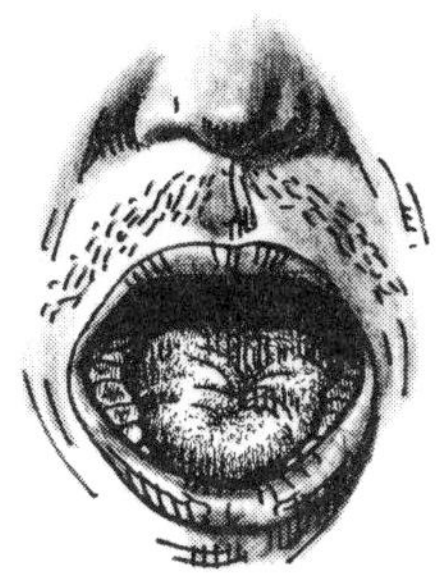

그림 2-2. 건조한 입으로 인해 혓바닥이 갈라진 모습

(7) 원시반사가 나타남

신경학적 손상에서 먹이찾기반사, 물기반사, 빨기－삼킴반사나 혀내밀기반사와 같은 원시반

표 2-2. 구강반사

반사	평가		기능적 의미
먹이 찾기 반사	자극	입의 좌우 모서리를 자극한다.	입술근육의 분리된 운동조절을 제한한다. 머리를 정중선 밖으로 이동시킴으로서 바른 삼킴 반응을 방해한다.
	반응	자극의 방향으로 입술을 움직인다.	
물기반사	자극	부러지지 않는 물건으로 치간을 자극한다.	음식 조작과 저작 운동을 방해하며 입 벌리기를 어렵게 한다.
	반응	불수의적으로 이를 닫고 깨문다.	
빨기－삼킴 반사	자극	음식과 음료를 삽입	정상적인 수의적 삼킴의 발달을 방해한다.
	반응	삼킴	
혀내밀기 반사	자극	음식과 음료를 삽입	입술 다물기를 방해하며 혀의 조절을 어렵게 한다.
	반응	혀가 이 앞으로 나온다.	

사가 나타날 수 있다(표 2-2). 원시반사는 삼킴 작용을 방해하며 씹거나 삼키는 작용에 필요한 분리된 운동조절의 발달을 저해한다. 이들 중에서 물기반사는 입벌리기를 방해하여 적절한 구강위생이 불가능해지며 환자의 입을 강제로 벌리려 한다면 이가 부서질 위험이 있다.

표 2-3. 구강준비기 / 구강기의 삼킴장애와 증상

장애	증 상
입술 다물기의 감소	• 침 흘림 또는 입 밖으로 음식물 흘림 • 앞쪽 고랑에 음식물이 남음
볼과 얼굴 긴장도의 감소	• 마비쪽 볼을 씹을 수 있음 • 마비쪽 가쪽고랑에 음식물이 남음
구강 감각의 감소	• 감각이 감소된 부위에 놓여 있는 물질을 느낄 수 없음 • 의식하지 못하는 상태에서 침 흘림 또는 입 밖으로 음식 흘림 • 마비쪽 혀와 볼을 씹음 • 음식덩이 형성이 어려움 • 조금씩 나누어 삼킴 • 앞쪽고랑과 가쪽고랑에 음식물이 남음 • 음식의 조기누출로 인두 삼킴 전 흡인
혀 기능의 감소	• 혀끝을 올리거나 앞, 뒤, 좌, 우로의 움직임이 어려움 • 혀의 협응된 움직임이 감소하고 움직임의 범위가 줄어 듦 • 음식을 조작하고, 음식덩이를 형성하고 유지하고, 음식을 뒤쪽으로 밀어내는 능력의 감소 • 조금씩 나누어 삼킴 • 앞쪽과 가쪽 고랑에 음식물이 남음 • 혀 위, 경구개, 연구개에 음식물이 남음 • 음식의 조기누출로 인두 삼킴 전 흡인 • 구강실행증
저작기능 감소	• 손상되지 않은 쪽으로만 씹음 • 씹는 것이 느림 • 물기 반사
구강건조 (구강 마름증)	• 침의 현저한 감소 • 마르고 갈라진 혀 • 끈끈한 점액의 축적 • 앞쪽 / 가쪽 고랑의 음식물이 남음 • 설태 또는 혀의 음식잔여물 • 경구개와 연구개의 음식잔여물
원시반사의 존재	• 삼킴 작용을 방해함 • 씹거나 삼키는 작용에 필요한 분리된 운동조절의 발달을 방해함

2) 인두기

인두기에 나타나는 장애는 비디오 투시 삼킴 검사나 광섬유내시경검사를 시행하여 검사할 수 있다. 표 2-7은 구강과 관련된 신경근의 삼킴장애를 보여주고 있다.

(1) 인두기 삼킴의 지연 또는 결여

인두기 삼킴의 유발의 지연 또는 삼킴반사의 지연은 신경학적 손상 환자에서 나타날 수 있으며 특히 뇌졸중이나 뇌손상 환자에서 자주 발생한다. 인두 삼킴의 유발의 타이밍은 환자들마다 차이가 있다. 어떤 것이 경도, 중증도, 중증 지연인지에 대해 표준화되어 있지 않다. 그러나 Perlman 등(1994) 2초 이하의 지연은 경도, 5초 이상의 지연은 중증이라고 제안하였다.

인두삼킴의 지연을 보이는 환자는 인두삼킴이 시작되기 전에 열린 기도로 음식물이 유입되어 흡인을 일으킨다. 일부 환자들은 음식물이 조롱박오목에 도달할 때 까지도 인두삼킴이 유발되지 않기 때문에 흡인의 위험이 있다. 중증 삼킴장애 환자에서 인두삼킴의 유발이 완전히 결여될 수 있다.

(2) 구개－인두 기능 감소

불충분한 구개－인두 폐쇄로 인해 비강의 통로로 음식이 누출되어 비강역류를 일으킬 수 있으며 또한 언어의 왜곡이 나타날 수 있다. 연구개 기능의 감소는 혀의 뒤 쪽과 연구개의

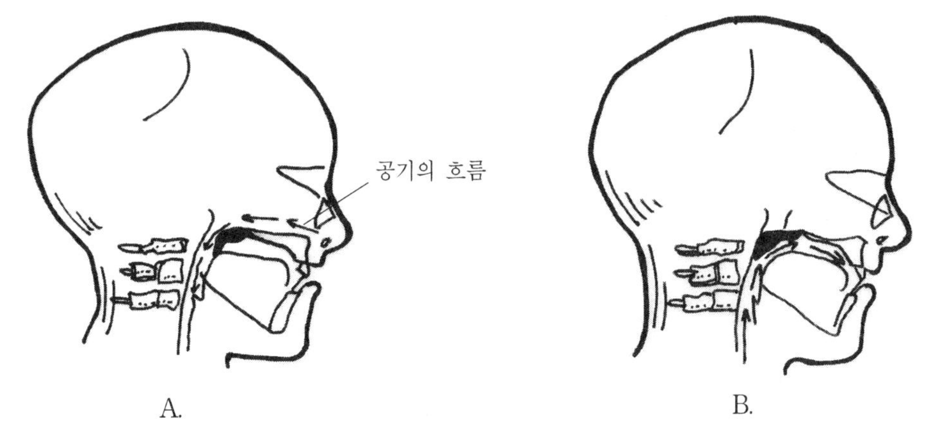

그림 2-3. 정상 구개－인두의 움직임
A. 휴식할 때의 움직임 B. 말할 때의 움직임

부적절한 접촉 때문에 음식물이 인두기 삼킴의 유발 전에 혀의 기저부로 흘러들어가게 한다. 혀의 기저부로 음식물의 유출(흘림)될 경우 열려있는 후두로 바로 떨어져 후두침투와 흡인을 일으킬 수 있다. 그림 2-3은 정상인이 휴식할 때의 연구개와 말할 때의 연구개의 위치 차이를 나타내는데 말할 때 연구개가 비강 쪽으로 상승되는 것을 볼 수 있다.

(3) 혀 기저부 수축(뒤당김)의 감소

혀의 마비로 인해 혀 기저부가 인두후벽을 향해 뒤당김하는 능력이 감소될 수 있다. 음식덩이가 후두덮개계곡으로부터 인두를 통해 식도로 이동하기 위해 혀기저부와 뒤인두벽이 서로 접촉하여 적절한 압력을 생성하는 것이 필요한데 혀기저부 수축이 감소될 경우 인두삼킴 후 후두덮개계곡에 음식잔여물이 남을 수 있다. 그 외에 인두벽에 음식잔류가 혀의 기저부 수축의 손상과 인두 내 불충분한 압력 때문에 발생할 수 있다.

(4) 인두벽 수축의 감소

인두의 압력은 혀의 기저부가 인두후벽 쪽으로 수축되고, 인두후벽이 혀의 기저부를 향해 수축할 때 발생한다. 인두후벽이 혀의 기저부 쪽으로 수축하지 못할 때, 인두압력의 감소를 가져오게 된다. 인두압력의 감소는 음식잔여물이 인두벽과 조롱박오목에 모이게 만드는 원인이 된다.

(5) 편측의 인두벽 마비(인두 연동운동 감소)

편측 인두벽 마비로 인해 음식잔여물이 후두덮개계곡과 조롱박오목에 비대칭적으로 남아있을 수 있다. 인두에 이런 음식물 고임은 나중에 기도가 열릴 때 음식물이 기도 안으로 흘러들어가기 때문에 인두 삼킴 후에 흡인이 일어날 수 있다.

(6) 목뿔뼈 움직임의 감소

목뿔뼈 운동은 목뿔뼈에 부착된 근육들의 움직임에 의해 영향을 받는다. 목뿔위근육(suprahyoid muscle)들은 혀와 다른 구조물들로부터 목뿔뼈를 매달고 있다. 따라서 혀기능의 감소는 목뿔뼈 움직임의 크기에 영향을 미치게 된다. 목뿔뼈의 위앞쪽 거상 움직임은 후두의 거상 및 전방이동을 일으키며, 이런 움직임은 음식덩이가 식도로 들어가도록 반지인두 부위를 잡아당겨

열기 위해 필요하다.

(7) 후두덮개 기능의 손상

정상 삼킴에서 후두덮개는 인두 삼킴 동안 후두로 들어가는 입구를 닫기 위해 아래로 구부리거나 뒤집어진다. 신경학적 상태의 환자들에서 후두덮개는 음식물이 후두로 들어가는 것을 막기 위해 적절하게 기능하지 못한다. 후두덮개의 움직임이 지연되거나 불완전하고 결여된 환자는 삼킨 음식으로부터 잔류물이 후두덮개계곡(vallecula)에 남을 수 있는데 이것은 흡인의 위험을 증가시킬 수 있다. 일부 환자에서 과도하게 "ɔ" 형태로 만곡된 후두덮개 형태가 관찰되는데, 후두덮개의 끝이 혀의 기저부에 가까워져 있다(그림 2-4). 이런 상태에서 음식물이 삼킴 동안 후두덮개계곡으로 들어가지 않지만 일부는 후두덮개의 뒤로 흘러내려가 인두 삼킴의 유발과 후두덮개의 역위 전에 후두안뜰로 들어갈 수 있으며 이것은 환자의 흡인 위험을 높인다.

일부 경우에서 환자의 비위영양(NG)튜브가 너무 커서 후두덮개의 불완전한 역위를 야기할 수 있다.

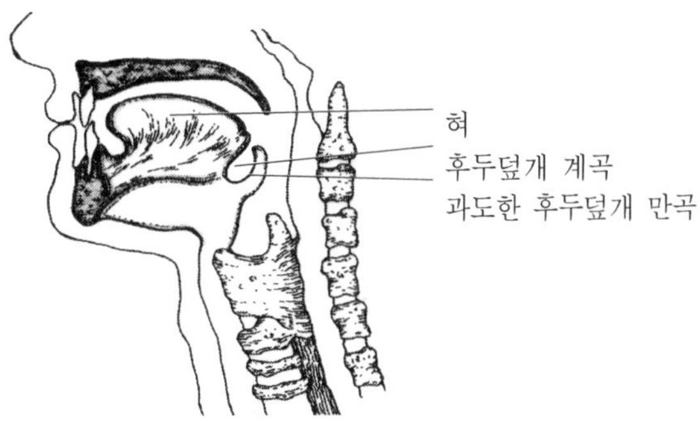

그림 2-4. 과도하게 "ɔ" 형태로 만곡된 후두덮개

(8) 후두침투(laryngeal penetration)

후두침투는 음식물이 후두 안으로 들어가지만 성대주름 아래로는 통과하지 않은 상태를 말한다. 이따금 정상 삼킴을 하는 사람도 후두침투가 발생할 수 있지만 침투된 음식물은 대개 후두가 밑으로부터 위로 닫히면서 후두 밖으로 짜내어진다. 그러나 후두거상이 감소된 환자에서는 침투된 음식물은 후두에 남아 있다가 흡인의 원인이 될 수 있다.

(9) 흡인(aspiration)

흡인은 음식물이 후두로 들어가 성대 주름 아래로 떨어진 상태를 말하며, 인두삼킴이 유발 전/동안/후에 나타날 수 있다. 흡인이 일어나는 시기에 따라 삼킴장애의 원인을 추정할 수 있다. 흡인 발생시기에 따른 삼킴장애의 원인을 볼 때 인두기 삼킴 전에 발생하는 흡인은 인두기 삼킴 유발의 지연이나 결여의 결과이다. 기도를 보호하기 위해 필요한 순차적인 근육 움직임들이 지연될 때 음식물은 혀의 기저부로 떨어져 후두로 들어가 성대주름 아래로 떨어질 수 있다.

표 2-4. 흡인 발생 시기에 따른 삼킴장애의 원인

흡인 시기	흡인의 원인
삼킴 전	구강기의 조기누출과 인두 삼킴의 지연이나 결여
삼킴 동안	성문의 폐쇄부전을 유발하는 여러 원인에 의해 발생
삼킴 후	· 인두벽, 후두덮개계곡, 조롱박오목의 음식잔여물이 남아 있다가 기도로 침투 · 후두안뜰에 고여 있던 음식물이 호흡할 때 열린 성문으로 흘러들어가는 것

인두 삼킴 동안 발생하는 흡인은 후두거상의 감소나 후두 기전에서 밸브작용의 결여나 비효과적 작용으로부터 생긴다. 음식물이 기도로 들어가는 것을 방지하기 위해 후두를 혀의 기저부 아래로 움츠려 올리는데 필요한 것은 후두의 거상 및 전방이동 움직임이다. 만약 후두의 거상 및 전방이동 움직임이 손상되면, 음식물이 삼킴 동안 열려있는 기도로 들어 갈 수 있다. 적절한 기도 보호를 위해서는 다음의 세 단계 후두 "밸브들"의 효과적인 닫힘이 완수되어야 한다. 진성대주름, 가성대주름, 후두덮개와 모뿔후두덮개주름. 치료사들은 성문상부삼킴과 멘델슨기법과 같은 재활기술을 시작하기 전에 후두가 어떻게 기능하는지 아는 것이 중요하다.

인두 삼킴의 유발 후에 발생하는 흡인은 전형적으로 후두덮개계곡 및/또는 조롱박오목에 음식이 잔류되고 이것이 오목공간에서 흘러나와 열려있는 기도로 들어가는 것으로부터 일어난다. 만약 흡인이 혀 기저부 뒤당김의 감소와 후두덮개계곡의 음식잔여물 고임에 의해 일어난다면, 편측 인두 마비나 인두벽 수축의 감소가 근본적인 장애일 수 있다. 인두 삼킴 후 음식잔여물이 조롱박오목에서 흘러나와 열려있는 기도로 들어가는 것은 후두거상의 감소로 인한 결과일 수 있다. 후두거상의 감소는 목뿔뼈 움직임 감소로 인해 일어날 수 있는데 이것은 전체 음식덩이가 식도 안으로 통과할 수 있도록 반지인두조임근이 충분하게 당겨져 열리는 것을 방해하게 된다. 축적된 음식물은 다음에 인두 삼킴이 완수된 이후 열려 있는 기도로 흘

표 2-5. 흡인 시기에 따른 세부적 원인

흡인 시기	삼킴 단계	원인	세부원인
삼킴 전	구강	구강기의 조기누출	• 혀 기능의 감소 • 구강 감각의 감소
	인두	인두 삼킴의 지연이나 결여	인두 삼킴의 지연이나 결여
		구강기의 조기누출	구개-인두 기능 감소
삼킴 동안	인두	성문의 폐쇄부전	• 목뿔뼈 움직임/후두거상의 감소 • 후두덮개 기능의 손상 • 후두 닫힘의 감소
삼킴 후	인두	후두덮개계곡의 음식잔여물	혀기저부 뒤당김의 감소
		인두벽, 조롱박오목의 잔여물	인두벽수축의 감소
		마비쪽 후두덮개계곡, 조롱박오목의 잔여물	편측 인두마비
		조롱박오목의 잔여물	• 후두거상의 감소 • 반지인두조임근의 기능장애
		후두안뜰의 잔여물	후두침투
	식도	음식덩이가 인두로 되돌아감	반지인두조임근의 기능장애(느슨한 반지인두조임근)

러 들어갈 수 있다.

흡인의 임상적 증후 관찰은 ① 삼킴 전, 동안, 후의 기침이나 기도폐색, ② 삼킴 후 그렁거리는 목소리, ③ 삼킴 후에 발생하는 기식음이나 거친 목소리 질 등을 포함한다. 정상적으로 흡인은 강한 기침반사를 유발한다. 만약 환자가 정상 기침반사의 결과로 강한 기침을 만들 수 있다면, 음식물을 기관으로부터 후두를 통해 인두로 통해 효과적으로 분출할 수 있다. 그 후 추가적인 삼킴으로 음식물을 인두로부터 식도로 이동시킬 수 있다.

⑽ 무증상 흡인(silent aspiration)

무증상 흡인은 음식물이 진성대주름 아래로 떨어질 때 흡인의 발생에 대한 임상 징후를 보이지 않는 것이다. 무증상 흡인은 인두의 감각 감소의 결과로 나타난다. 인두와 후두의 감각의 감소는 신경학적 장애 및 삼킴장애가 있는 성인에서 자주 발생된다. 무증상 흡인은 삼킴이 유발되기 전, 동안, 후에 발생할 수 있으며, 무증상 흡인은 환자의 안색이나 호흡속도의 변화, 폐의 청진에서 혼잡음의 증가 등으로 알 수 있다.

삼킴장애 환자들 중 40%에서 임상평가에서는 흡인을 확인하지 못할 수 있다(Logemann, 1982). 이 때문에, 임상검사 외에 흡인의 존재를 객관적으로 확인하기 위해 비디오 투시 삼킴검사 또는 광섬유내시경검사와 같은 다른 진단 과정들이 수행되어야 한다.

(11) 후두거상의 감소

후두의 거상 및 전방이동은 ① 음식물이 기도로 들어가는 것을 방지하고, ② 반지인두조임근을 개방하는데 도움을 준다. 인두기의 삼킴 동안 후두는 약 2cm 정도 올라간다. 후두의 거상 및 전방이동이 감소되면, 인두 삼킴 동안 후두 안으로 음식물의 침투 또는 흡인이 발생할 수 있다. 또한, 후두의 거상 및 전방이동 움직임이 반지인두조임근을 당겨서 여는데 필요하기 때문에 후두거상의 감소는 조롱박오목에 음식잔여물이 모이게 할 수 있다. 일단 삼킴이 완료된 후 호흡을 재개하기 위해 후두가 열릴 때, 음식잔여물이 열린 기도로 떨어져 흡인이 삼킴 이후 발생할 수 있다.

표 2-6의 후두침투－흡인 척도를 참조한다. 이 척도는 침투 및 흡인의 수준을 확인하고 그것에 대한 환자의 반응을 기록하기 위해 객관적인 자료를 사용하도록 도움을 준다.

표 2-6. 후두 침투－흡인 척도(PAS : Penetration－Aspiration Scale)

척도	기 준
1	음식물이 기도로 들어가지 않음
2	음식물이 기도로 들어가고, 성대 위에 남아 있음, 기도 밖으로 나옴
3	음식물이 기도로 들어가고, 성대 위에 남아 있음, 기도 밖으로 나오지 않음
4	음식물이 기도로 들어가고, 성대에 닿음, 기도 밖으로 나옴
5	음식물이 기도로 들어가고, 성대에 닿음, 기도 밖으로 나오지 않음
6	음식물이 기도로 들어가고, 성대 아래를 지남, 후두 또는 기도 밖으로 나옴
7	음식물이 기도로 들어가고, 성대 아래를 지남, 후두 또는 기도 밖으로 나오지 않음
8	음식물이 기도로 들어가고, 성대 아래를 지남, 밖으로 나오려는 작용이 없음

(12) 후두폐쇄의 감소

후두는 음식물이 기관에 들어가는 것을 방지하기 위해 ① 진성대주름, ② 가성대주름, ③ 후두덮개와 모뿔후두덮개주름 세 단계의 닫힘 작용을 수반한다. 만약 이런 후두의 밸브작용 기전이 손상되면, 음식물은 인두 삼킴 동안 성대 주름들을 통해 미끄러져 들어가 흡인을 일으킨다. 그림 2-5는 삼킴장애와 관련된 후두폐쇄의 감소를 보여주고 있다. 뇌졸중이나 뇌신경 손상으로 편측에 마비가 있는 경우 완전한 성대의 모음이 되지 않는다.

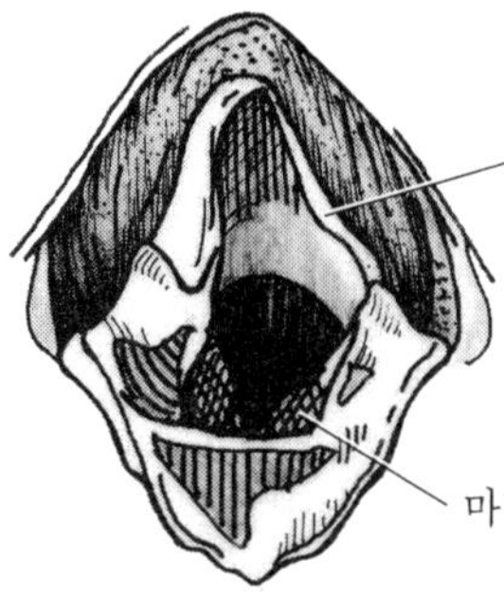

그림 2-5. 삼킴장애와 관련된 후두폐쇄의 감소

(13) 반지인두근의 기능장애

음식덩이가 인두에서 식도 안으로 통과할 수 있도록 반지인두조임근이 충분하게 당겨져 개방되어야 한다. 반지인두근이 이완하지 않아서 개방이 불충분하거나 또는 너무 늦게 개방되거나 너무 빨리 폐쇄될 경우, 음식물이 조롱박오목에 모아져 기도 안으로 넘쳐흘러 삼킴 후 흡인이 나타날 수 있다.

표 2-7. 인두기의 삼킴장애와 증상

장애	증 상
인두 삼킴의 지연	· 후두덮개계곡 및/또는 조롱박오목의 음식잔여물 고임 · 인두 삼킴의 유발 전에 기도로 넘쳐흘러 흡인이 일어남
구개인두 기능의 감소	· 코로 음식물이 유출되어 비강역류를 일으킴 · 구강에서 인두로 음식물의 조기 누출 · 인두 삼킴 전에 후두 침투 및/또는 흡인
혀 기저부 수축의 감소	· 편측 또는 양측 후두덮개계곡의 음식잔여물
인두 수축의 감소	· 인두벽의 테(coating) · 후두덮개계곡 및 조롱박오목에 음식잔여물
편측 인두 마비	· 편측 후두덮개계곡이나 조롱박오목에 음식잔여물 · 음식 조각이 기도 안으로 떨어질 경우 인두 삼킴 이후 흡인이 발생
목뿔뼈 움직임의 감소	· 후두 거상의 감소
후두덮개 기능의 손상	· 후두 덮개 기능이 없음 · 불완전한 역위 · 과도한 후두덮개 만곡 · 혀의 기저부와 후두덮개가 근접

	• 후두덮개의 음식잔여물 • 후두침투/흡인
후두침투	• 흡인으로 진행될 경우 흡인 증상
흡인	• 인두 삼킴 전, 동안, 후의 기침/기도폐색 • 인두 삼킴 후 그렁거리는 목소리 • 인두 삼킴 후에 발생하는 기식음이나 거친 목소리
무증상 흡인	• 증상 나타나지 않음(비디오 투시 삼킴 검사에서 확인됨에도 불구하고)
후두거상의 감소	• 후두 침습(인두 삼킴 동안, 후) • 흡인(인두 삼킴 동안, 후) • 조롱박오목의 음식잔여물 • 후두의 꼭대기에 음식잔여물
후두폐쇄의 감소	• 후두침습/흡인(인두 삼킴 동안)
반지인두근의 기능장애	• 조롱박오목의 음식잔여물 • 인두 삼킴 후 흡인

3) 식도기의 장애

(1) 느슨한 반지인두근

반지인두근육의 수축은 음식물이 역류되어 기도로 들어가지 않게 지킴으로서 호흡의 회복을 돕는다. 느슨한 반지인두근은 식도에 들어간 음식덩이가 인두로 되돌아가 기도로 흘러들어가도록 함으로서 삼킴 후 흡인을 야기시킨다. 이것은 삼킴 후 흡인을 일으킨다.

(2) 연동운동의 감소

식도의 연동운동 감소 때문에 음식덩이의 움직임이 감소된다. 따라서 음식잔여물이 식도에 남을 수 있다.

표 2-8. 식도기의 삼킴장애와 임상증상

장애	증 상
반지인두근의 기능장애	• 음식덩이가 인두로 되돌아가 기도로 흘러들어 감 • 흡인(인두 삼킴 후)
연동운동의 감소	• 식도에 음식잔여물 남을 수 있음

3. 신경학적 손상으로 인한 삼킴장애 증상

1) 뇌졸중 : 가성연수 삼킴장애, 마비성 삼킴장애

뇌졸중 환자에서 삼킴장애는 매우 흔하게 발생하며 뇌졸중 진료지침에서 중요한 평가 및 관리 항목으로 포함된다. 도구적 검사들을 이용한 연구에서 뇌졸중 환자들의 64~78%의 삼킴장애가 있다고 보고되고 있으며 이들 중 상당수가 흡인시 증상을 보이지 않는 무증상 흡인(silent aspiration) 유형을 나타내고 있다. 그리고 삼킴장애 환자들의 90%에서 삼킴반사의 지연을 나타내고 있다. 뇌졸중 병변에 따라 증상이 차이가 있다고 보고되고 있는데, 병변이 뇌줄기나 양측 대뇌 반구에 위치한 경우, 또는 침범 범위가 큰 경우 연하장애가 더 잘 나타나는 것으로 알려져 있다.

(1) 피질 뇌졸중

① 우성 대뇌반구의 병변이 있는 경우

- 경직성 조음장애(spastic dysarthria)
- 병변 반대 측의 구강조절 감소
- 병변 반대 측의 인두의 연동운동이 감소
- 인두기 삼킴 유발의 지연
- 구강단계의 삼킴을 시작하는데 어려움(삼킴 실행증으로 알려져 있으며 보통 구강 실행증을 수반)

② 열성 대뇌반구 병변이 있는 경우

- 경직성 조음장애(spastic dysarthria)
- 병변 반대 측의 구강조절 감소
- 병변 반대 측의 인두의 연동운동이 감소
- 인두기 삼킴 유발의 지연
- 후두거상의 감소
- 지남력 감소, 지각장애, 집중력장애, 판단착오, 지적조절능력의 상실로 인한 삼킴장애. 이것은 신경근육 증상을 악화시키며 보상적 기술의 사용을 어렵게 만든다.

(2) 뇌줄기 뇌졸중

뇌줄기에서 연수 수준 이하에 병변이 있는 연수마비(bulbar palsy)와 대뇌 겉질로부터 뇌줄기의 뇌신경세포체를 연결하여 뇌줄기의 세포체를 상위에서 조절하는 역할을 하는 겉질뇌줄기로(corticobulbar tract)에 병변이 있는 가성연수마비(Pseudobulbar palsy)에 의한 삼킴장애로 나눌 수 있다.

① 연수마비(Bulbar palsy)
- 병변 동측의 입술, 혀의 운동 감소
- 인두의 연동운동의 감소
- 인두기 삼킴 유발의 지연
- 후두폐쇄의 부전

② 가성연수마비(Pseudobulbar palsy)
연하 작용과 관련된 반사는 대체로 보존되어 있다. 다음 증상으로 인해 삼킴장애가 나타난다.
- 삼킴 작용에 관여하는 근육의 경직과 조절 장애
- 반지인두근의 이완 장애
- 우성 대뇌반구의 병변이 있는 경우
  -병변 반대쪽의 입술, 혀의 운동 감소 및 인두의 연동 운동 감소
  -인두 삼킴 유발의 지연
- 열성 대뇌반구의 병변이 있는 경우
  -수의적인 삼킴 작용이나 기침이 감소
  -인지기능의 장애 즉, 판단력, 지남력, 주의 집중의 장애로 인한 삼킴장애

2) 뇌손상 : 가성연수 삼킴장애, 마비성 삼킴장애

외상성 뇌 손상 환자의 약 1/3에서 삼킴장애가 있었다고 보고되고 있으며 증상은 뇌손상의 부위와 크기에 따라 다양하다.
① 집중력 장애, 충동성, 추론 장애 등을 포함한 인지문제
② 구강조절(혀, 턱, 입술, 볼) 감소로 인한 음식덩이조절 및 구강통과시간 감소

③ 물기 반사 및 구토 반사 등의 비정상 반사
④ 인두기 삼킴의 유발의 지연이나 결여
⑤ 혀 기저부 수축의 감소
⑥ 후두의 거상과 폐쇄의 감소
⑦ 후두침투에 대한 후두감각의 감소
⑧ 장기간 삽관(intubation)에 따른 식도기관누공(tracheo-esophageal fistula)

3) 퇴행성 신경질환으로 인한 삼킴장애

(1) 치매(알츠하이머병 포함) : 가성연수 삼킴장애

알츠하이머 치매 환자의 70-90% 정도의 환자에서 삼킴장애가 있다고 보고되고 있다. 그러나 치매 환자군에서는 인지기능 문제로 연하장애를 정확히 평가하거나 진단하기 어려운 점이 있다. 이들 환자들은 주로 구강기 문제가 가장 두드러지지만 인두기 삼킴장애 역시 수반된다. 다음 증상으로 인해 삼킴장애가 나타난다.

① 구강에 대한 자각 감소(구강 실인증)로 음식덩이 관리에 어려움을 보임. 음식을 삼키지 않고 입 안에 갖고 있으며, 앞쪽 및 가쪽 고랑에 음식고임
② 구강준비기의 혀와 아래턱 움직임의 개시가 어려움
③ 인두 삼킴의 유발의 지연
④ 혀 기저부 수축의 감소
⑤ 후두거상의 감소
⑥ 보상기술을 사용하는 능력이 감소될 수 있음

(2) 근위축성 측삭경화증(ALS) : 가성연수 삼킴장애, 마비성 삼킴장애

ALS 환자는 사지 근육들의 약화와 위축과 함께 구강마비가 동반되어 구음장애와 삼킴장애를 나타낸다. ALS 환자들의 약 3분의 1이 발병 초기에 삼킴장애를 동반한다는 보고도 있지만 일반적으로는 병이 진행되면서 나타나며, 영양 결핍을 막기 위해 위루술과 같은 적극적인 영양공급 방법을 강구하게 된다. 다음 증상으로 인해 삼킴장애가 나타난다.

① 혀 조절과 음식덩이의 구강조작이 어려움, 혀 기능의 감소. 이 증상은 음식의 점도가 증가함에 따라 더욱 명백해진다.

② 비강역류(nasal regurgitation).
③ 인두 삼킴의 유발의 지연
④ 혀 기저부 수축의 감소
⑤ 인두의 연동운동의 감소
⑥ 후두의 거상과 폐쇄의 감소
⑦ 반지인두조임근의 기능장애
⑧ 식도 역류(esophageal reflux)
⑨ 식도운동장애(esophageal dysmotility)
⑩ 점진적인 호흡부조화 및 복부근육의 약화
⑪ 언어장애(speech disturbance)

(3) 파킨슨병 : 가성연수 삼킴장애

파킨슨병 환자의 절반 이상이 삼킴장애를 보이며, 혀의 떨림과 삼킴 시 주저함을 보이며 또한 인두기와 식도기에서도 장애를 보인다. 파킨슨 환자들에서 무증상 흡인을 보이는 경우가 많아 주의가 필요하다. 파킨슨병 환자는 다음의 증상으로 인해 삼킴장애가 나타난다.

① 혀 움직임 개시의 감소와 함께 혀의 떨림(진전, tremor)
② 반복적인 혀의 펌핑 운동(tongue-pumping action)
③ 혀의 뒤 부위가 거상한 채로 남아 있어 인두로 음식덩이의 이동을 방해
④ 삼킴 빈도의 감소
⑤ 혀의 강직(rigidity)
⑥ 구강 통과(oral transit)시간 지연
⑦ 인두 삼킴 유발의 지연
⑧ 인두의 연동운동의 감소
⑨ 부적절한 후두의 거상 및 폐쇄
⑩ 후두침투에 대한 후두감각의 감소
⑪ 무증상 흡인을 보이는 환자가 많음
⑫ 반지인두조임근의 기능장애
⑬ 식도의 연동운동 감소
⑭ 치매

(4) 다발성 경화증 : 가성연수 삼킴장애, 마비성 삼킴장애

다발성 경화증 환자들의 34-43%에서 삼킴장애가 나타나며 위험인자로 장애의 중증, 우울증, 폐활량 등이 제시되고 있다. 다음의 증상으로 인해 삼킴장애가 나타난다.

① 인두 수축의 약화
② 인두기 삼킴 유발의 지연
③ 구강구조와 경부 근육의 약화
④ 질병의 후기 단계에 후두 폐쇄 감소

(5) 근디스트로피(근육퇴행위축, muscular dystrophy)

근디스트로피는 점진적으로 근육 약화와 위축이 나타나며 몸의 다른 근육으로 영향이 확산되는데, 병이 진행되면서 호흡계가 영향을 받으며 삼킴장애가 나타나거나 음식물을 씹는 저작 장애가 나타날 수 있다. 다음의 증상으로 인해 삼킴장애가 나타난다.

① 음식덩이의 조작 및 저작의 어려움
② 전반적인 인두의 약화
③ 인두의 연동운동의 감소
④ 반지인두근 기능장애

(6) 중증 근무력증(myasthenia gravis)

중증 근무력증은 신경근접합부에서 아세틸콜린의 분비가 안 되어 나타나는 전도손상에 기인하여 근육의 진행성 마비와 피로를 나타내는 질환이다. 중증 근무력증 환자에서는 비강 역류와 함께 점차적으로 저작근의 약화를 보이고 진행성의 피로의 증상이 동반된다. 중증 근무력증 환자들의 약 28%가 삼킴장애를 보이며, 근무력증이 진행되면서 삼킴장애 증상도 악화되는데 혀가 위축되어 근력이 현저하게 저하되고 구개 및 인두 근육도 침범된다. 다음의 증상으로 인해 삼킴장애가 나타난다.

① 저작근의 약화, 혀 가동성의 감소 및 구강준비기에서 전반적 감소
② 비강역류
③ 인두, 상지근위부에서 근력약화
④ 인두의 연동운동의 감소

⑤ 기도흡인 및 무증상 흡인
⑥ 늦은 식도 통과

(7) 헌팅톤 무도병(huntington's chorea)

헌팅톤병은 불수의적인 움직임과 치매, 감정장애 등으로 특징된다. 초기부터 구음장애(dysarth-ria)가 관찰되며, 말기에 이르게 되면 삼킴장애도 발생하며 흡인성 폐렴(aspiration pneumonia)이 빈발하여 사망에 이르게 된다. 헌팅톤 무도병은 다음의 증상으로 인해 삼킴장애가 나타난다.
① 구강기를 방해하는 몸통, 머리, 구강운동 구조들의 불수의적 움직임
② 저작이 비효율적이거나 결여됨
③ 불규칙적인 호흡패턴. 이것은 환자가 삼킴 동안 갑작스런 공기를 들이쉴 때 흡인을 유발할 수 있다.
④ 인두운동장애(pharyngeal dysmotility)
⑤ 비동시적이고 부조화된 성대 폐쇄/벌림(uncoordinated and asynchronous vocal cord adduction/abduction)

4) 상위수준의 척수손상

경추 척수손상 환자는 다음의 증상으로 인해 삼킴장애가 나타날 수 있다.
① 인두 삼킴의 지연이나 결여
② 인두의 연동운동의 감소
③ 후두 거상이나 폐쇄의 감소
④ 반지인두조임근 기능장애
⑤ 호흡(respiratory support) 감소에 기인한 기관절개.

5) 발달장애 : 가성연수 삼킴장애, 마비성 삼킴장애

뇌성마비와 정신지체는 다양한 삼킴 및 먹기 장애가 있을 수 있다(표 2-9).

표 2-9. 뇌성마비와 정신지체의 증상

뇌성마비와 정신지체	뇌성마비
• 음식덩이 형성과 통과의 장애 • 인두 삼킴의 지연 • 인두 운동장애(dysmobility) • 식도질환 • 흡인	• 비정상 구강반사 • 구강 저긴장 또는 과긴장 • 인두 삼킴의 지연 • 후두 거상 감소 • 흡인 • 좋지 않은 자세 • 머리, 목, 사지 조절의 문제

제3장

역학적 삼킴장애

1. 두경부암

두경부암은 구강, 코 기관 등 두경부에 있는 점막표면에 발생하며, 두경부암의 종류로는 기시하는 부위에 따라 구강암, 갑상선암, 비인두암, 구인두암, 하인두암, 후두암, 타액선암, 부비동암으로 분류된다. 두경부암의 치료방법은 수술적 치료, 방사선 치료, 항암제 치료 등이 있는데 이런 치료는 삼킴장애를 유발하는 원인이 되기도 한다. 두경부암으로 인해 수술적 치료를 하는 경우 종양뿐만 아니라 근골격, 연골, 신경 등 종양이 발생한 부위의 주변 조직까지 제거해야 하기 때문에 수술 후 재건을 하더라도 상부 호흡기 및 소화기계의 변형이 불가피하며, 이로 인해 운동성과 감각의 저하가 나타나서 구강과 인두 단계에서 삼킴장애가 발생할 가능성이 높으며 혀 절제범위, 구강 바닥의 근육 적출 정도에 따라 삼킴장애의 정도가 크게 차이날 수 있다. 일반적으로 수술이 광범위할수록 수술 후 삼킴기능의 손상은 심해진다. 또한 방사선 치료로 인한 부작용은 신경근의 섬유화로 인해 인두 수축 및 후두 상승의 기능이 손상 받게 되고, 입벌림의 장애가 나타나고, 혀의 뒤쪽 부분의 움직임이 저하되고, 뒤인두벽에 코팅되거나, 이상동과 후두개곡의 잔여물이 남으며, 이로 인해 삼킴장애와 흡인이 유발될 수 있다. 또한 구강과 인두의 감각 변화로 인해 삼킴장애가 유발되기도 하며 방사선 치료 범위에 침샘이 포함될 경우 구강건조증이 발생하여 삼킴장애나 씹기장애를 유발할 수 있다. 항암치료를 적용한 경우 점막염, 피부염, 구강건조증, 감각 손실, 쉰 목소리, 체중 감소, 식욕부진,

어지러움증, 삼킴장애 등을 유발할 수 있다.

두경부암은 부위에 따라, 그리고 제거 범위 및 재건방법에 따라 수술 후 발생하는 삼킴장애의 양상이 다르다. 구강암의 경우, 일반적으로 혀 기저부를 포함한 광범위한 절제가 이루어지지 않는 한, 구강 혀의 대부분을 제거하는 부분/전절제술(subtotal/total glossectomy)이 삼킴에 심각한 장애를 유발할 수 있다. 이를 제외한 구강암 수술은 원칙적인 수술이 시행된다면 대부분 심각한 삼킴장애는 발생하지 않는 것으로 알려져 있다. 하인두암의 수술적 치료는 후두와 외측 벽을 공유하므로 수술 시 후두를 모두 제거하거나, 일부를 제거해야 하며, 절제역의 범위가 넓어 광범위한 수술이 되는 경우가 많다. 하인두암의 수술 중에서 후두를 모두 제거하는 후두전적출술의 경우는 후두와 인두 및 식도가 분리되기 때문에 흡인의 우려는 없으며, 이외의 수술은 후두의 일부 기능을 보존하여 자연적인 발성 및 삼킴을 보존하게 된다. 하인두암 수술 중 후두를 보존하는 수술을 시행한 후의 문제는 음식물이 위식도조임근을 통과하지 못하고 조롱박오목에 잔류된 뒤 흡인되는 삼킴 후 흡인을 보이는 것이며, 이런 양상은 구인두암과 하인두암에서 모두 공통적으로 보인다.

후두암의 수술적 치료로는 성대절제술, 수직후두부분절제술, 성문상후두절제술, 윤상후두부분절제술, 후두전절제술 등이 있다. 편측 후두암은 수직 후두부분절제술이나 편측 후두절제를 필요로 한다. 이것은 후두폐쇄가 가장 큰 문제가 되며 혀 후방운동의 감소와 위식도조임근 개방의 감소를 일으킨다. 이러한 성문 폐쇄에 관여하는 요소로는 절제된 측 성문의 절제 형태와 범위, 절제 후 남은 조직의 양, 재건의 형태 등에 의해 결정된다. 성문상후두절제술은 종양이 성문보다 위에 있을 경우 행한다. 이 수술 후에는 정상 연하 과정인 1) 후두의 거상과 전방이동, 2) 성문상부후두의 폐쇄기능이 변형되고 또한 혀기저부 뒤당김의 감소와 설골 제거에 따른 후두 서스펜션(laryngeal suspension)이 소실된다. 따라서 후두가 경부의 하방에 위치하게 되고 음식물의 저류가 일어나게 되며 성문상부후두 절제 시에 인두수축근도 같이 절제되므로 수축근의 기능도 약해진다. 광대한 후두암은 음식통로와 기도를 분리하고 영구적인 기관절개 상태의 후두전절제술을 필요로 한다. 후두전적출술 후에는 흡인이 더 이상 위협이 되지 않는 반면, 후두 거상이 없어서 이에 의한 인두식도부분(pharyngoesophageal segment, PES)의 개방이 되지 않으며 따라서 음식덩이의 흐름을 이루는 압력차가 감소하여 인두 통과 시간이 증가하게 된다. 또한 후두 거상의 감소로 인해 위식도조임근의 움직임과 힘이 감소된다.

2. 식도장애(esophageal disorders)

일반적으로 식도장애가 치료사에 의해 평가되고 치료되지는 않지만 식도장애가 구강 및 인두기의 삼킴을 방해할 수 있기 때문에 이런 장애들에 대해 알아야 한다. 식도장애는 가동성의 문제들과 폐색의 문제들로 나뉠 수 있다. 식도장애들의 일부가 아래에 제시되고 있다.

1) 역류(backflow)

역류는 식도 내 음식물이 인두로 가는 상방 움직임을 말한다. 인두로 역류된 음식물은 후두로 흘러들어가 흡인을 일으킬 수 있다. 수많은 장애들이 역류를 일으킬 수 있다. 위식도 역류(gasto–esophageal reflux), 이완불능증(achalasia), 종양, 협착(stricture) 등이 이런 상태를 만들 수 있다.

(1) 운동성 문제들(mobility problems)

① 위식도 역류

가장 일반적인 식도장애는 위식도 역류로서 인구의 2% 이하에서 발견된다. 위식도 역류는 모든 나이 집단에서 발생하지만, 중년 성인에서 가장 많이 나타난다. 위식도 역류는 위산이 식도, 인두 및 구강으로 흘러 올라갈 때 발생한다. 이것은 누워있을 때 발생하기 쉽다. 위식도 역류는 다음 상태들로부터 야기된다. 하부식도조임근의 부적절한 이완, 식도 연동운동의 손상, 위의 배출지연 또는 열공헤르니아(hiatal hernia). 하부식도조임근의 부적절한 이완에 의한 역류(그림 3-1)는 식사 후에 자주 발생한다. 위산에 장기간 및 반복적 노출로 식도벽 내층의 손상이 발생할 수 있다.

연동운동은 식도로부터 위로 음식덩이를 이동시키는 식도근육들의 협응된 수축이다. 식도의 연동운동은 역류된 위산의 결과로 식도가 손상됨에 의해 나빠질 수 있는데 이런 산–유발 식도장애와 함께 연동운동은 불완전하거나 길어질 수 있으며 특히 아래 식도에서 심하다. 류마치스 관절염, 피부경화증(scleroderma), 진행성 신경학적 질환 같은 상태들 또한 식도 연동운동을 손상시킬 수 있다.

위식도 역류 환자들의 15~25%가 위의 내용물을 배출하는데 지연이 된다(Shay 등, 1987). 위 내용물이 위에서 십이지장이라고 불리는 다음 분절의 소화기관으로 효과적으로 움직이지 않을 때, 변동되는 하부식도조임근의 이완이 일어날 수 있으며, 따라서 위의 음식물이 식도로 다시 역류되게 된다.

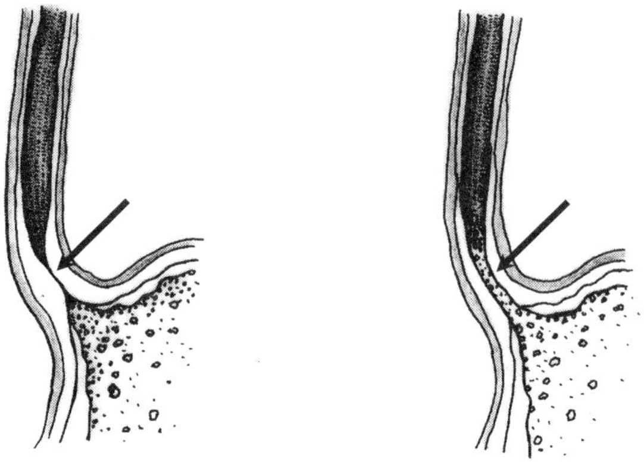

A. B.

그림 3-1. 하부식도조임근 이완에 의한 위식도 역류

A. 정상 하부식도조임근의 수축 B. 하부식도조임근의 이완에 의한 역류

위식도 역류의 원인이 될 수 있는 해부학적 비정상이 열공헤르니아이다. 열공헤르니아는 위의 일부가 식도가 가로막을 통과하는 구멍을 통해서 흉강으로 빠져나가는 것이다. 탈장이 되는 방식에 따라서 미끄럼 헤르니아와 식도주위 헤르니아로 나뉠 수 있다. 미끄럼 헤르니아는 식도 위 접합부가 식도가 가로막을 빠져나오는 구멍 위에 위치한다. 식도와 위 사이에 존재하는 하부식도조임근의 힘이 적어져서 위의 내용물이 쉽게 식도로 역류되고 이로 인해서 식도염을 일으키고 이 식도염이 지속될 경우 식도 협착을 일으키기도 한다. 식도주위 헤르니아는 식도가 가로막을 통과하는 구멍까지 정상적으로 위치하지만 위가 흉강으로 탈장된다. 이때 위 내용물의 식도 역류는 드물다. 대신에 식도가 탈장된 위에 눌려서 식도폐쇄의 증상이 나타난다.

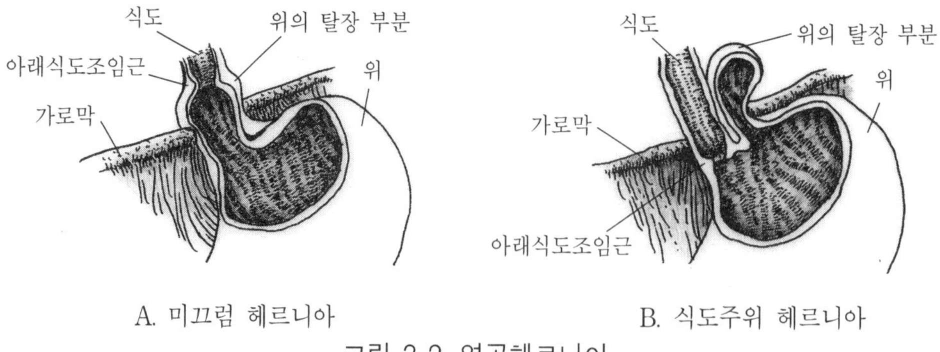

A. 미끄럼 헤르니아 B. 식도주위 헤르니아

그림 3-2. 열공헤르니아

위식도 역류의 위험 인자(표 3-1)와 증상(표 3-2)은 환자의 삼킴장애에 대해 예비 임상적 판단을 하는데 도움이 된다. 예로 치료사는 흡연을 하고, 뚱뚱하고, 시종일관된 가슴 쓰림을 보고하고, 식사 후 구토를 하고, 다른 구강이나 인두 삼킴 문제가 확인되지 않은 다른 건강한 사람에서 구강 또는 인두기 삼킴장애에 대하여 위식도 역류를 의심할 수 있다.

표 3-1. 위식도 역류에 대한 위험 인자들

위험인자	결 과
흡연	아래식도조임근 긴장이 감소된다.
비만(임신을 포함)	복부 압력이 증가한다.
만성 알코올 소비	아래식도조임근 기능과 식도배출(비우기)의 효과성이 감소된다.
식이요법 선택	산성이 높은 음식, 지방, 초콜릿, 카페인과 페퍼민트는 아래식도조임근 기능을 손상시킬 수 있다.
약물복용	혈압 약을 포함한 약물은 식도배출과 아래식도조임근 기능을 방해할 수 있다.

표 3-2. 위식도 역류의 증상

증상	원 인
가슴 쓰림(흉통)	가슴 중간에 작열감(burning sensation)
역류	위 또는 식도의 내용물이 인두 안으로 통과
삼킴 시 통증	삼킴통(odynophagi)으로 알려져 있으며, 보통 반복적인 위산의 접촉으로 식도의 점막벽이 손상된 결과이다.
삼킴장애	주로 삼킴 후 기침의 지연에 의해 일어난다. 이것은 역류된 음식물이 기도 안으로 유출(범람)됨에 기인한다.
쉰 목소리	산성의 위 내용물이 후두 안으로 만성유출 된 것에 부가적으로 성대의 염증에 의해 일어난다.
지속된 기침 (Throat clearing)	인두에 있는 잔여물 또는 역류된 음식물의 후두 침투에 의해 일어난다.
목메임/구토	역류된 음식이 인두 안으로 유출됨에 의해 일어난다.

위식도 역류는 보통 비디오 투시 삼킴 검사와 광섬유내시경검사(FEES) 동안 관찰되지 않는다. 만약 삼킴 치료사가 위식도 역류를 의심한다면 그는 위장병전문의에 의뢰를 해야 한다.

② 게실 또는 곁주머니(diverticulum)

게실은 인두나 식도의 벽에 생기는 비정상적인 주머니를 말하며 보통 반지인두조임근 바로 위의 인두에 발생한다. 이것은 또한 하부 식도의 벽을 따라 어느 곳이든지 형성될 수 있다.

반지인두조임근 바로 위에 발달된 게실은 젠커 게실(Zenker's diverticulum)이라고 부른다. 젠커 게실은 반지인두조임근이 음식이나 액체 음식덩이를 받아들이기 위해 완전히 열지 못할 때 발달하며, 이런 기능부전은 인두 압력을 증가시킨다. 식도의 개방 시 반복적이고 과도한 압력은 인두 근육들을 약화시키고 탈출시킨다고 믿어진다. 그러나 삼킴 동안, 음식덩이의 일부가 이런 형태의 게실을 채운다. 치료사는 이런 음식덩이의 일부가 배출되어 인두기의 삼킴 후에 열려 있는 기도 안으로 흘어 들어가는 것을 알아야 한다. 그림 3-3은 젠커 게실을 설명한다. 식도 중간의 게실은 식도점막이 바깥쪽으로 당겨진 상태로 견인되어 생기며, 아래 식도 게실은 식도 하부의 폐색의 결과일 수 있다. 보통 이런 형태의 게실과 관련된 삼킴장애 증상이 없다.

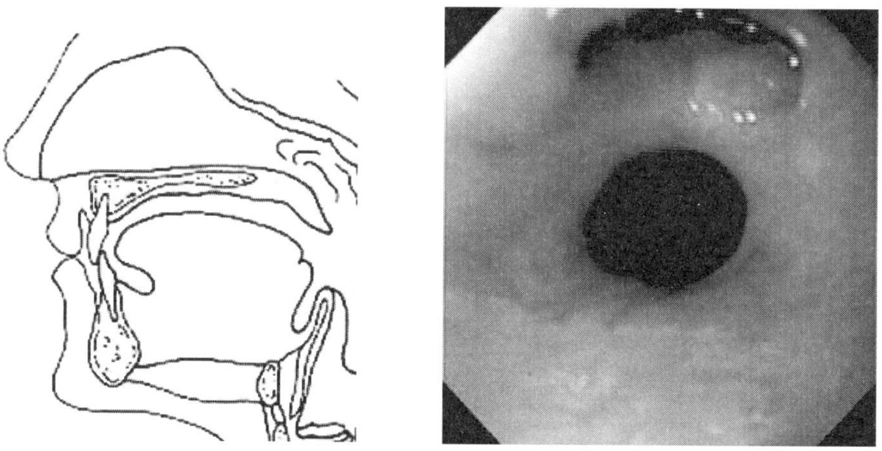

그림 3-3 젠커 게실(Zenker's diverticulum)

③ 약제원인식도염(pill-induced esophagitis)

약제원인식도염은 알약, 정제나 캡슐의 박힘에 의해 야기된 식도 점막 벽의 염증이다. 삼킴장애 증상은 삼킬 때 흉통을 포함한다.

알약은 함입된 식도의 부위들에 박힐 수 있는데 이것이 식도벽과 접촉한 채로 있을 때 염증이 생기고 궤양이 생기게 한다. Delpre 등(1989)은 노인 환자들이 알약을 취한 후 장기간 누운 자세로 있는 경우와 알약을 취할 때 매우 적은 액체를 섭취하는 경우에 약제원인식도염이 발달하기 쉽다고 하였다.

(2) 폐색 문제들

① 식도이완불능증(achalasia)

식도이완불능증이란 식도체부의 연동운동이 소실되고 안정 시 하부식도괄약근압이 증가하면서 음식물을 삼킬 때 하부식도괄약근이 충분히 이완되지 못하여 음식이 식도 내에 정체되어 삼키지 못하는 것과 더불어 여러 가지 이차적인 증상을 야기하는 질환이다(그림 3-4). 이 장애의 증상은 역류, 흉통, 체중감소, 목멤(기도폐색)의 느낌, 기침(특히 밤에), 식사 동안 액체 섭취의 증가와 함께 느린 식사, 재발성 폐렴을 포함한다.

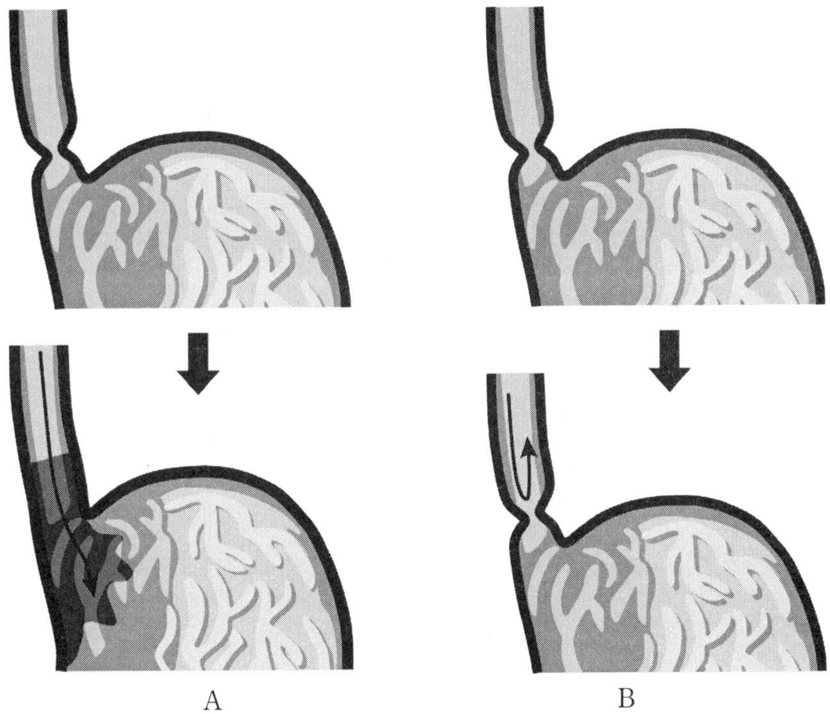

그림 3-4. 정상 식도와 식도이완불능증

A. 음식이 내려오면 하부식도가 이완함

B. 하부식도괄약근이 이완하지 않아 식도 내에 음식이 정체되어 있음

② 식도협착(esophageal stricture)

식도협착은 식도 분절이 좁아지는 것을 말하며, 좁아진 분절은 음식덩이가 달라붙게 한다. 이것은 식도의 내용물들이 인두 안으로 역류되게 한다. 협착에 대해 만성 위식도 역류, 식도

막(esophageal web)과 종양 등 다양한 원인들이 있다.

식도막(esophageal web)은 반지인두근육의 바로 위 또는 아래의 위 식도의 앞부분에 가장 빈번하게 나타나며 x-ray 검사에서 위식도벽에 함입으로 보여진다. 식도막이 있는 많은 환자들은 삼킴장애의 증상이 없다고 한다. 그러나 일부는 음식이 들러붙는 느낌과 삼킬 때 통증을 호소한다.

2) 식도암

가장 일반적인 두가지 형태의 식도암은 편평세포암종(squamous cell)과 샘암종(adenocarcinoma)이다. 편평세포암종들은 편평세포가 있는 어떤 곳에서든 발생 가능하며 특히 식도의 내층에 형성하며 음식덩이의 흐름을 차단한다. 이런 형태의 암은 남자에서 특히 음주와 흡연의 병력이 있는 남자에서 일반적이다. 샘암종(adenocarcinoma tumor)들은 보통 식도의 아래 1/3에서 발달하며 음식덩이의 흐름을 차단한다. 이런 형태의 암은 자주 만성 위식도 역류 질환 남자에서 자주 보인다. 식도암은 초기에는 무증상이었다가 구토, 쉰 목소리, 만성기침, 빈혈 및 점진적인 삼킴장애가 나타나며 삼킴 통증과 역류, 흉통, 식욕부진 및 체중감소 등이 나타난다.

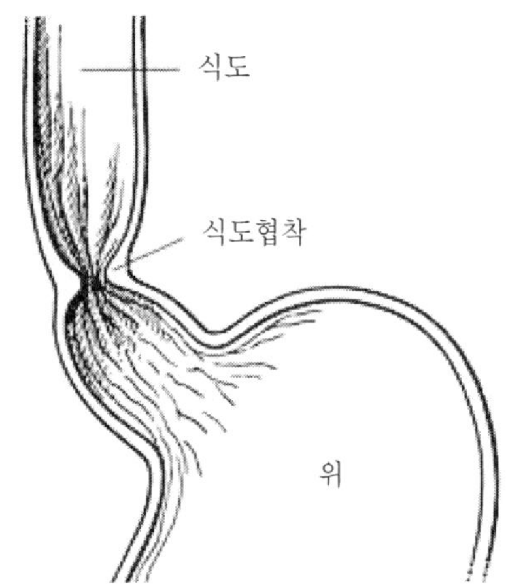

그림 3-5. 식도협착

제4장

삼킴장애의 평가

삼킴장애에 대한 평가의 목적은 구강과 인두에서 삼킴장애를 초래하는 해부학적 또는 생리학적 이상을 규명하고, 시도된 치료법에 대한 효과를 검사하여 환자의 질환에 대해 올바른 치료 계획을 세우는 것이다. 먼저 선별검사를 통해 실제 삼킴장애가 있는지 그리고 추가적인 검사가 필요한지 결정한다. 선별과정을 통해 삼킴장애가 의심될 경우 임상적 검사(clinical examination), 투시검사(fluoroscopy), 내시경검사(endoscopy), 압력계 검사(manometry), 초음파 검사, 근전도 검사 등의 추가적인 검사를 시행하게 된다.

1. 임상적 평가(clinical examination)

임상적 평가는 선별과정 다음 단계로 시행되는 검사이며 얼굴, 구순, 인두, 후두, 호흡 등의 조절이 잘되는지 그리고 환자가 의사의 지시에 잘 따를 수 있는지 등을 알 수 있으며 검사가 끝나면 검사결과를 토대로 환자가 추가적인 검사 즉 투시 검사나 내시경 검사 등이 필요한지 결정한다.

임상적 평가는 실제로 연하를 하지 않고 시행하는 준비단계 검사(preparatory examination)와 삼킴을 시행하면서 시행하는 삼킴 검사(swallowing examination)의 두 부분으로 나뉜다. 준비단계 검사는 환자의 의무기록의 검토, 환자와 보호자의 면담, 환자의 행동적 특성의 관찰, 의사소통 및 인지 능력, 신체 및 머리조절과 구강 해부 및 조절능력에 대한 평가를 포함한다. 삼킴 검사는 실제로 삼킴 능력의 평가를 위해 가장 안전한 음식재료가 선택되고, 구강 삼킴 능력의 평가를 포함하며 또한 환자의 인두 삼킴 능력에 관해 추정할 수 있다. 평가를 위해 준비물과 평가 양식(부록 참조)이 필요하다.

1) 의료기록 검토

치료사는 의무기록을 통해 다른 팀 구성원에 의해 기록된 내용들을 면밀히 검토한다. 이것은 환자의 예상되는 문제에 주의를 기울이고, 적절한 평가를 선택할 수 있게 한다. 삼킴장애를 일으킬 수 있는 진단을 포함한 의학적 병력, 삼킴장애의 발병 시점, 증상, 호흡기능 상태, 영양 상태를 포함한 전신상태, 치료에 따를 수 있는 능력 등을 확인한다. 최근 진단명을 포함한 의학적 병력은 치료사가 예후 판단을 할 수 있도록 단서를 제공한다. 예로, 환자의 진단이 근위축성 측삭경화증과 같은 진행성 신경근 질환이면, 삼킴 기능을 증진시키기 위해 구강-운동 치료나 온도-촉각 자극의 치료프로그램은 효과적이지 않을 수 있다. 반대로 경증 뇌졸중 진단을 받은 환자는 보상적 전략이나 재활기술을 통해 삼킴 기능을 증진시키는 것이 좋은 예후를 보일 수 있다. 삼킴장애 증상의 발병 후 가능한 빨리 평가되고 치료될수록 예후가 훨씬 좋다.

의무기록을 통해 환자의 호흡기능 상태를 살피는 것이 중요하다. 정상적 삼킴과정이 기도폐쇄와 호흡의 중단이 필요한데 호흡기능이 떨어진 환자에게 삼킴 평가를 시행한다면 추가적인 부담을 주게 되어 환자의 상태를 더욱 악화시킬 수 있다. 최근에 폐렴의 병력, 폐 기능, 기계적 호흡이나 기도 삽관의 병력 등을 확인하고 기관튜브의 사용유무, 기관튜브의 크기와 종류, 사용 기간 등에 해서도 알아봐야 한다.

기관튜브는 호흡곤란이 있는 환자들에게 기도개방을 유지하기 위해 사용된다. 이런 환자를 만나면 기관튜브가 개방형(fenestrated)인지 비개방형(nonfenestrated)인지, 커프(cuff)가 있는 것인지 없는 것인지? 커프(cuff)가 있다면 팽창되어 있는지(inflated) 그렇지 않은지(deflated) 등의 유형과 크기를 확인해야 한다. 기관튜브는 외부삽입관(outer cannula), 내부삽입관(inner cannula), 밀폐기구(obturator)로 구성되는데 유아가 사용하는 기관튜브는 매우 작아서 내부삽관이 없는 것도 있다(그림 4-1). 기관튜브는 크게 2가지 종류, 즉 개방형(fenestrated)과 비개방형(nonfenestrated)이 있다. 개방형 튜브는 외부 삽입관 튜브 내에 구멍이 있는데 환자가 정상적인 호흡을 다시 배워 코로 숨을 쉬는 것이 가능하여 튜브를 제거할 때 사용된다(그림 4-2). 기관튜브 안에 내부 삽입관의 배치는 개방된 구멍을 막는다. 내부 삽입관이 제거된 상태에서 tracheal button을 사용하거나 손이나 거즈로 환자의 기관절개 구멍을 막으면 상기도를 통해 말을 할 수 있다. 삼킴장애 환자를 치료할 때 개방형 기관튜브가 더 선호된다. 기관튜브는 커프가 있거나 없는 것이 있는데(그림 4-3), 커프가 있는 튜브(cuffed tube)는 튜브의 먼쪽에 풍선모양의 커프가 있어서 이것이 팽창되었을 때 커프가 기도벽(trachea wall)에 밀착하여 분비물(secretion)이 기도 안으로 흡인되는 것을 방지한다(그림 4-4).

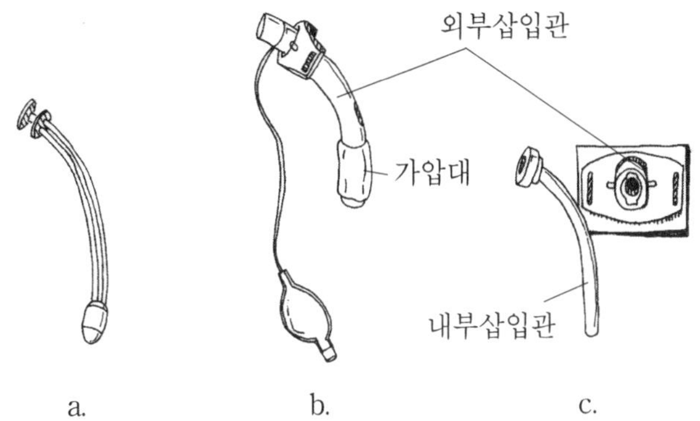

그림 4-1. 기관튜브의 구성

a. 밀폐기구 b. 외부삽입관 c. 내부삽입관

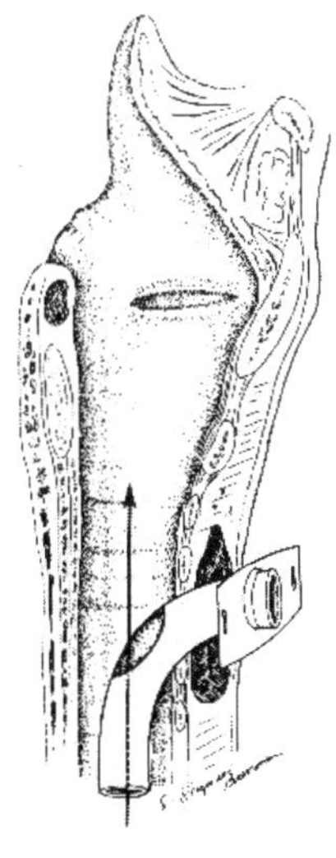

그림 4-2. 개방형 기관튜브

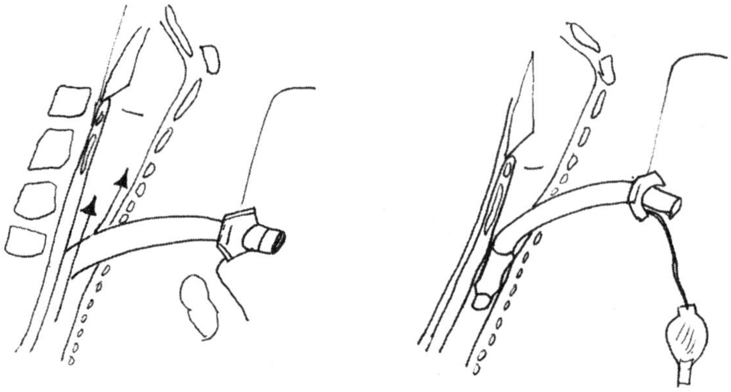

A B

그림 4-3. A 커프가 없는 튜브 B. 커프가 있는 튜브

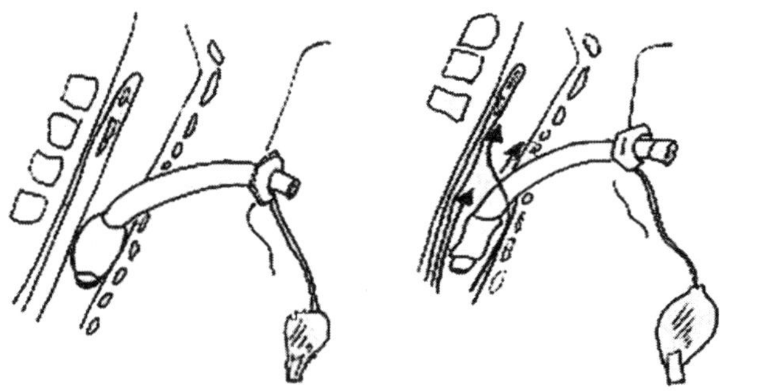

A B

그림 4-4. 커프가 있는 튜브

A. 팽창될 경우 침투되는 음식의 통로가 차단된다.
B. 커프의 공기가 빠진 경우 음식이 기도로 침투될 수 있다.

기관절개 튜브는 환자의 기도개방을 유지하고 suction과 인공호흡기에 쉬운 접근을 제공하지만 삼킴장애의 원인이 되거나 악화시킬 수 있다. 기관절개튜브가 후두 앞에 부착되기 때문에 정상의 후두 근육의 움직임을 제한하고, 후두의 거상과 폐쇄를 방해하여 삼킴장애를 발생시킬 수 있다. 특히 커프가 있는 튜브가 팽창될 경우 튜브가 후두와 식도에 더욱 큰 압박을 하게 되고 정상 삼킴을 방해하게 되고 코를 통해 호흡하지 못함에 따라 후두의 감각이 떨어진다는 문제점이 있다.

환자의 원인을 모르는 체온 상승에 주의해야 하는데 이것은 음식이나 음료가 폐 안으로 흡인이 된 때문일 수 있다. 식사와 간식 동안 음식물과 음료의 섭취량에 대한 기록은 보통 간

호사나 영양사가 한다. 치료사는 삼킴장애의 진단을 이끌 수 있는 퍼즐의 한 조각으로서 이 정보를 사용한다. 매우 적은 양을 먹거나 마시는 환자는 삼킴 기능의 손상을 의심할 수 있다.

급속한 체중 감소에 대한 기록도 주의해야 하는데 특별한 이유 없이 급속한 체중 감소를 보이는 경우 진단에서 잡히지 않은 삼킴장애의 결과로 먹거나 마시려 하지 않기 때문일 수 있다. 환자에 의해 복용되는 특정 약들은 삼킴 능력에 부정적인 영향을 줄 수 있다. 일부 약물들은 인두 삼킴의 유발을 지연시킬 수 있다. 구강마름증(xerostomia)을 일으킬 수 있는 약물이 2,000가지 이상이 된다. 이것은 구강 내에 음식물을 조작하는 능력을 방해한다.

2) 환자 / 보호자 면담

의무기록의 검토 후에 작업치료사는 환자나 보호자와 면담한다. 면담은 환자에 대해 보다 포괄적인 평가를 할 수 있으며 치료 결정에 영향을 미칠 수 있는 정보를 취득할 수 있다. 가급적 환자에게 직접 자신의 상태와 증상에 대해 질문하여 답을 듣는 것이 좋으나 그렇지 못할 경우에 보호자나 간병인에게 질문한다. 언제 삼킴장애가 시작되었는지, 갑자기 나빠졌는지 혹은 서서히 나빠졌는지, 음식의 종류에 따라서 증상이 달라지는지를 확인한다. 특히 어떤 음식을 가장 편하게 삼킬 수 있는지 아는 것이 중요하다. 음식을 선택할 때 환자가 이전에 좋아했던 음식이나 음료를 고려해야 한다. 환자가 채식주의자일 경우 그는 점도에 상관없이 육류 음식은 거부할 수 있다. 환자가 삼킴장애 이전에 미식가이면서 식탐이 있었을 경우, 환자에게 향미가 없는 연하장애식 1이나 2단계의 음식을 제공하면 그는 식사를 거부하거나 투정을 부릴 수 있다. 의학적 문제가 없을 경우 주치의의 승인 아래 향료가 식이에 첨가되면 환자의 협조가 좋아지며 식욕은 향상될 수 있다.

환자의 음식 섭취 속도에 대해 알아야 한다. 삼킴장애 환자가 빨리 먹고 마시는 경우 인두 내에 음식잔여물이 각 삼킴 후에 모여지고 이 잔여물들이 열려 있는 기도 안으로 흘러 들어갈 수 있기 때문에 흡인의 위험에 놓일 수 있다. 너무 느리게 먹거나 마시는 환자는 영양실조의 위험에 놓일 수 있다. 이런 환자들은 먹는데 너무 오래 걸려서 식사에 흥미를 잃거나 피로를 느낄 수 있다. 따라서 환자는 입으로 식사하는 것을 포기하고 영양부족이 생기게 될 수 있다. 치매 환자는 음식이나 액체가 구강에 있는 것을 잊을 수 있으며, 삼킴 과정을 시작하기 위해 구두 단서가 필요할 수 있다. 따라서 음식과 음료의 섭취 속도가 유의하게 줄어들게 된다. 치매가 진행되면서 환자는 구강준비기의 삼킴을 시작하지 못하게 된다. 중증 치매 환자는 경피적내시경위루술(Percutaneous Endoscoppic Gastrostomy; PEG) 튜브를 통해 영양을 공급하는 것과 같이 영양공급 변경이 필요할 수 있다.

이전에 환자가 선호했던 먹는 방식도 고려해야 한다. 일부 환자는 혼자 먹는 것을 좋아할 수 있고 또 다른 일부는 먹는 동안 교제하는 것을 좋아할 수 있다. 삼킴 치료는 때때로 실제적인 환경에서 환자가 삼키는 방법을 연습할 수 있도록 정규 식사시간에 수행되기도 한다. 즐겁고 익숙한 식사시간 일과를 변경하는 것은 환자로 하여금 삼킴치료를 기피하거나 심지어 거부하게 할 수도 있다.

또한 환자와 보호자가 삼킴장애에 대해 알고 있는 정도를 확인하는 것이 중요하다. 삼킴장애 환자들은 삼킴장애에 대한 인식의 결여나 장애에 직면하는 것에 대한 두려움 때문에 삼킴장애의 존재를 부인할 수 있다. 환자가 무증상 흡인이 있는 경우에 환자와 가족은 이것을 알지 못해서 삼킴장애의 존재를 부인한다. 무증상 흡인이 있는 환자는 음식덩이가 기도로 들어감에도 불구하고 목멤이나 기침과 같이 흡인의 증상을 보이지 않는다. 이런 경우에 치료사는 삼킴장애에 대하여 교육하는 것이 중요하다.

3) 행동 관찰

환자와 처음 만날 때 치료사는 환자의 행동을 관찰하며 다음의 질문을 할 수 있다.

① 환자의 의식이 어떤가? 혼수상태인가 또는 나쁜 정신 상태를 보이는가?
② 치료사에 대해 협조적인가? 투쟁적인가?
③ 질문했을 때 환자가 삼킴장애의 존재를 알고 있는가? 삼킴장애가 있는 많은 환자들은 그것의 존재를 거부한다.
④ 환자가 좌측 또는 우측 무시를 보이는가?
⑤ 환자가 충동적인가?
⑥ 환자가 삼킴 기능에 영향을 줄 수 있는 느린 반응패턴을 나타내는가?
⑦ 음식이나 음료를 삼키는 능력에 영향을 줄 수 있는 기타 행동적 특성들이 있는가?

평가 동안 환자의 행동적 특징을 관찰함으로서 환자가 최적의 치료대상자가 될 수 있는지 예측한다. 예로 환자가 비협조적이거나 의식수준의 감소를 나타낸다면 삼킴 평가와 치료가 이루어지지 않을 수 있다. 이런 경우에, 환자의 의식수준 또는 순응도가 증가할 때까지 가능한 안전한 방법으로 적절한 영양공급을 받을 수 있게 해야 한다. 편측 무시가 있는 환자는 손상 측 앞에 놓인 음식과 음료를 보는 훈련이 필요하다. 이런 환자는 또한 음식덩이의 조작을 촉진하기 위해 비손상측의 구강 안에 음식과 음료를 놓는 것이 필요할 수 있다. 환자가 얼마나 빨리 또는 느리게 음식이나 액체를 먹는지에 대한 정보는 구강식사 또는 비-구강 식사를 결정하는데 영향을 준다. 정상적으로 30cc 또는 12.5 티스푼의 퓌레 음식(예, 푸딩) 먹는데 대략 2분 30초 걸린다(Logemann, 1991). 만약 환자가 위의 퓌레 음식을 먹는데 2분 30초보다 더 오래 걸린다면 건강 유지를 위해 충분한 영양을 취하지 못할 수 있다. 따라서 비위영양튜브(NG : naso－gastric tube)와 같은 다른 형태의 영양 공급이 보충영양으로 또는 일부의 경우 구강식사의 대안으로서 고려될 수 있다.

4) 의사소통 및 인지 평가

신경학적 손상에 의해 삼킴장애가 있는 환자들은 의사소통과 인지기능 장애도 가질 수 있다. 집중력, 기억력과 순서화 기술과 같은 인지요소들은 환자의 삼킴 능력 촉진프로그램을 성공적으로 완수하기 위해 중요한 역할을 한다. 만약 환자가 2개 이상의 지시를 따르는데 어려움을 보이면, 그는 삼킴 치료를 위한 좋은 대상이 아닐 수 있다. 그는 아마 성문상부삼킴 기법(supraglottic swallowing techniques), 멘델슨기법(Mandelson Maneuver)이나 수많은 다른 보상전략이나 재활기술을 이행하기 위해 필요한 순차적 단계들을 기억하지 못할 것이다. 이런 환자는 보상전략이나 재활기술의 대신 식이조절을 통해 접근해야 한다.

의사소통 및 인지 평가는 임상평가와 독립적으로 평가하지만 침상검사에서도 간단하게 평가될 수 있다. 다음은 침상 평가의 일부로서 의사소통과 인지를 평가하는 예이다.

(1) 표현성 언어

① 1부터 10까지 세도록 한다.

② 무슨 요일인지 말하도록 한다.

③ 자신의 이름과 주소를 말하도록 한다.

(2) 수용성 언어

① 한 단계 명령(입을 벌리세요.)을 수행하게 한다.

② 두 단계 명령(입을 벌리고 혀를 내미세요.)

③ 개인적으로 관련된 질문에 “예/아니요”로 대답하게 한다. 당신의 이름이 000님입니까?

(3) 인지

① 초기에 치료사는 환자에게 자신의 이름을 말하고 5~10분 후에 다시 물어본다. 이것은 환자의 최근 기억능력을 추정할 수 있다.

② 환자에게 날짜, 달, 연도를 말하도록 요청한다. 이것은 지남력을 알 수 있다.

③ 평가 동안 집중력을 유지하는지 표시한다.

5) 신체 기능 조절 및 안면근육 평가

환자의 습관적 신체자세, 머리, 목과 사지 자세와 운동조절능력과 근육긴장, 앉기 지구력을 관찰하여 기록한다. 환자의 평소의 앉은 자세를 관찰하고 식사를 위해 올바른 자세를 취할 수 있는지 평가한다. 최적의 식사자세는 머리를 전방으로 약간 숙이고 엉덩관절을 90° 굽힌 상태로 대칭적으로 바로 앉은 자세이다. 머리조절을 평가하기 위해 환자에게 머리를 오른쪽, 왼쪽, 위, 아래로 움직이도록 요청하여, 움직임이 부드럽고 잘 협조되는지, 조절을 위해 도움이 필요한지와 같은 머리의 움직임에 대한 질적인 면을 평가한다. 또한 환자의 머리를 수동적으로 움직여 경직이나 비정상 근긴장이 있는지 살핀다. 휠체어의 몸통지지대나 lapboard 등으로 자세지지를 할 때 환자가 중심선 자세를 유지하는지, 균형이 깨질 경우 회복할 수 있는지 평가한다.

안면근육의 평가는 환자의 저작과 삼킴과 관련된 움직임, 근력, 근 긴장도에 관한 정보를 제공한다. 치료사는 처음에 휴식시의 환자의 얼굴을 관찰하고 비대칭성이 있는지 주의한다. 만약 안면이 축 늘어져 있으면 치료사는 근육이 느슨하게 또는 팽팽하게 느껴지는지 관찰한다. 얼굴표정에 변화가 없는 가면외형 또한 관찰한다. 환자가 턱을 악물고 입을 뒤로 당긴 채로 찡그림을 보이는지 관찰한다. 이런 안면 자세는 근육긴장의 증가나 감소를 나타낸다. 표 4-1에 열거된 움직임을 통해 안면근육을 검사한다. 움직임을 수행하는데 얼마나 도움이 필요한지 주의한다. 또한 움직임의 대칭성을 평가한다. 비대칭은 긴장의 증가나 약화를 나타낸다.

표 4-1. 구강외부 운동평가

기능	환자에게 설명	검사 과정
얼굴 표정	눈썹을 가능한 높이 올리세요.	각 눈썹 위에 한 손가락을 놓고 밑으로 압박을 가한다.
	얼굴을 찡그리며 눈썹을 코로 가져가세요.	각 눈썹 위에 한 손가락을 대고 바깥쪽으로 압박을 가한다.
	코를 주름지게 하세요.	끝에 한 손가락을 대고 밑으로 압박을 가한다.
	뺨을 빨아들이세요.	각 뺨 내부에 대항하여 바깥쪽으로 압박을 가한다.

6) 구강의 해부학과 운동조절 능력의 평가

(1) 구강의 해부학에 대한 검사(The examination of oral anatomy)

입술의 모양, 혀의 모양이나 혀에 낀 설태나 갈라짐 경구개의 높이와 넓이, 연구개나 목젖

(구개수, uvula)과 인두후벽과의 거리, 목구멍활(전구협궁, anterior faucial arch)의 모양, 치아 발육 상태와 구강의 건조한 정도 등을 평가한다.

(2) 구강감각 검사

구강감각 검사는 다양한 부위를 가볍게 자극 하면서 가벼운 촉각, 온도감각, 미각 등의 감각이 가장 예민한 부위와 무뎌진 부위를 찾는다. 이러한 정보는 삼킴 검사와 치료를 할 때 음식물을 어느 부위에 놓을 것인가를 결정하게 해준다.

환자의 시야를 가리고 면봉이나 설압자로 입술, 잇몸, 혀, 볼, 연구개 등 구강의 각 부위를 무작위로 가볍게 접촉하고 자극을 느끼는지 묻는다. 말하는 것이 어려우면 접촉을 할 때 “예” 또는 “아니요”라고 말하거나 고개를 끄덕이게 한다. 환자가 접촉한 것을 느낄 경우 자극을 느끼는 위치를 지적하도록 한다. 입술과 잇몸은 4분면을 나누어 검사하고(그림 4-5), 볼의 감각은 구강 내 볼을 접촉하여 검사한다. 연구개는 혀의 뒤쪽이나 인두후벽을 쓰다듬기 함으로써 감각을 평가한다. 이것은 구토반사를 이끌어 낼 수 있다. 인두에서 감각이 떨어질 경우에, 삼킴 후 음식 잔류물이 인두부위에 남아있게 되었을 때 환자가 이를 알지 못한다는 것을 의미한다. 온도감각 검사를 위해 온수나 냉수를 채운 두개의 시험관을 사용하거나 후두경(laryngeal mirror)을 온수나 냉수에 담군 다음 사용한다. 입술과 구강의 여러 부위를 접촉한 후 뜨거운지 아니면 찬지를 대답하게 한다. 혀는 촉각과 온도감각 외에 미각을 평가한다. 그림 4-6의 혀가 느끼는 부위별 미각을 참고한다.

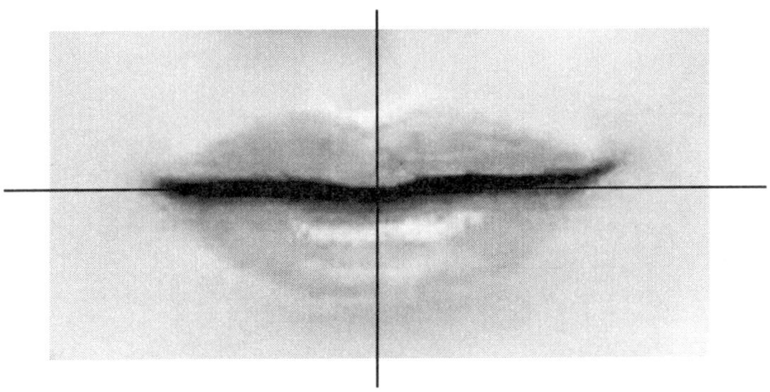

그림 4-5. 입술의 앞면

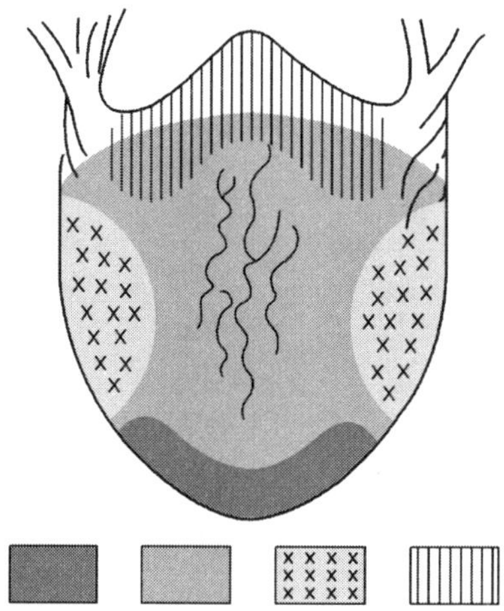

그림 4-6. 혀의 미각 자극부위

(3) 구강운동 조절 능력의 검사

구강운동 조절 능력 검사는 삼킴을 하거나 말을 할 때 입술, 혀, 연구개, 인두벽의 움직임의 범위나 정확도 등을 평가한다. 먼저 입을 자발적으로 벌릴 수 있는지를 보는데, 외상성 뇌손상이나 다른 신경학적 문제가 있는 환자에게서 자발적으로 입을 벌리지 못하거나 그 속도가 3-5분 정도 길어져 있는 경우, 볼을 회전하듯이 마사지를 하면서 턱을 아래로 눌러 입을 벌리는 능력을 높인다.

① 입술의 기능 검사

입술 기능의 감소는 침 흘림, 입술 물기, 앞쪽 고랑에 음식물 고임, 입 밖으로 음식물 흘림을 일으킨다. 다음의 방법으로 입술의 기능을 검사한다.

- 환자에게 "이-" 발음을 하며 최대한 입술을 벌려 보게 한다.
- "오-" 발음을 하며 최대한 입술을 둥글게 오므리도록 한다.
- "이-"와 "오-" 두 모음을 최대한 빨리 번갈아 발음하게 하여 입술의 운동성을 평가한다.
- "파"음절을 소리 내게 하여 빠른 움직임 동안 입술이 완전하게 닫히는지 관찰한다.
- 환자에게 위아래 입술로 설압자 주위를 꽉 죄도록 하고 설압자로 입술을 떼어 놓으려고 시도한다. 이를 통해 환자의 입술근육의 근력을 판단할 수 있다.
- 실제 씹을 경우 입술이 잘 닫히는지 관찰하고 또한 아래턱을 움직이면서 입술 닫힘을

유지할 수 있는지 검사한다.

② 볼(cheek)의 기능 검사

볼 기능의 감소는 가쪽고랑에 음식물을 고이게 하고 볼을 깨물게 한다. 다음의 방법으로 볼의 기능을 검사한다.

- 운동을 시작하기 전에 휴식을 할 때 환자의 안면 근육을 관찰한다. 안면늘어짐과 같은 비대칭성에 주목한다. 이것은 볼과 입술의 늘어짐을 나타낸다.
- 입술을 좁히고 뺨을 압축하여 볼근육이 근력을 관찰한다.
- 볼을 부풀리기. 오른 쪽과 왼쪽 볼이 대칭적으로 부풀어지는지 확인한다.

③ 아래턱의 기능 또는 저작 기능 검사

구강준비기 동안에 아래턱은 점착력 있는 음식덩이를 만들기 위해 필요한 가쪽 및 회전 동작을 제공한다. 다음의 방법으로 아래턱의 기능을 검사한다.

- 입을 최대한 크게 벌리고, 3초간 유지하고, 입을 닫게 하여 턱 움직임의 정도를 관찰한다.
- 가급적 빠르게 입을 5회 벌리고 닫게 한다. 협동부전이나 지연이 있는지 관찰한다.
- 아래턱을 왼쪽으로 다음에 오른쪽으로 움직이게 하여 턱의 가쪽 운동 능력을 관찰한다.
- 4″×4″ 거즈를 둥글게 말아서 한쪽 끝을 환자가 좋아하는 맛의 액체에 담근 후 환자의 혀의 중앙에 놓이고 적시지 않은 거즈의 반 끝은 입의 밖으로 나오게 둔다. 환자에게 거즈를 치아 사이로 옮겨서 씹게 하도록 하여 움직임을 관찰한다.

④ 혀의 기능 검사

혀 기능의 감소는 구강 내에서 음식물을 조작하지 못하고 음식덩이를 형성하지 못하게 한다. 또한 경구개에 음식잔여물과 앞쪽과 가쪽고랑에 음식물을 고이게 한다. 뿐만 아니라 환자가 자신의 혀를 깨물게 할 수도 있다. 다음의 방법으로 혀의 기능과 긴장도를 검사한다.

- 입을 벌리게 한 후 혀의 외형을 관찰한다.
  - 혀가 중앙으로 홈이 파진 상태로 편평하게 펴져있는지, 동그랗게 뭉쳐있는지 관찰한다. 정상적 혀의 외형은 중간으로 홈이 파인 상태로 약간 오목한 모양을 갖고 있다. 비정상적으로 근 긴장이 증가되면 혀가 수축되어 뭉치게 된다.
  - 혀가 앞니의 바로 뒤 중앙선에 위치하고 있는지 또는 뒤 당김이 있는지, 오른쪽이나 왼쪽으로 치우침이 있는지 관찰한다. 정상적으로 혀는 휴식을 할 때 앞니의 바로 뒤에 위치한다. 뒤당김 상태의 혀는 비정상적으로 증가됨을 나타낸다.

- 혀를 앞으로 내밀게 하여 편측 치우침이 있는지 확인함으로서 혀의 비정상 근긴장도를 평가한다. 혀를 내밀 때 한쪽 방향으로 치우침이 있으면 그 반대쪽(손상측)에 근육약화가 있을 수 있다. 혀에 비정상 근긴장이 있는 경우에는 혀가 손상 쪽으로 편위된다.
- 혀를 최대한 앞으로 내밀었다가 후퇴시키도록 요청하고 움직임을 관찰한다.
- 혀로 양측 입꼬리를 번갈아 닿게 시키면서 측면으로의 움직임을 관찰한다.
- 혀를 내밀고 혀끝을 위·아래로 오르고 내리게 하여 3초 이상 그 자세를 유지하는지 관찰한다.
- 입을 벌리고 혀끝으로 위·아래 이틀능선(치조능선, alveolar ridge)을 번갈아 닿게 하거나 "타" 소리를 반복적으로 내게 하여 교호운동(diadochokinetic) 속도를 평가한다.
- 혀를 이틀능선에서 입천장에 접촉한 채로 뒤로 이동시켜 보게 한다.
- 뒤쪽 혀의 움직임을 평가하기 위해 입을 열고 '카' 소리를 내게 하여 혀 뒤와 구개의 접촉여부를 관찰하고 수 초간 그 위치를 유지시켜 본다. '카' 소리를 가능한 빠르게 반복시켜 교호운동속도를 평가한다.
- 혀끝을 오른쪽 볼로 다음에 왼쪽 볼로 움직이게 한다. 환자가 혀끝으로 볼 근육을 볼록하게 만들 수 있는지 관찰한다.
- 혀의 근력을 검사하기 위해 다음의 과제를 수행한다.
  - 설압자에 대항하여 혀를 내밀게 하거나 또는 구강 안에서 혀를 측면으로 밀거나 혀등으로 위로 밀게 하거나 혀끝으로 오른쪽 볼 다음에 왼쪽 볼을 밀게 하고 치료사의 손가락으로 볼이 볼록해지는 것에 대해 저항을 가하여 근력을 검사한다.
- 환자가 좋아하는 맛의 액체로 적신 4″×4″ 거즈(둥글게 말은)를 한쪽 끝은 치료사가 잡고 다른 쪽 끝은 환자의 혀 중앙에 놓고 환자에게 거즈를 구강 내에서 옆에서 옆으로, 앞뒤로 움직이도록 요청하여 혀의 기능을 관찰한다.
- 혀의 능동움직임을 못할 경우 치료사는 환자의 혀를 부드럽게 잡고 앞으로, 양옆, 위아래로 수동움직임을 수행하여 혀의 가동범위와 긴장도를 확인한다. 혀를 잡을 때 장갑 낀 손가락은 미끄러지는 경향이 있기 때문에 적신 거즈로 혀를 싸서 잡는다.

⑤ 연구개(물렁입천장)의 기능 검사

연구개 기능의 감소는 구토반사의 감소, 과다콧소리, 비강역류를 일으킬 수 있다. 불충분한 연구개 기능은 또한 인두 삼킴의 유발 전에 혀 뒤로 음식물의 조기유출(premature spillage)이 일어나게 한다. 다음의 방법으로 연구개의 기능을 검사한다.

- 운동을 시작하기 전에, 휴식 동안 환자의 연구개를 관찰한다. 정중선으로부터 치우침이

있는지 관찰한다(그림 4-7).

- 수초 간 강하게 "아" 소리 내게 하고 다음에 입천장이 중앙에서 거상하는지 관찰한다.
- 환자가 말할 때 과다콧소리가 나는지 관찰한다. 이것은 구개인두 폐쇄의 감소를 나타낸다.

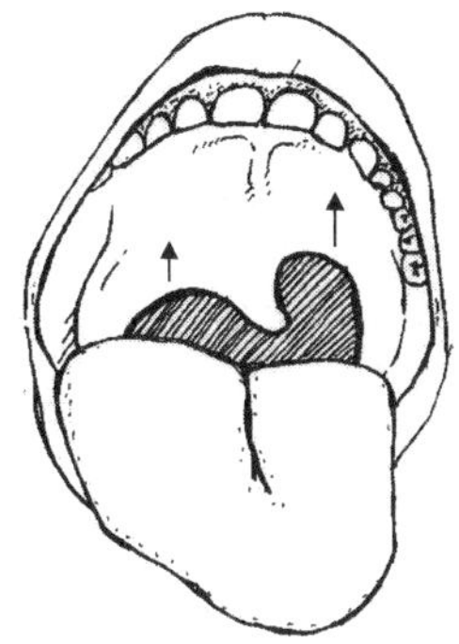

그림 4-7. "아"하고 소리내는 동안 연구개의 관찰

⑥ 반사의 평가

신경학적 손상에서 먹이찾기반사, 물기반사, 빨기-삼킴반사나 혀내밀기반사와 같은 원시반사가 나타날 수 있으며 구개반사와 기도를 보호하는 구토반사, 기침반사가 손상될 수 있다. 원시반사는 삼킴 작용을 방해하며 씹거나 삼키는 작용에 필요한 분리된 운동조절의 발달을 저해한다. 다음의 방법으로 삼킴에 영향을 미칠 수 있는 반사들을 평가한다.

- 먹이찾기반사(rooting reflex)는 좌우 입꼬리 부분에 자극에 의해 유발되며 자극방향으로 입술의 움직임이 일어난다. 이것은 입술근육의 분리된 운동조절을 어렵게 한다.
- 물기반사(bite reflex)는 입주위 자극에 의해 유도되며 불수의적으로 이를 꽉 깨무는 반응이 일어난다. 이것은 환자의 음식 저작 운동을 방해하며 입을 벌리는데 어렵게 한다. 적절한 구강위생이 불가능하며 환자의 입을 강제적으로 벌리려 한다면 이가 부서질 위험이 있다.
- 빨기-삼킴반사(suck-swallow reflex)는 음식이나 액체를 주는 것에 의해 유발되며 빨기 반응이 일어난다. 이것은 정상적인 수의적 삼킴을 방해한다.
- 혀내밀기반사(tongue thrust reflex)는 입에 음식을 주는 것에 의해 유발되며 혀를 입 밖으로 내미는 반응을 한다. 이것은 입술을 다무는 것을 방해하며 혀의 조절을 어렵게 한다.
- 구개반사(palate reflex)는 설압자나 후두경(laryngeal mirror)으로 경구개과 연구개의 경계 부위 혹은 연구개가 목젖(구개수)의 아래 부위를 자극함으로서 유발되며 연구개의 수

축이나 목젖이 뒤로 뒤당김 하는 반응을 관찰할 수 있다. 이것은 비강 닫힘을 통해 기도를 보호할 뿐 아니라 삼킴반사를 유발한다.

- 구토반사(gag reflex)는 설압자나 후두경으로 혀의 기저부나 뒤 인두벽을 자극함으로써 유발되는데 강하고 대칭적으로 인두벽과 연구개의 수축이 유발된다. 정상인의 10%는 구토반사를 나타내지 않을 수 있다. 구토반사는 기도를 보호하지만 지나친 구토반사는 씹기와 삼킴을 방해할 수 있다.
- 기침반사(cough reflex)는 환자가 의도적인 기침을 할 수 있는지를 관찰함에 의해 검사하며 그것의 강도에 주목한다. 만약 평가동안 무의식적인 기침이 관찰된다면, 이것은 기도를 보호하고 후두의 닫힘을 수행하는 능력이 있다고 추정할 수도 있다.

⑦ 후두기능의 검사

후두기능의 감소는 후두거상의 감소를 일으키는데 이로 인해 후두폐쇄가 불충분하여 인두삼킴 동안 음식물이 흡인되게 하거나 반지인두조임근의 기능에 영향을 미쳐 조롱박오목에 음식잔여물이 모이게 할 수 있다. 다음의 방법으로 후두의 기능을 평가한다.

- 목소리의 질을 평가하기 위해 길게 “아” 소리를 내도록 한다. 거친 쉰 목소리(gurgly voice)는 삼킴과정에서 후두폐쇄가 불완전할 가능성이 있으므로 후두경을 통한 철저한 후두검사가 필요하다.
- 고음을 발성시켜 반지인두근과 이를 지배하는 상후두신경 기능을 평가한다. 상후두신경은 인두삼킴을 촉진하는데 중요한 역할을 한다. ‘즈’나 ‘스’ 소리를 가능한 길게 발음시켜 보면서 전반적인 후두 조절 기능을 살펴보고 발성지속시간(phonation time)을 측정하여 간접적으로 호흡기능도 평가해 볼 수 있다.
- 환자에게 가능한 강하게 기침과 헛기침(throat clearing)을 시켜 흡인이 일어났을 때 흡입된 물질을 얼마나 잘 배출할 수 있는지를 평가한다.

7) 삼킴 능력의 평가(swallowing examination)

환자에게 실제로 삼킴을 시키는 것은 준비단계의 검사에서 얻은 다양한 정보를 토대로 결정한다. 삼킴 능력의 평가는 병실에서 하는 임상적 검사와 투시검사나 광섬유 내시경과 같이 삼킴 검사를 할 수 있는데 어느 것을 할지는 환자의 상태에 따라 달라진다. 환자가 지시에 잘 따르고 기침도 잘하며 폐 기능도 좋을 경우 병실에서 삼킴 검사를 시도할 수 있지만 환자가 폐기능에 합병증이 있고 기침도 잘하지 못하고 지시를 잘 따르지 못하는 인두삼킴장애가 의심될 경우 비디오투시검사 등으로 인두기 삼킴장애를 평가하는 것이 좋다.

병력 청취와 구강, 인두 및 후두의 조절 기능 평가를 토대로 삼킴 검사를 시행하기 전 또는 삼킴 검사 중 보상전략으로 어떤 자세가 삼킴에 도움이 되는지를 결정한다. 예를 들면 편측 인두 마비가 있는 경우 마비측으로 고개를 돌려 음식덩이를 삼키게 한다. 삼킴 능력의 평가를 위해 환자에게 가장 안전한 질감과 점도의 음식재료를 준비하는데 이것은 환자가 음식을 씹고, 구강을 통해 움직이고, 삼키는데 가장 적은 위험을 갖는 음식이다. 음식 종류의 선택은 병력 청취와 구강, 인두 및 후두의 조절 기능 평가를 바탕으로 결정한다. 음식을 제공하는 티스푼이나 작은 숟가락은 작고 둥글며 깊지 않은 것이 적절하다. 제공하는 방법은 환자의 입술과 혀의 기능에 따라 다양하다. 구강 감각 검사와 구강 기능의 평가를 통해 가장 기능이 좋고 감각이 예민한 부위에 음식물을 위치시킨 후 삼킴을 시작하게 한다. 다음은 혀의 상태에 따라 음식을 제공하는 방법의 예이다.

① 입술 다물기과 혀의 후방 추진이 적절할 경우 입술에 스푼의 끝을 놓고, 스푼에서 스스로 음식을 받아먹을 수 있도록 한다.
② 입술 다물기가 감소되었지만 후방 혀의 후방 추진이 적절하다면 스푼으로 음식을 줄때 혀의 앞쪽 1/3 위를 하방으로 압력을 준다. 뺄 때는 위쪽 방향의 각으로 스푼을 뺀다.
③ 환자가 혀로 음식을 뒤쪽으로 가져갈 수 없으면, 혀의 뒤쪽 위에 음식을 놓는다.

다양한 점도와 질감을 가진 음식을 다양한 조합으로 사용하여 어떠한 조건에서 구강기나 인두기 동안 삼킴장애가 발생하는지 그리고 삼킴장애를 나타내는 특정 행동들이 관찰한다. 구강기 동안 치료사는 음식덩이의 봉쇄, 형성, 추진과 저작을 관찰한다. 인두기 동안 치료사는 기침반사나 삼킴과 관련된 반사, 후두거상, 삼킴 후의 목소리, 반복적 삼킴 등을 평가한다. 치료사는 손가락들을 펼쳐서 환자의 턱 아래로 가볍게 접촉하여 그의 삼킴과정을 촉진할 수

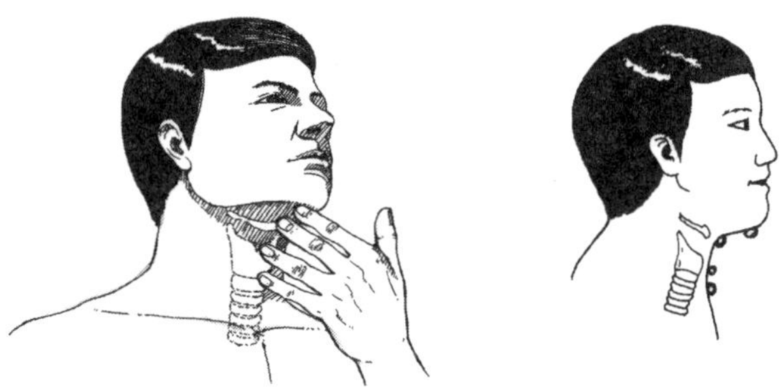

그림 4-8. 삼킴을 느끼기 위해 환자의 목에 놓인 손가락 배치

있다(그림 4-8). 두 번째 손가락은 앞쪽 아래턱 뒤(혀밑 부위), 세 번째 손가락은 목뿔뼈, 네 번째 손가락은 방패연골, 다섯 번째 손가락은 반지연골에 두어 삼킴과정에서 각각 혀의 움직임, 목뿔뼈의 움직임. 후두의 움직임 등을 평가한다. 두 번째와 세 번째 손가락은 구강통과의 개시(음식덩이를 뒤쪽으로 움직이는 첫 번째 혀의 움직임)를 감지할 수 있다. 세 번째 손가락에서 감지하는 목뿔뼈의 거상 및 전방 움직임은 인두 삼킴의 유발을 나타낸다. 네 번째와 다섯 번째 손가락은 인두 삼킴의 개시 때 후두거상을 감지할 수 있다.

삼킴 전, 동안, 후에 기침반사가 나타나는지 확인한다. 삼킴 전에 나타나는 기침은 삼킴반사의 지연을 나타내고, 삼킴 동안 나타나는 기침반사는 후두 패쇄의 감소를 나타내며, 삼킴 이후 나타나는 기침반사는 후두거상의 감소, 인두 연동운동의 감소 또는 반지인두근 장애를 나타낸다. 만일 정상 기침반사가 일어나지 않으면, 일부환자의 경우 아마 보호 작용의 문제가 있을 수 있다. 그 외에 비정상적인 구강반사 즉 항진된 구역반사(hyperactive gag reflex), 물기반사(bite reflex) 등이 있는지 살펴보고 이러한 반사를 자극하는 부위가 구강내에서 어디인지 파악하여 검사나 치료 시 피할 수 있어야 한다.

삼킴 이후 목소리의 질에 변화가 있는지 확인하는데, 거친 쉰 목소리는 후두의 닫힘의 감소를 나타내며, 가래 끓는 소리나 그르렁거리는 목소리는 후두 위치에서 타액이나 분비물의 고임을 나타낸다. 발음할 때 콧소리를 내는 경우 연구개의 닫힘이 부적절할 수 있으며 따라서 음식이 비강으로 역류될 수 있다. 호흡에 문제가 있을 경우에는 전혀 소리를 내지 못하거나 짧은 문장으로 말하며 아마 한 호흡에 한 두 단어만을 발음한다. 음식을 삼킬 때 여러 번의 반복 삼킴이 나타날 수 있는데 이것은 인두기에서 음식잔여물의 고임이나 인두의 연동운동의 감소를 나타낼 수 있다. 다음은 삼킴장애와 관련된 징후이다.

① 음식덩이가 계속 입에 있음
② 적당한 시간 내에 구강준비기를 시작하거나 완수하지 못함
③ 삼킴 전, 동안, 후에 입 밖으로 침 흘림 또는 음식물 흘림
④ 삼킴반사(삼킴 유발)의 지연
⑤ 삼킴 전, 동안, 후에 기침 또는 목멤
⑥ 삼킴 후에 가래 끓거나 그렁거리는 목소리 또는 쉰 목소리
⑦ 구강 안에 음식물의 pocketing
⑧ 빠른 섭취(충동성일 수 있음)
⑨ 느린 속도의 섭취 및/또는 매 스푼마다 여러 번 삼킴
⑩ 청진기나 귀에 들리는 심한 고임이나 젖은 음
⑪ 환자의 안색이나 호흡속도의 변화

⑫ 폐의 청진에서 혼잡음의 증가
⑬ 삼킴과 함께 동반되는 통증

삼킴장애가 있으면 흡인폐렴을 이끌 수 있다. 삼킴 후 24시간 동안 치료사와 의사는 추가적인 흡인의 징후에 대해 환자를 관찰해야 한다. 다음은 삼킴 이후 즉시 나타나는 흡인의 급성 증후군이다.

① (특히 기도가 폐색될 경우) 환자의 얼굴색의 변화
② 장기간의 기침
③ 가래 낀 목소리와 목소리의 상실
④ 호흡속도의 변화
⑤ 폐의 청진에 혼잡음의 증가

(1) 삼킴 평가에 대한 과정

① 환자가 식사를 위한 최적의 자세로 있는지 확인한다. 즉, 엉덩관절 90° 굽힘되고 기립자세, 머리는 앞으로 약간 숙이고, 약한 쪽이 강한 쪽보다 위로 올라가게 한다.
② 대부분 환자에게 묽은 액체를 1/4 티스푼으로 주고 삼킴장애 증상(젖은, 그렁그렁하거나 쉰 목소리, 기침, 목멤)이 나타나는지 주의한다. 증상이 없으면 1/2 티스푼, 1 티스푼 마지막에 컵으로 점차 늘려 묽은 액체를 마시게 한다.
③ 다음 토마토 주스나 넥타 점도의 된 상태의 액체를 1/4 티스푼으로 주고 삼킴장애 증상이 나타나는지 관찰한다. 증상을 보이지 않으면 1/2 티스푼, 1 티스푼 마지막에 컵으로 점차 늘려 된 상태의 액체를 마시게 한다.
④ 사과소스, 푸딩, 으깬 감자와 같은 같은 질감의 퓌레음식을 1/4 티스푼으로 주고 삼킴장애 증상이 나타나는지 관찰한다. 증상을 보이지 않으면 1/2 티스푼, 1 티스푼으로 점차 늘려 된 퓌레음식을 먹게 한다.
⑤ 고형식을 씹고, 조작하는 능력을 평가하기 위해, 작은 쇼트케이크 쿠키나 크래커 1/4 조각을 주고 삼킴장애의 증상을 관찰한다.
⑥ 구강 삼킴장애에 대한 보상 기술들을 평가한다. 예로 환자가 앞쪽이나 가쪽고랑의 음식 잔여물의 고임, 설태 또는 연구개나 경구개에 음식잔여물 고임과 같은 증상들을 보이면, 치료사는 환자에게 혀로 씻어내고 한 입 또는 한 모금의 음식을 두 번 삼키는 것을 보여주고 실행하도록 요청한다.

⑦ 임상평가에서 얻은 정보에 기초하여, 환자의 삼킴능력에 대해 추후검사가 필요한지 결정한다. 예로 묽거나 된 상태의 액체 섭취 후에 기침은 후두 침투와 있을 수 있는 흡인의 징후일 수 있다. 그러나 임상평가에서 인두기의 삼킴을 직접 볼 수 없기 때문에, 후두와 인두 기능을 명확하게 평가하기 위해 비디오 투시 삼킴 검사나 광섬유내시경검사에 의한 추후평가가 정당화된다.

⑧ 필요할 경우 환자가 먹을 수 있는 식사의 질감과 점도에 대해 권고를 한다(5장 참조). 환자가 흡인의 위험이 있으면 입으로 어떤 음식을 제공해서는 안 된다(NPO). 주치의는 검사가 완료될 때까지 정맥주사(Ⅳ)나 비위관(N-G tube)과 같이 적절한 대체 영양공급 방법을 선택해야 한다.

⑨ 삼킴 검사에서 얻은 정보를 통해 적절한 식이조절이나 보상전략과 재활기술을 권고하고 숙지시킨다. 식이조절의 예로 구강조절기능이 없는 경우에 액체 식이가 유리하며, 인두 삼킴반응이 지연되는 경우에는 인두 삼킴 전 흡인을 줄이기 위해 점도가 높은 식이를 섭취하게 한다. 보상전략의 예로 환자의 삼킴 능력을 촉진하기 위해 자세를 변경한다. 혀로 음식덩이를 후방으로 이동시키지 못하는 경우에 머리를 뒤로 젖혀 중력을 이용하여 음식덩이를 삼키게 하고, 음식덩이가 인두에 도달하였지만 인두 삼킴이 유발되지 않는 경우에는 고개를 숙여 턱을 당긴 자세로 삼킴을 하게 하는데, 이 자세는 혀 기저부가 후방으로 이동하고 후두덮개의 후방이동이 이루어져 기도 입구를 좁혀줄 뿐만 아니라 후두덮개계곡을 넓혀 줌으로 인두통과를 용이하게 한다. 편측 인두 마비가 있는 경우 마비측으로 고개를 돌려 음식덩이를 삼키게 한다. 또 다른 예로 혀와 후두의 조절능력이 저하된 환자의 경우 일단 고개를 숙인자세로 시작하여 음식물을 입안에 두고 삼킴을 시작하게 되면 고개를 뒤로 젖히면서 기도를 보호하기 위해 숨을 멈추는 과정이 필요하며 이를 환자가 잘 따를 수 있도록 충분히 교육한다.

⑩ 임상평가의 결과와 권고를 기록한다.

(2) 기관절개 환자의 삼킴 평가

기관절개를 한 환자는 흡인의 위험이 높으므로 평가 시 주의해야 한다. 환자에게 음식을 제공하기 전에 커프 주위와 입을 통해 충분히 suction을 한다. suction과정을 위해 8장을 참고한다. 개방형 튜브를 끼운 기관절개환자에게 음식물을 제공하기 전에 내부 삽입관을 삽입한다. 환자가 커프가 있는 튜브를 사용한다면 의학적으로 가능하다면 커프의 공기를 빼는 것이 좋다. 일반적으로 커프가 팽창된 튜브는 인공호흡기 등을 사용하는 치료가 필요한 경우나 흡인을 막기 위해 사용하게 되지만 후두거상이 제한되고, 튜브가 식도를 누르게 되어 정상 삼킴을 방해하게 되고, 코를 통해 호흡하지 못함에 따라 후두의 감각이 떨어진다는 문제점이 있다. 커프의 공기를 빼는 것에 대해 주치의와 논의하여 시행해야 한다. 삼킴 동안 거즈나 손가락으로 기관 튜브의 끝을 가볍게 막고 삼킴을 시행할 경우 성문아래의 기도압력을 거의 정상적으로 삼킴과정에서 성문폐쇄에 도움이 된다. 기관절개 환자의 삼킴 평가에 대한 과정은 다음과 같다(RIC Clinical Evaluation of Dysphagia, 1986).

① 환자가 식사를 위한 최적의 자세로 앉아 있는지 확인한다. 최적의 자세는 머리를 앞으로 약간 숙이고 엉덩관절 90° 굽힘된 상태로 앉은 자세이다. 편측 인두 마비가 있는 강한 쪽 인두가 아래에 있게 한다.

② 환자는 삼킴 평가 전에 구강과 기관절개튜브를 통해서 기도를 suction한다.

③ 티스푼으로 작은 얼음조각을 준다. 삼킴 동안 정상에 가까운 기도압력을 만들기 위해 거즈나 손가락으로 기관절개구멍을 막는다. 후두거상의 유무와 기침, 그렁거리는 목소리 또는 호흡곤란을 포함한 삼킴장애의 증상이 있는지 살핀다.

④ 얼음조각을 성공하면, 적절한 점도의 음식을 선택한다. 흡인이 있을 경우 다른 분비물과 대조할 수 있도록 음식을 청색염료로 착색한다. 착색한 음식이나 액체 1/4 티스푼을 환자에게 준다. 거의 정상 기도압력을 만들기 위해서 잠시 손가락으로 기관절개구멍을 막는다. 후두거상의 유무와 침, 가래 끓는 소리, 기관절개 부위 주변에 청색으로 착색된 음식물의 누출을 포함한 삼킴장애의 증상을 관찰한다. 문제를 보이면, 즉시 suction을 한다. 문제가 없으면 양을 1~2 티스푼으로 늘린다. 기도를 suction하고 청색염료의 증거를 검사한다.

⑤ 새로운 점도로 진행하기 전에 다시 suction을 한다. 이것은 어떤 점도가 환자에게 삼킴장애를 유발하는지 구별하도록 돕는다.

⑥ 커프가 팽창된 상태에서 먹을 경우, 삼킴 평가의 마지막에 suction을 한다. 후에 천천히 커프의 공기를 빼고 다시 suction을 한다. 분비물의 양과 질을 관찰한다. 만약 염료의 흔적이 관찰되면 이것은 흡인의 가능성을 나타낸다.

⑦ 커프를 처음대로 팽창시키거나 수축시킨다.

⑧ 환자는 삼킴 평가 이후 최소 30분 동안 바로 앉은 자세로 유지해야 한다. 24시간 동안 의학적 상태나 호흡상태의 변화(예, 체온 증가/분비물의 증가)에 대해 모니터한다.

⑨ 흡인의 증상이 보이지 않는 경우 구강식사 프로그램을 시작한다. 그러나 임상적 평가의 결과를 증명하기 위해 비디오 투시 삼킴 검사가 권고된다. 흡인의 시기와 원인을 알고 구강 식사가 안전한지 결정하기 위해 구강식사 프로그램의 시작에 앞서 비디오 투시 삼

킴 검사가 권고된다.

(3) 중증 삼킴장애 환자에 대한 삼킴 평가

다음 방법은 영양공급의 수단으로써 코위영양관(nasogastric tube)이나 위창냄술(gastrostomy)과 같은 비구강 영양법을 사용하는 환자에게 추천된다.

① 환자가 식사를 위한 최적의 자세로 있는지 확인한다.

② 스푼에 작은 얼음조각을 담아서 제공한다. 이것은 음식의 제공에 앞서 씹는 능력과 삼킴 반사를 촉진한다. 작은 얼음조각을 적용하는 방법은 환자의 입술과 혀의 기능에 따라 다양하다.

- 입술 다물기와 후방 혀 추진이 적절하다면 스푼 끝을 입술에 놓고 환자 스스로 얼음 조각을 받아먹게 한다.
- 입술 다물기가 감소되었지만 혀의 후방추진이 적절하다면 스푼을 혀의 앞쪽 1/3위에 놓고 얼음조각을 주면서 아래방향으로 압력을 가한다. 위 방향 각도로 스푼을 뺀다.
- 환자가 혀로 얼음조각을 뒤로 가져갈 수 없으면, 혀의 뒤쪽에 얼음조각을 놓는다.

③ 다양한 점도의 음식으로 검사하며, 제공하는 음식점도의 순서는 환자에 대한 이전의 관찰, 환자의 의학적 상태, 의심되는 장애영역에 따라 결정한다. 예로 얼음조각으로 수행할 때 삼킴반사의 지연이 의심되면, 흡인의 가능성을 줄이기 위해 처음에 퓌레음식과 된 상태의 액체를 제공하고, 반지인두근의 장애가 의심되면 처음에 묽은 액체를 제공한다. 가능하면 다양한 점도나 질감의 음식을 소량으로 제공하고 환자를 관찰한다. 액체와 퓌레음식을 줄때는 스푼을 사용한다. 입술과 혀의 움직임 정도에 따라 얼음조각 제공방법과 같은 절차를 이용한다. 소량(1/4 티스푼)으로 시작하여 점차 늘린다.

④ 환자에게 매 삼킴 후에 발성하도록 요청하고 목소리의 질에 변화가 있는지 그리고 기침이나 질식의 증상이 보이는지 확인한다.

⑤ 구강에 음식이 남아있는지 검사한다. 구강 내 음식저류는 감각상실을 나타낸다.

⑥ 환자가 성공적으로 스푼으로 액체를 먹으면, 빨대나 컵으로 액체를 먹는 능력을 평가한다. 빨대 위를 엄지로 막거나 컵의 액체량을 제한함으로써 액체 양은 조절할 수 있다.

⑦ 환자가 액체와 퓌레음식에서 성공하면 연한 고형식을 제공한다. 제공하는 방법은 환자의 구강 운동기능에 따라 다르다. 작은 조각의 고형식을 혀의 중심으로, 혀의 좋은 쪽 측면으로, 좋은 쪽 위 어금니사이에 제공한다. 만약 환자가 수의적으로 씹기를 시작하지 못하면, 고형식으로 혀의 외측을 문지르는 것은 씹기 반응을 촉진할 수 있다.

⑧ 구강, 구개-인두, 인두에 있는 잔여물의 흡인 위험을 줄이기 위해, 환자는 삼킴 평가 후 30분 이상 기립자세로 앉아 있어야 한다. 24시간 동안 분비물의 증가 및 체온 증가와 같이 의학적 상태 및 호흡상태의 변화에 대해 모니터한다.

⑨ 흡인의 증상을 보이지 않는 환자를 위해 구강식사 프로그램을 시작한다. 그러나 구강식사 프로그램의 시작에 앞서 비디오 투시 삼킴 검사가 권고된다.

2. 삼킴장애의 선별검사

효과적인 치료와 비용 절감을 위해 빠르고 타당성 있는 선별검사 도구들이 개발되었는데, 이들에는 water swallow test, 청색염료검사, 경부 청진(cervical auscultation) 및 맥박산소측정법(pulse oximetry) 등이 있다.

1) Water swallow test

가장 흔하게 사용되는 검사로 흡인의 증거를 선별하는데 유용하다. 3-ounce water test (85g의 물을 이용한 검사)는 환자에게 한 잔에 든 85g의 물을 연속해서 마시도록 요청하여 물을 먹는 중이나 먹은 후에 기침을 하거나 젖은 목소리를 내는지 검사한다. 이런 증상이 나타나면 흡인이기 쉬우며 추후 평가가 권고된다. 일부 환자들에서 많은 양의 흡인이 폐의 합병증이 유발할 수 있기 때문에 주의해서 사용해야 한다.

2) 목의 청진(cervical auscultation)

청진기를 반지연골 바로 아래 기관의 측면을 따라 두어 인두삼킴과 기도의 소리를 청진할 수 있다. 이를 통해 삼킴 전이나 후에 침이 기도에 들어왔는지 확인하고, 삼킴 전·후의 침의 양의 변화도 알 수 있다(그림 4-9). 그러나 경부청진의 타당성은 아직 명확하지 않다.

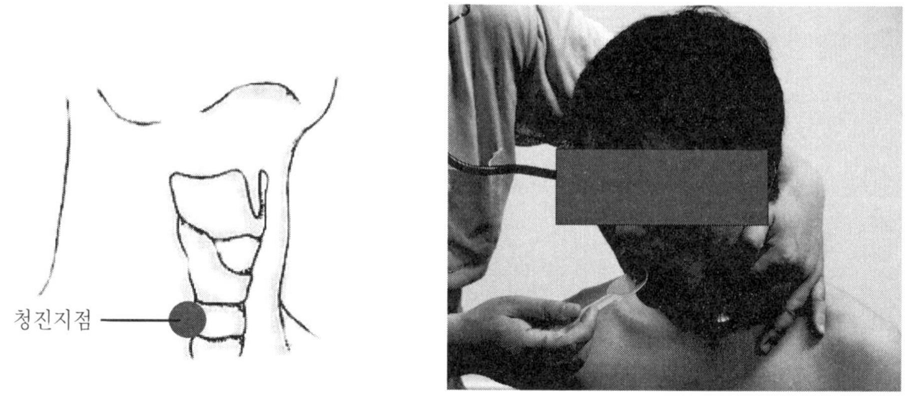

그림 4-9. 목의 청진

3) 맥박산소측정(pulse oximetry)

맥박산소측정은 동맥혈의 산소포화도를 측정할 수 있도록 고안된 장치이다(그림 4-10). 이것은 광원과 사이의 동맥혈관의 팽창, 수축에 따라 감지되는 광량이 포화/불포화된 혈색소 간의 감각비에 의해 좌우되는 성질을 이용한 측정방법이다. 치료사는 빠르고 간단하게 삼킴장애를 판별하기 위해 맥박산소측정을 사용할 수 있다. 탐침(sensor probe)은 보통 환자의 손가락 끝에 놓는데 환자의 혈액순환이 나쁘거나, 파킨슨병과 같은 움직임 장애가 있거나 손가락 끝에 탐침을 둘 수 없을 경우 발가락이나 귓불에 둔다. 정상 산소포화 수준은 비흡연자는 95~100%, 흡연자는 92~96%이다. 삼킴장애가 있는 환자에서 흡인이 일어날 때 혈액의 산소포화도 결과도 같이 감소한다. 4%의 감소는 의미가 있다고 고려된다. 흡인 이후의 혈액산소포화도의 감소는 폐에 있는 기관지의 반사적 협착으로 인해 생기는 것으로 보인다.

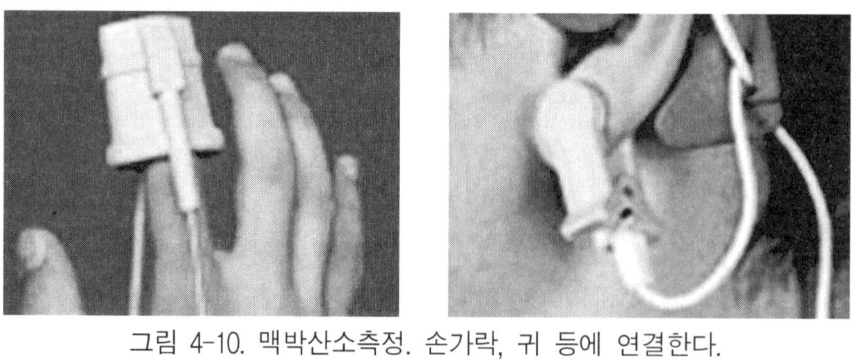

그림 4-10. 맥박산소측정. 손가락, 귀 등에 연결한다.

3. 도구적 평가

삼킴 과정을 평가하기 위해 임상적인 침상 검사가 가능하지만, 구강기, 인두기, 식도기에서 일어나는 일련의 삼킴 과정을 평가 장비 없이 육안으로 관찰할 수 없기 때문에 여러 가지 도구를 이용한 평가 방법들이 개발되어 소개되고 있다. 비디오 투시 삼킴 검사(videofluoroscopic swallowing), 광섬유 내시경 연하검사(fiberoptic endoscope evaluation of swallowing), 컴퓨터단층촬영(computed tomography), 초음파(ultrasonography), 신티그래프(scintigraphy), 압력검사(manometry) 등이 있으며, 각 검사마다 고유의 특성과 장단점이 있기 때문에, 삼킴장애를 평가할 때 이런 특성을 잘 이해하고 사용하는 것이 필요하다. .

1) 비디오 투시 삼킴 검사(videofluoroscopic swallowing)

비디오 투시 삼킴 검사는 조영제(바륨)를 섞은 음식이나 액체를 먹도록 하면서 삼킴 과정과 관련된 해부학적 구조(구강, 인두, 후두, 식도)와 그들의 움직임, 조화 등을 관찰할 수 있으며, 음식의 흡인(aspiration) 여부와 원인을 확인하고 치료적인 접근을 동시에 할 수 있는 검사법으로 현재 삼킴 이상의 진단을 위해 가장 많이 사용하고 있으며 현재 표준검사로 인정을 받고 있다. 비디오 투시 삼킴 검사는 삼킴장애가 의심되거나 흡인이 의심될 때 그리고 삼킴 치료 후에 증진의 기록이 필요할 때 수행한다.

비디오 투시 삼킴 검사는 각 삼킴 단계의 복잡한 과정을 육안으로 확인할 수 있고, 해부학적 구조와 각 구조의 동적 움직임을 평가할 수 있으며, 흡인의 원인을 알아낼 수 있고, 자세, 음식물의 종류, 여러 가지 보상기법에 따른 변화를 평가할 수 있어 삼킴장애의 치료적 전략을 수립하는데 많은 도움을 준다는 장점이 있는 반면에 방사선에 노출되고, 검사과정 중에 흡인이 일어나 폐렴이 발생할 수 있고, 환자가 앉은 자세를 유지할 수 있는 능력이 있어야 하고, 협조적이어야 한다는 단점이 있다. 그러나 비디오 연하조영 촬영은 육안으로 시공간적인 요소를 확인할 수 있고, 침상 검사에서 확인할 수 없는 무증상 흡인(silent aspiration)을 발견할 수 있다는 점에서 침상검사에 비해 임상적 의의가 있다.

비디오 투시 삼킴 검사를 통해 구강이나 인두기의 통과시간을 측정하고, 삼킴 능력을 측정하고, 구강, 인두, 식도 및 후두 구조의 움직임을 평가하고, 흡인의 발생 유무를 확인하고, 환자에게 적합한 보상전략과 재활기술을 결정하는 등의 유용한 정보를 얻을 수 있다.

각 음식덩이에 대해 구강 및 인두통과시간 측정이 이루어진다. 성인에 대한 정상 통과시간은 구강기는 대략 1초, 인두기는 대략 1초 걸린다. 정상 시간으로부터의 차이는 삼킴장애의 중증도에 대한 진단적 단서를 제공한다. 구강에서 인두로 음식덩이를 옮기는데 시간이 많이 걸릴수록, 삼킴장애가 심하다고 해석한다.

환자의 삼킴 능력은 구강과 인두에서 삼켜진 음식물을 깨끗이 비우는 것에 의해 측정된다. 치료사는 구강과 인두기 후 음식물이 구강과 인두에 음식잔여물의 고임을 확인하고 음식잔여물의 양(trace, small, moderate, large)을 측정한다.

비디오 투시 삼킴 검사는 구강, 후두와 인두 내 다양한 구조들의 움직임을 체계적으로 평가한다. 또한 비디오 투시 삼킴 검사를 통해 "정상" 생리적 움직임 패턴으로부터 편차를 확인할 수 있다.

비디오 투시 삼킴 검사는 삼킴 전/동안/후에 흡인의 발생 여부와 그것이 일어나는 원인과 흡인의 양을 직접 확인할 수 있게 한다. 치료사는 이를 통해 흡인의 발생을 없앨 수 있는 보상전략이나 재활기술들을 수행하여 효과적인 방법을 결정할 수 있다. 예로 환자가 인두 삼킴을 완료한 다음 후두덮개계곡에 음식잔여물이 고이는 것을 안다면 이를 비우기 위해 환자에게 다시 삼키도록 요청한다. 만약 이것이 효과적이지 않다면 환자에게 머리를 한쪽으로 돌리도록 요청하는 것과 같이 또 다른 기술을 시도할 수 있다. 머리를 한쪽으로 돌리는 것은 인두 압력을 증가시키고 후두덮개계곡에서 음식덩이를 운반하는 것에 도움을 준다. 비디오 투시 삼킴 검사는 치료사가 시도한 각 기술의 효과를 볼 수 있게 해준다. 그러나 장기간 방사선에 노출을 피하기 위해 전체시간이 5분을 초과하지 않도록 한다.

(1) 비디오 투시 삼킴 검사를 위한 도구들 및 준비물

비디오 투시 삼킴 검사를 시행하기 위해서는 실시간 방사선 촬영이 가능한 fluoroscopy가 필요하며, 연하과정이 수 초 이내에 일어나는 과정이므로 이를 분석하기 위해서는 실시간 녹화가 가능한 real time video recorder와 비디오테이프가 필요하다. 비디오 연하 촬영은 환자를 방사선 투시판과 방사선 발생기 사이에 앉은 상태에서 피검자가 조영제가 섞인 음식물을 삼키는 동안의 연하과정을 실시간으로 보는 동시에 녹화를 한다.

비디오 투시 삼킴 검사를 위해 검사 식이, 식사 도구를 준비한다. 삼킴 과정은 음식물의 성상에 따라 다르게 나타나므로 삼킴을 시도할 바륨과 섞은 여러 가지 종류의 음식물(묽은 액체(thin liquid), 점도를 달리한 진한 액체(thick liquid), 퓌레와 같이 질감이 부드러운 음식과 쿠키와 같은 딱딱한 음식물)을 준비한다(표 4-2). 그 외에 약물 삼킴 능력의 평가가 필요할 경우 바륨이 채워진 캡슐을 준비한다. 환자에게 공급되는 음식물의 순서는 환자의 진단적 프로필에 의존하여 변경할 수 있다. 수저나 컵 등의 식사도구와 함께 환자에게 제공할 적정

량의 액체를 측정할 10 또는 20cc 주사기가 필요하다.

표 4-2. 비디오 투시 삼킴 검사에서 준비할 음식물

식이 종류	준비량 및 음식의 예
묽은 액체	액상바륨(가급적 물의 점도와 근접한) 또는 가급적 물의 점도와 근접한 점도에 바륨가루를 희석한 액체(물) 57~113g
된 상태의 액체	토마토 주스나 넥타에 바륨을 섞은 액상바륨 57~113g 또는 토마토 주스나 넥타에 바륨을 희석한 물 57~113g
퓌레	바륨을 섞은 푸딩이나 애플소스 57~113g
고형식	퓌레 바륨을 묻힌 작은 소트케이크 쿠키나 크래커 1/4
기타	삼킴장애를 나타내는 음식에 1/2 티스푼의 양에 검사를 위해 바륨을 바른다. 만약 환자가 알약이나 캡슐을 먹을 때 삼킴장애를 호소하면 바륨이 들어간 캡슐을 준비한다.

(2) 자세

대부분 검사실에서 투시검사 튜브와 검사테이블 사이의 공간은 환자가 휠체어에서 적절한 자세를 취할 만큼 넓지 않기 때문에 좁은 공간에서 자세를 취하기 위해 특정 의자가 필요할 수 있다. 작업치료사는 검사 동안 환자가 올바른 자세로 유지하도록 지지해야 한다. 환자가 비디오 투시 삼킴 검사를 시행하는 동안 엉덩관절을 90° 굽힘하고 바로 앉는 것이 최적의 자세이다. 그러나 근 긴장도가 낮거나 어지러움이 있는 환자들은 바로 앉은 자세에서 버틸 수 없는 경우 검사를 위해 엉덩관절을 45° 구부린 자세가 요구된다.

(3) 검사과정

환자에게 적합한 식이나 자세변화 및 보상적 삼킴기법과 재활기법을 수행하고 가급적 실제 식사를 모방한다(표 4-3). 환자가 조영제(바륨)가 섞인 음식물을 삼키는 동안의 연하과정을 실시간으로 보는 동시에 녹화를 한다. 일반적으로 측면에서의 촬영(lateral view)을 주로 하고(그림 4-11A), 경우에 따라 전후면 촬영(posterior-anterior view)을 추가하여 시행한다(그림 4-11B). 측면 촬영은 치료사가 구강과 인두 통과시간, 해부학적 편차, 생리학적 장애를 평가할 수 있게 한다. 전후면 촬영에서는 오른쪽과 왼쪽 후두덮개계곡과 조롱박오목들을 포함한 인두, 성대주름을 포함한 후두가 촬영된다. 전후면 촬영을 통해 치료사는 비대칭성, 음식의 잔류, 성대주름의 벌림/모음을 확인할 수 있다.

표 4-3. 비디오 투시 삼킴 검사의 과정

촬영방향	단 계
측면촬영	1. 음식을 측정하기 위해 10 또는 12cc 주사기 사용한다. 환자에게 3cc의 묽은 액체를 제공함으로서 비디오투시검사를 시작한다. 2. 3cc의 묽은 액체를 제공한다. 다음에 5cc의 묽은 액체를 제공한다. 3. 컵으로 묽은 액체를 여러 번 연속적으로 마시게 한다(이 과제는 구강/인두 구조에 스트레스를 주기 위해 실시한다). 4. 묽은 액체 다음에 3cc의 된 상태의 액체를 제공한다. 5. 5cc의 된 상태의 액체를 제공한다. 6. 컵으로 된 상태의 액체를 여러 번 연속적으로 마시게 한다. 7. 된 상태의 액체 다음에, 3cc의 퓌레식을 제공한다(사과소스, 푸딩, 바륨 반죽 등). 8. 5cc의 퓌레식을 제공한다. 9. 퓌레식의 평가 다음에 치료사는 고형식(쿠키 또는 크래커 1/4)을 제공한다. 10. 환자가 삼키기 어려운 음식들을 호소할 경우 문제가 되는 음식(바륨을 묻힌)을 1/2 티스푼으로 제공한다. 11. 캡슐 또는 커다란 알약을 삼키는데 어려움을 호소할 경우, 바륨이 들어있는 캡슐을 삼키도록 한다.
뒤-앞 방향촬영	12. a) 환자는 여러 번 "아"소리를 발성한다. 치료사는 성대 폐쇄를 관찰하고 편측 성대 주름 마비나 부전마비의 발생에 주의한다. 성대의 폐쇄는 기도를 보호하는 성대 주름의 닫힘이기 때문에 중요하다. b) 만약 어떤 음식물이 측면촬영에서 인두 음식잔여물로 남으면 다시 그 음식물을 제공한다. 후두덮개계곡 또는 조롱박오목의 한쪽에 음식물 고임과 같이 비대칭여부를 관찰한다.
측면 및/또는 뒤-앞 방향촬영	13. 필요할 경우 보상전략을 사용한다. 예로 오른쪽 후두덮개계곡과 조롱박오목에 음식잔류와 함께 편측 인두 약화를 보이면 P-A 위치로 놓인 상태에서 액체나 퓌레음식을 삼킬 때 머리를 오른쪽으로 돌리도록 요청하고 삼킴 기능에서 이것의 효과를 관찰한다. 만약 이 보상전략 때문에 후두덮개계곡과 조롱박오목에 음식잔류가 감소한다면, 환자의 흡인 가능의 위험성이 감소된다. 다른 전략들도 환자의 삼킴안전을 증가시킬 수 있다.
측면촬영	14. 환자가 지시에 따를 수 있다면, 재활기술을 시도한다. 예로 인두기 삼킴유발의 지연을 보이면, 음식을 삼키기 전에 온도-촉각 자극을 시도할 수 있다.
이 단계는 투시검사실 밖에서 완수된다.	15. 검사가 완료된 후에, 작업치료사와 의사는 결과에 대해 의논한다. 16. 의뢰한 의사에게 비디오투시검사의 결과와 치료에 대한 견해를 알린다. 17. 환자와 보호자와 함께 비디오투시검사의 결과와 치료견해에 대해 논의한다. 18. 삼킴과 흡인 주의사항에 대해 교육한다. 예로 흡인 주의증상, 삼킴 주의사항과 구강으로 액체 섭취 금지에 대한 사항 등에 대해 교육하거나 식당이나 환자의 방에 게시한다. 19. 결과에 대해 기록한다.

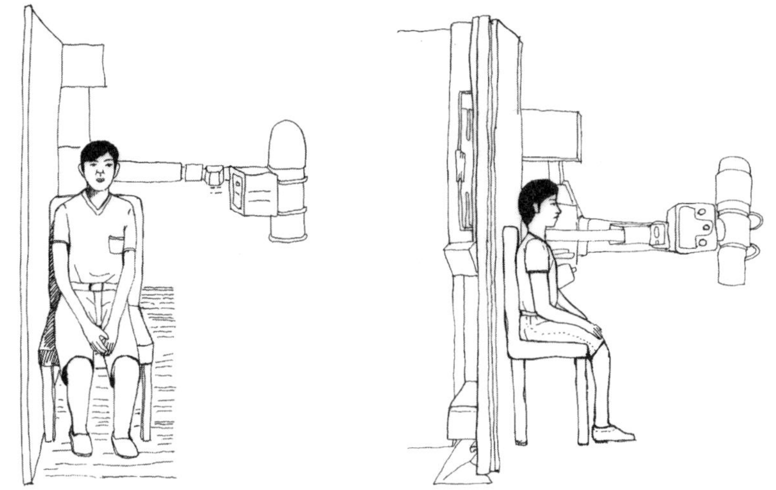

A. B.

그림 4-11. A. 비디오 투시 삼킴 검사 동안 측면촬영을 위한 환자의 자세
B. 비디오 투시 삼킴 검사 동안 전후면 촬영을 위한 환자의 자세

처음 측면 촬영에서 환자가 후두침투나 흡인을 보이면, 다음 단계로 더 많은 양으로 검사하기 전에 신중한 판단이 필요하다. 예로 만약 환자가 묽은 액체 3cc의 10% 이상이 흡인되면, 흡인의 위험 때문에 더 이상 묽은 액체의 검사는 실시하지 않는다. 이때 흡인을 감소시키기 위해 보상전략을 사용할 수 있는데, 보상전략이 흡인발생을 감소시키지 못하면, 다른 점도로 검사를 계속할 것인지 선택한다.

⑷ 검사의 해석

삼킴 과정은 수 초 이내에 일어나는 과정이므로 이를 분석하기 위해서는 녹화된 비디오테이프를 보고 결과를 판정하는 것이 좋다. 비디오 투시검사의 화상은 비디오테이프에 녹화되어 느린 동작으로 삼킴 과정을 볼 수 있다. 이를 통해 비디오 투시 삼킴 검사는 삼킴장애의 유무 및 정도뿐만 아니라 삼킴장애의 기전을 확인할 수 있다.

① 구강준비 / 구강기

구강준비기는 음식을 부수고 씹고 조작하여 음식덩이를 만들고, 구강기는 형성된 음식덩이를 혀가 뒤로 밀어낸다. 구강준비 / 구강기에서 나타나는 문제는 표 4-4에 설명되고 있다.

표 4-4. 구강준비/구강기에서 나타나는 문제와 원인

문제	원인
음식을 입술로 흘림	구강감각의 저하 입둘레근의 근력약화 인지기능이나 의식의 저하
구강준비기가 지연됨	구강건조증 구강감각의 저하 삼킴실행증 자극에 대한 인지저하 구강근육의 약화
혀 밀어내기를 보임	뇌성마비와 뇌병변환자에게 보임 턱의 움직임과 연관되어 일어날 수 있음
혀의 펌핑동작(혀를 이용하여 음식덩이를 인두부위로 밀어내는 동작을 반복)	인두기 삼킴을 유발하기 어려운 경우
연속삼킴(음식을 큰 덩이로 삼키지 못하고 작은 덩이로 나누어 수회에 거쳐 삼킴)	구강과 인두의 근력의 약화 원인불문하고 사례나 질식을 겁낼 경우
음식덩이를 적절하게 만들지 못함	혀의 근력약화나 운동범위의 저하 입술근력의 약화 운동부조화
구강에 음식물이 남음	혀의 근력약화나 운동범위 저하 볼근의 약화 구강구조의 이상 구강건조증 구강감각의 저하
씹기의 이상을 보임	턱을 움직이는 근육의 약화나 운동부조화 부정교합 구강구조의 이상 파킨슨환자에서 나타나는 운동부조화의 경우 분쇄 동작 없이 깨무는 동작을 반복함

② 인두기

인두기는 삼킴반사가 유발되면서 시작된다. 인두기 삼킴 유발의 검사는 음식덩이가 혀의 기저부를 지나는 시점부터 목뿔뼈가 상승하는 시점까지를 측정하여 최대 1초 이상이면 인두기 삼킴이 지연된 경우로 판단한다. 음식덩이의 인두기 통과시간은 음식덩이의 부피에 비례하여 증가하며 정상적인 경우 약 1초 이내이다.

인두기 삼킴의 가장 큰 문제는 기도흡인으로, 흡인이 일어나는 시기에 따라 원인을 추정할 수 있다(표 2-4와 2-5). 삼킴 전 흡인은 구강기의 조기누출이나 인두 삼킴의 지연이나 결여에 의해 일어나며, 삼킴 동안 흡인은 성문의 폐쇄부전을 유발하는 여러 원인에 의해 발생한다. 그리고 삼킴 후 흡인은 인두벽, 후두덮개계곡, 조롱박오목에 있던 음식잔여물이 기도로 들어가거나 후두안뜰에 고여 있던 호흡할 때 열린 성문으로 흘러들어가는 것이 원인이 된다.

인두기에서 자주 나타나는 문제로 비강역류를 볼 수 있는데 이것은 연구개의 약화나 구조의 이상으로 발생할 수 있다. 인두 내 음식이 잔류되는데 조롱박오목의 음식잔류는 목뿔뼈나 후두의 거상이 불충분하거나 인두조임근의 연동운동의 약화가 있을 경우 그리고 위식도조임근의 이완이 불충분하거나 부적절할 경우 나타나며, 후두덮개계곡의 음식잔류는 혀 기저부 뒤당김의 감소가 원인이 된다(표 4-5)(그림 4-12).

표 4-5. 인두기에서 나타나는 문제와 원인

문제	원인
비인두로 음식덩이의 역류를 보임	연구개의 약화나 구조의 이상
조롱박오목에 음식이 잔류됨	목뿔뼈, 후두의 거상(전상방운동)이 불충분하거나 부적절함 인두조임근의 연동운동의 약화나 부조화 위식도조임근의 이완의 정도가 불충분하거나 시기가 부적절함
후두덮개계곡에 잔여물이 남음	혀 기저부 뒤당김의 감소 후두덮개가 젖혀지는 동작이 불충분하게 일어남

목뿔뼈의 움직임과 후두거상이 관찰되어야 한다. 목뿔뼈의 움직임 범위는 정상 삼킴에서 평균 9~12mm 전방으로 11~12mm 상방으로 움직인다. 목뿔뼈의 움직임이 제한되거나 후두거상이 감소한 경우 흡인의 위험이 증가된다. 흡인의 위험과 관련하여 후두덮개의 움직임도 관찰해야 한다. 삼킴과정 중 후두덮개의 움직임은 수동적으로 일어나는데 먼저 목뿔뼈가 목뿔뼈위근에 의해 앞쪽으로 당겨지면 후두덮개가 수평위치로 눕게 되고 이어서 후두가 상승하게 되면 후두덮개가 하방으로 뒤집어지는 움직임이 나타난다. 이 상태로 후두 입구를 막게 되어 음식물이 후두로 침투하는 것을 방지하게 된다.

③ 식도기

식도기에서는 식도-역류의 여부, 기관식도누출관의 존재 여부, 식도게실, 식도점막을 침범하는 병변의 유무를 관찰하고 식도의 연동운동이 적절하게 일어나는지 관찰한다.

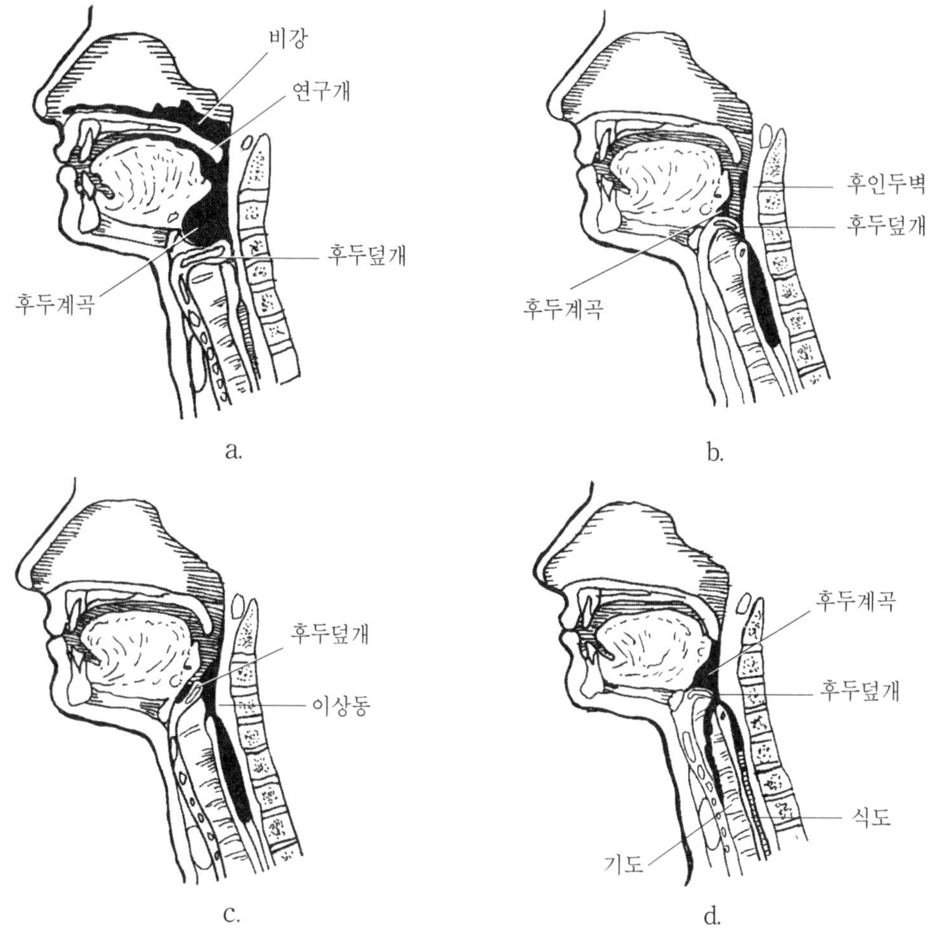

그림 4-12. 인두기에서 나타내는 문제

A. 비강역류 B. 삼킴 후 인두벽의 잔여물 C. 조롱박오목과 후두덮개계곡의 잔여물 D. 흡인

2) 광섬유 내시경 연하검사(Fiberoptic Endoscope Evaluation of Swallowing)

광섬유 내시경 연하검사(Fiberoptic Endoscope Evaluation of Swallowing : FEES)는 비강을 통해 내시경을 삽입하여 비강인두(nasopahrynx), 구강인두(oropharynx) 및 후두 상방의 해부학적 구조의 이상을 살펴보고, 음식물을 삼키도록 하여 직접 육안으로 연하 전후의 변화를 관찰하는 방법이다. 광섬유 내시경은 음식물의 종류를 달리하거나 보상전략의 효과를 직접 알아보기 위해 이용되기도 하고, 최근에는 감각검사(fiberoptic endoscopic evaluation of swallowing with sensory test; FEESST)를 하여 인두 감각을 정량적으로 측정하여 기도 흡인이나 흡인

성 폐렴이 발생할 가능성을 알 수 있다. 광섬유 내시경적 연하검사는 비디오 연하조영촬영과 비교하여 흡인에 대한 민감도는 더 높은 것으로 알려져 있다.

광섬유 내시경 연하검사는 방사선 노출이 전혀 없고, 기기의 이동성이 좋고, 바륨이 섞이지 않은 음식을 시도해 볼 수 있고, 성대의 움직임, 흡인 관련 해부학적 구조를 직접 육안으로 관찰할 수 있고, 흡인이나 삼킴 후 후두의 잔여물과 침고임을 살펴보는데 유용하다. 또한 침상에 누운 자세에서도 검사가 가능하여 앉는 자세를 취할 수 없거나, 의식 저하로 인해 협조가 잘 안되거나, 심한 약화나 마비, 사지의 구축, 비만, 사지의 구축, 욕창 등 다양한 이유로 침상에서 벗어나 이동하기 어려운 경우에도 검사가 가능하며, 두경부암 수술 후나 방사선 치료 후 구조적 변화를 살펴보는데 유용하다는 장점이 있다. 그러나 구강이나 식도를 관찰할 수 없고, 삼킴 과정 중 인두기에서 상부식도의 열림, 후두거상, 인두의 연동운동 등 삼킴관련 구조의 기능을 파악하는데 제한이 있으며, 음식물의 움직임을 관찰하는데 제한이 있으며 따라서 삼킴장애의 기전을 밝히는 데는 어렵다는 단점이 있다. 광섬유 내시경적 연하검사는 비디오 연하조영촬영과 더불어 임상적으로 매우 유용한 검사이며, 서로 보완적인 측면을 고려해야 한다.

(1) 광섬유 내시경 연하검사를 위한 도구 및 준비물

본 검사를 시행하기 위해서는 유연 비인두내시경(flexible nasolaryngoscope), 비디오카메라와 녹화기, 검사 식이가 필요하다. 검사 식이를 위해 환자에게 제공할 음식과 액체의 질감과 정도를 선택하는데 광섬유내시경검사 과정을 위해 제공하는 음식과 액체는 비디오 투시 삼킴검사 동안 주어지는 것들과 유사하다(표 4-2). 바륨대신에 음식과 액체를 준비할 때 환자의 분비물과 구별할 수 있도록 적은 양의 청색 식용색소를 추가한다.

(2) 광섬유내시경검사 과정

① 환자의 자세

검사자세는 엉덩관절 90° 굽힘한 채 기립자세로 앉는 것이 이상적이다. 그러나 저긴장과 어지러움 등 다양한 이유로 이런 자세를 취할 수 없을 경우 환자는 엉덩관절이 45° 굽힘된 자세를 유지한다.

② 내시경(endoscope) 삽입

유연 비인두내시경은 콧구멍 바닥을 따라 천천히 삽입하며, 내시경이 들어갈 때 마찰을 줄이기 위해 내시경 끝에 소량의 윤활제를 바른다. 내시경은 콧구멍 안으로 경구개와 연구개가 만나는 지점(코인두)까지 삽입하고. 그 지점에 도달하면, 환자에게 코를 통해 숨을 쉬도록 요청한 후 내시경을 더욱 삽입하여 코인두(비인두, naso pahrynx), 입인두(구인두, oropharynx) 및 후두 안을 관찰한다(표 4-6)(그림 4-13).

표 4-6. 삼킴 기능과 관련 있는 코인두, 구인두, 후두 구조의 시각적 평가항목

콧구멍	콧구멍에서 비갑개(turbinates)로 알려진 코의 구조들 사이에서 가장 넓은 구멍을 찾는다. 보통 가장 넓은 공간은 격막(septum)과 하비갑개 간에 코의 바닥에 둘러싸여 있다.
코 인두	검사자는 연구개를 관찰하고 근육의 적절한 거상과 하강에 주의한다.
입 인두	내시경 끝이 입 인두 안에 목젖까지 진행되면 후두덮개의 모양을 관찰할 수 있다. 그것이 굽어져 혀 기저부와 닿는가를 관찰한다. 그렇다면 이것은 삼켜진 음식물이 후두덮개계곡에 들어가는 것을 막을 수 있다. 후두덮개계곡이 어떤 모양을 하고 있는지(대칭적인지?), 한 쪽 또는 양쪽의 분비물의 고임이 있는지 관찰한다. 환자에게 혀를 입의 뒤로 당기라고 요청하여 혀 기저부의 가동성을 점검한다. 조롱박오목은 어떤 모양을 하고 있는지, 한 쪽 또는 양쪽에 분비물이 모여 있는지 관찰한다. 부종, 병변이나 덩어리와 같은 비정상적인 것이 발견되면 이비인후과전문의에게 의학적 평가를 의뢰한다.
후두 내	후두안뜰 내 열림은 기도로 흘러 들어간 분비물의 존재와 양을 관찰할 수 있다. 후두안뜰 내의 분비물은 흡인의 발생과 높은 관련이 있다.

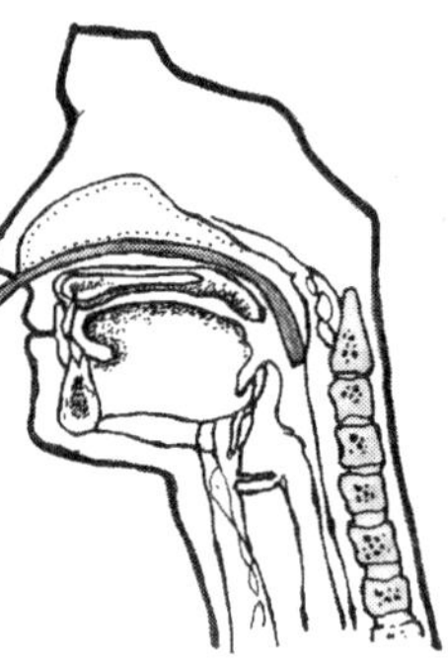

그림 4-13. 내시경의 삽입

③ 성대주름 폐쇄 평가

성대를 폐쇄하는 능력을 평가하는 것은 환자에게 숨을 참으라고 요청함으로서 수행된다. 일부 환자는 성대 폐쇄를 성취하기 위해 복부와 횡격막의 강력한 수축을 함으로서 추가 노력이 필요할 수 있다. 환자에게 "힘껏 숨을 참으세요."라고 요청할 때 성대주름을 더욱 성공적

으로 폐쇄할 수 있다. 만약 환자가 성문상부삼킴 또는 초성문상부삼킴 기법의 대상자일 경우 성대주름의 시각화는 환자로 하여금 적절하게 폐쇄할 수 있도록 한다.

④ 음식 제공

광섬유내시경검사 동안 제공되는 음식과 음료의 점도의 순서는 비디오 투시 삼킴 검사와 유사하다(표 4-7). 음식을 제공하여 검사하는 도중 전 단계의 점도와 양에서 후두침투나 흡인이 나타나면 다음 단계로 시도하는 것은 신중하게 결정한다. 묽은 액체 3cc에서 10% 이상 흡인이 발생하면, 더 많은 양의 묽은 액체로 평가하지 않는다. 이러한 시점에서 치료사는 적절한 보상전략을 적용하여 흡인을 감소시킬 수 있다. 보상전략을 사용하여도 흡인이 감소하지 않는다면, 다른 점도로 평가를 계속할 것인지 결정한다.

표 4-7. 광섬유내시경검사 평가에 사용하는 음식과 과정

1. 10~12cc 주사기를 사용하여서 3cc의 묽은 액체로 시행한다.
2. 3cc의 묽은 액체를 제공한다. 다음에 5cc의 묽은 액체를 제공한다.
3. 컵으로 묽은 액체를 연속적으로 마시게 한다(구강/인두 구조에 압박을 주기 위해 실시).
4. 묽은 액체 다음에 된 상태의 액체 3cc를 시행한다.
5. 5cc의 된 상태의 액체를 제공한다.
6. 컵으로 된 상태의 액체를 연속적으로 마시게 한다.
7. 된 상태의 액체 다음에 퓌레 3cc를 제공한다(사과소스, 푸딩, 으깬 감자 등).
8. 5cc의 퓌레식을 제공한다.
9. 퓌레식 다음에 고형식을 제공한다(1/4 크기의 잘 부서지는 쿠키 1/2 크기의 크래커 또는 음식).
10. 이미 주어진 음식과는 달리 삼키는데 어려움을 호소할 경우, 의심되는 음식을 1/2 티스푼으로 시행한다.
11. 캡슐이나 알약을 삼키는데 어려움을 호소할 경우, 위약이나 캡슐을 제공한다.

보상전략과 재활기술을 사용한 평가

12. 필요할 경우 보상전략을 사용하여 평가한다. 예로 환자가 오른쪽으로 후두덮개계곡과 조롱박오목에 음식물 고임과 함께 편측인두 약화를 보이면, 환자에게 액체나 퓌레식을 삼킬 때 머리를 오른쪽으로 돌리도록 요청하고 삼킴 기능에 대한 이것의 효과에 주목한다. 보상전략을 사용하여 후두덮개계곡과 조롱박오목의 음식물 고임이 감소되면 흡인의 위험성은 감소된다.
13. 환자가 지시에 따를 수 있다면, 재활 기술을 시도한다. 예로 삼킴반사의 지연을 보이면 음식을 삼키기 전에 온도촉각 자극을 시도할 수 있다. 이런 기술과 함께 삼킴 기능의 증가에 주목한다.
14. 인두와 후두구조에서 감각 감소의 의심이 있을 때 감각검사를 수행한다. 내시경의 끝으로 구역질 반사와 기침을 발생시키기 위해 호미후두덮개를 살짝 건드린다. 감각이 정상이면, 환자는 강하게 기침을 하게 된다. 이건 감각검사 방법은 FEESST(Fiberoptic Endoscopic Evaluation of Swallowing with Sensory Testing)이라 한다.

광섬유내시경검사 후 결과 토의
15. 치료사와 이비인후과의사는 결과에 대해 의논한다.
16. 의뢰한 의사에게 광섬유내시경검사의 결과와 치료에 대한 견해를 알린다.
17. 환자와 보호자와 광섬유내시경검사 결과와 치료 견해에 대해 논의한다.
18. 삼킴과 흡인 주의사항에 대해 교육한다. 예로 흡인 주의증상, 삼킴 주의사항과 구강으로 액체섭취금지에 대한 사항 등에 대해 교육하거나 식당이나 환자의 방에 게시한다.
19. 결과를 기록한다.

3) 컴퓨터 단층 촬영(computed tomography)

컴퓨터 단층 촬영은 삼킴과 관련된 해부학적 구조를 확인하기 위해 주로 사용되어 왔으나, 최근 기술의 발전으로 초당 10 프레임 이상 일정 부위를 촬영할 수 있는 area detection CT가 개발되면서 삼킴 동안의 동적 움직임을 삼차원으로 재구성하여 연하장애를 평가하려는 시도가 있다. 이런 동적 컴퓨터 단층 촬영은 삼킴과 관련된 해부학적 구조의 시공간적 변화를 보다 정확하게 측정할 수 있어 삼킴 관련 생리 연구에 많은 도움을 줄 수 있지만, 고가의 장비이고 방사선 노출이 위험이 있다는 점에서 한계가 있다.

4) 초음파 연하검사(ultrasonography)

초음파 연하검사는 비디오 연하조영촬영에서 방사선을 이용하는 것과는 달리 초음파를 이용하는 것으로 비디오 연하조영촬영에서는 볼 수 없는 연부조직의 구조를 잘 관찰할 수 있고, 방사선의 노출이 없고, 이동이 자유롭고, 구강기의 움직임을 잘 관찰할 수 있다. 또한 조영제나 약품을 사용하지 않으므로 정상에 가까운 음식을 사용할 수 있고 비교적 다양한 자세에서 검사가 가능하다는 장점이 있지만 연하 과정 중 인두기 과정 및 흡인여부를 정확히 관찰하기가 어렵고, 해상도가 떨어지고, 검사자의 숙련도에 의해 검사결과가 영향을 많이 받는다는 단점이 있어 임상에서 널리 사용되지 않고 있다.

5) 신티그래피(scintigraphy)

감마카메라로 촬영하여 동위원소가 포함된 음식물을 삼키면서 음식덩이의 각 단계별 통과시간과 통과량을 측정할 수 있고, 위식도 역류 여부를 측정할 수 있으며, 흡인의 유무와 범위를 측정하고 방사선 노출량이 적어 오랜 시간에 걸쳐 검사가 가능하다는 장점이 있지만 비디오 투시 삼킴 검사에 비하여 영상이 선명하지 못하고 연하와 관련된 해부학적 구조와의 관계를 알 수 없어, 흡인 및 연하장애의 원인을 알아보는데 무리가 있다. 따라서 이것은 비디오 투시 삼킴 검사와 보완적으로 사용하여 흡인량과 흡인된 물질의 제거정도와 속도를 측정하여서 삼킴장애 치료에 유용한 자료를 제공할 수 있다.

6) 인두 및 식도 압력 검사(pharyngeal and upper esophageal manometry)

압력 검사는 압력 센서를 삽입한 후 식도 부위의 압력을 측정하여 식도기에서의 연동운동이나 반지인두근의 이완/수축 정도를 측정하거나 최근 들어 인두부 압력을 측정하는 데도 일부 이용되고, 특히 인두수축근의 약화나 반지인두근의 이완이 잘 되지 않는 경우 삼킴장애 평가에 도움이 되지만 압력 센서의 위치를 고정하는 데 어려움이 있다.

4. 삼킴장애의 척도

1) 후두침투－흡인척도(PAS : Penetration－Aspiration Scale)

후두침투와 흡인을 보다 객관적으로 기술하는 측정의 하나가 Rosenbek 등(1996)에 의해 개발된 후두침투－흡인척도이다. 후두침투－흡인척도는 8점 척도로서 음식물이 기도를 들어가는 깊이와 그것이 방출되는지 여부를 측정하기 위해 사용된다. 비디오 투시 삼킴 검사나 광

표 4-8. 침습－흡인척도(PAS : Penetration－Aspiration Scale)

분류	척도	기준
후두침투/흡인 없음	1	음식물이 기도로 들어가지 않음
후두침투	2	음식물이 기도로 들어가고, 성대 위에 남아 있음, 기도 밖으로 나옴
	3	음식물이 기도로 들어가고, 성대 위에 남아 있음, 기도 밖으로 나오지 않음
	4	음식물이 기도로 들어가고, 성대에 닿음, 기도 밖으로 나옴
	5	음식물이 기도로 들어가고, 성대에 닿음, 기도 밖으로 나오지 않음
흡인	6	음식물이 기도로 들어가고, 성대 아래를 지남, 후두 또는 기도 밖으로 나옴
	7	음식물이 기도로 들어가고, 성대 아래를 지남, 후두 또는 기도 밖으로 나오지 않음
	8	음식물이 기도로 들어가고, 성대 아래를 지남, 밖으로 나오려는 작용이 없음

섬유내시경검사를 통해 침투되는 깊이와 침투되거나 흡인된 음식물을 방출하는 환자의 능력을 쉽게 관찰할 수 있기 때문에 이 척도는 환자를 재평가할 때 도움이 된다. 후두침투-흡인 척도는 표 4-8에 설명되고 있다. 치료사가 후두침투나 흡인의 정도와 이들을 예방할 수 있는 능력을 쉽게 알 수 있다.

2) 기능적 연하장애 척도(functional dysphagia scale, FDS)

기능적 연하장애 척도는 비디오 투시 삼킴 검사를 통해 비교적 안전하고 간단하게 삼킴 기능을 평가할 수 있으면서 포괄적이고 정량적인 척도로 임상적 유용성이 높은 척도로서 한태륜 등(1999)에 의해 개발되었다. 이것은 비디오 투시 삼킴 검사에서 흡인 여부를 기준으로 개별 임상 소견의 대응비를 구한 후 이 대응비에 근거한 상대적 가중치를 흡인의 위험을 유의하게 높이는 각 임상 소견 항목에 부여하여 총 100점으로 만든 정량적인 평가 척도이다. 기능적 연하장애 척도는 입술 다물기, 음식덩이 형성, 구강 내 음식잔류, 구강통과시간, 인두 삼킴의 유발, 후두거상과 후두덮개 폐쇄, 비강 역류, 후두덮개계곡의 음식잔류, 조롱박오목의 음식잔류, 뒤 인두벽의 코팅, 인두통과시간의 11가지 항목으로 구성되어 있고, 100점 만점으로 점수 높으면 높을수록 삼킴장애가 심각함을 나타낸다. 기능적 연하장애 척도의 민감도는 72.0 - 81.0%이고, 특이도는 70.7 - 92.0%이다.

표 4-9. 기능적 연하장애 척도(functional dysphagia scale)

Factror	Value	code	score
Lip closure	Intact	0	
	Inadequate	5	
	None	10	
Bolus formation	Intact	0	
	Inadequate	3	
	None	6	
Residue in oral cavity	None	0	
	≤10%	2	
	10-50%	4	
	≥50%	6	
Oral transit time	≤1.5sec	0	
	>1.5sec	6	
Triggering of pharyngeal swallow	Normal	0	
	Delayed	10	

Laryngeal elevation and epiglottic closure	Normal Reduced	0 12	
Nasal penetration	None ≤10% 10-50% ≥50%	0 4 8 12	
Residure in valleculae	None ≤10% 10-50% ≥50%	0 4 8 12	
Residue in pyriform sinuses	None ≤10% 10-50% ≥50%	0 4 8 12	
Coating of pharyngeal wall after swallow	No Yes	0 10	
Pharyngeal transit time	≤1.0sec >1.0sec	0 4	
Total			

3) Dysphagia Outcome and Severity Scale(DOSS)

DOSS는 비디오 투시 삼킴 검사 결과에 기초하여 독립성 수준, 영양섭취 수준, 식이수준과 식이변경 정도에 따라 7등급으로 분류한 기능적인 연하장애의 척도로 O'Neil 등(1999)에 의해 1999년 개발되었다. O'Neil 등은 삼킴장애를 장애(disability)의 한 부분으로 보고 장애 평가에 많이 이용되는 기능적 독립 측정(Functional Independence Measure; FIM)에 기초하여 7단계로 구분하였고 기능적 측정이라는 것을 강조하였다. 독립성 수준의 7단계는 식이변경이나 치료가 필요 없는 정상 상태를 말하고, 6단계는 수정되어 독립성을 유지하는 상태로 구강인두기에 경도 지연이 있고 식사 시간이 오래 걸리고, 5단계는 경도의 삼킴장애 상태로 한 가지 점도 제한을 하는 정도의 거리를 둔 관리가 필요하고, 4단계는 경도-중등도 삼킴장애 상태로 한두 가지의 점도 제한과 조언 등 간헐적으로 감독이 필요하고, 3단계는 중등도 삼킴장애 상태로 감독, 보상전략, 두 가지 이상의 점도제한 등 지속적 도움이 필요하고, 2단계는 중등도-중증의 삼킴장애 상태로 부분적 구강 섭취와 함께 보상전략이 필요하고, 1단계는 중증의 삼킴장애 상태로 구강 영양섭취를 하지 못한다. 영양섭취수준은 완전한 구강 섭취(7-6단계),

독립적이나 변형된 구강 섭취(5-3단계)와 비구강 영양 공급(2-1단계) 등 3가지 단계로 나뉘어 구성되어 있다. 식이 수준과 식이변경은 구강섭취를 하는 정도와 식이변경을 기준으로 나누는데, 7-6단계는 점도 제한이 필요하지 않는 정상적인 식이를 하고, 5단계는 한 가지의 점도제한이 필요하고, 4단계는 한두 가지 점도제한이 필요하고, 3단계는 두 가지 이상의 점도제한이 필요하다. DOSS의 검사자 내 신뢰도는 86-100%, 검사자 간 신뢰도는 82-100%로 매우 높게 나타났다.

표 4-10. Dysphagia outcome and severity scale

Full per-oral nutrition (P.O): Normal diet
Level 7 : Normal in all situations Normal diet No strategies or extra time needed
Level 6 Within functional limits/modified independence Normal diet, functional swallow Patient may have mild oral or pharyngeal delay, retention or trace epiglottal undercoating but independently and spontaneously Compensates/clears May need extra time for meal Have no aspiration or penetration across consistencies
Full P.O: Modified diet and/or independence
Level 5 Mild dysphagia: Distant supervision, may need one diet consistency restricted May exhibit one or more of the following Aspiration of thin liquids only but with strong reflexive cough to clear completely Airway penetration midway to cords with one or more consistency or to cords with one consistency but clears spontaneously Retention in pharynx that is cleared spontaneously Mild oral dysphagia with reduced mastication and/or oral retention that is cleared spontaneously
Level 4 : Mild-moderate dysphagia: Intermittent supervision/cueing, one or two consistencies restricted May exhibit one or more of the following Retention in pharynx cleared with cue Retention in the oral cavity that is cleared with cue Aspiration with one consistency, with weak or no reflexive cough Or airway penetration to the level of the vocal cords with cough with two consistencies Or airway penetration to the level of the vocal cords without cought with one consistency
Level 3 : Moderate dysphagia: Total assist, supervision, or strategies, two or more diet consistencies restricted

May exhibit one or more of the following Moderate retention in pharynx, cleared with cue Moderate retention in oral cavity, cleared with cue Airway penetration to the level of the vocal cords without cough with two or more consistencies Or aspiration with two consistencies, with weak or no reflexive cough Or aspiration with one consistency, no cough and airway penetration to cords with one, no cough
Nonoral nutrition necessary
Level 2 : Moderately severe dysphagia: Maximum assistance or use of strategies with partial P.O. only (tolerates at least one consistency safely with total use of strategies) May exhibit one or more of the following Severe retention in pharynx, unable to clear or needs multiple cues Severe oral stage bolus loss or retention, unable to clear or needs multiple cues Aspiration with two or more consistencies, no reflexive cough, weak volitional cough Or aspiration with one or more consistency, no cough and airway penetration to cords with or more consistency, no cough
Level 1 : Severe dysphagia: NPO: Unable to tolerate any P.O. safely May exhibit one or more of the following Severe retention in pharynx, unable to clear Severe oral stage bolus loss or retention, unable to clear Silent aspiration with two or more consistencies, nonfunctional volitional cough Or unable to achieve swallow

4) Dysphagia Severity Rating Scale

Dysphagia Severity Rating Scale는 Waxman 등(1990)에 의해 파킨슨병 환자의 삼킴 기능을 평가하기 위해 개발되었다(표 4-11).

표 4-11. 삼킴장애 중증도 등급 척도

등급	기준
0	정상 삼킴 기전
1	최소 삼킴장애(minimal dysphasia) : 비디오 투시검사에서 삼킴은 정상 삼킴과 약간 차이를 보인다. 환자는 삼킴 동안 감각의 변화를 호소할 수 있다. 식이조절이 요구되지 않는다.
2	경도 삼킴장애(mild dysphagia) : 특정 삼킴 치료에 의해 관리될 수 있는 구강인두 삼킴장애가 있다. 식이 점도에 약간의 조절이 필요할 수 있다.
3	경도−중등도 삼킴장애(Mild−moderate dysphagia) : 흡인의 가능성이 있지만 특정 삼킴 기법과 식이조절에 의해 감소된다. 식사를 위한 시간이 유의하게 증가한다. 따라서 보조 영향이 필요할 수 있다.

4	중등도 삼킴장애(Moderate dysphagia) : 흡인의 가능성이 있다. 비디오 투시 삼킴 검사에서 하나 이상의 점도에 대해 흡인의 흔적이 보일 수 있다. 환자는 흡인의 가능성을 최소화하고 삼킴을 촉진하는 삼킴기법의 사용에 의해 특정 점도의 음식을 먹을 수 있다. 식사동안 감독이 요구된다. 식사튜브나 구강으로 보조 영양이 요구될 수 있다.
5	중등도 중증 삼킴장애(Moderately severe dysphagia) : 환자는 하나 이상의 점도에 대해 5~10%를 흡인하며, 모든 점도에 흡인의 가능성이 있다. 흡인의 가능성은 삼킴교육에 의해 최소로 되다. 기침반사가 없거나 보호적이지 못하다. 환자의 영양섭취를 유지하기 위해 비경구섭취방법이 요구된다. 폐에 문제를 보이면 "입으로 아무 것도 먹지 않는 것"이 필요할 수 있다.
6	중증 삼킴장애(Severe dysphagia) : 모든 점도에 대해 10% 이상이 흡인한다. "입으로 아무 것도 먹지 않는 것"이 권고된다.

제5장

삼킴장애의 치료

삼킴장애 환자를 치료하기 위해 치료사는 환자에 대한 평가 결과들을 토대로 구강식이가 가능한지, 어떤 종류의 식이가 가능한지, 어떤 치료전략을 사용할지, 치료의 종류, 횟수와 강도를 결정하여 환자에 맞는 치료를 계획하고 수행한다. 작업치료사는 환자의 삼킴장애나 증상, 장애의 정도 및 장애의 원인에 따라 적절한 치료 계획을 세우고 삼키기 기능을 유지하도록 돕기 위해 다양한 치료들을 제공한다. 삼킴의 구강 인두기에서 하나 이상의 삼킴장애와 장애의 원인을 가질 경우에 치료는 다면적일 수 있다.

삼킴장애의 치료를 시작하는 시기는 의학적 상태가 안정화되고 삼킴장애에 대한 검사를 통해 장애가 판단되는 즉시 시작한다. 질환에 따라 두경부 암은 수술 후 7~14일쯤 합병증이 없는 상태에서 치료를 시행하고 뇌졸중은 발생 2~3일 후 의식이 명료하면 바로 시행한다.

1. 치료 접근

삼킴장애의 치료는 치료의 목표에 따라 보상접근과 재활접근으로 나뉠 수 있다. 보상접근은 음식물이 흐르는 경로를 변형시키고 식이를 조절하거나 음식덩이를 조절하는 등의 대안적 전략과 기술들의 사용으로 문제를 우회하는 것으로 완전한 회복이 예상되지 않거나 정상 삼킴의 회복에 앞서 안전하고 기능적인 삼킴을 위해 사용된다. 파킨슨병, 알츠하이머 질환, 근위축성측삭경화증 등과 같은 퇴행성 질환일 경우에는 주로 보상전략을 사용한다. 재활접근은 삼킴과 관련된 생리학적인 메커니즘을 변화시키고 삼키는데 필요한 운동 및 감각들을 변화시키는 전략으로 치료 후에도 치료효과가 계속 지속된다. 재활접근은 정상수준의 삼킴기능을 회복하는데 중점을 둔다. 일반적으로 치료 목표는 초기에 교정적이었다가 기능이 더 이상 좋아지지 않으면 다음에 보상적으로 변경할 수 있다.

치료접근은 음식을 제공하여 치료하는가에 따라 간접치료와 직접치료로 구분할 수 있다. 간접치료는 음식물 섭취 없이 삼킴 능력이나 삼킴에 필수적인 능력(예, 신경운동조절 능력)들을 다루는 것으로 구강 및 인두 근육들의 약화와 저 긴장을 위해 가동범위, 강화, 협동 운동들; 인두와 후두 구조의 강화; 구강근육의 민감도를 감소시키거나 자극하는 기술들; 인두 삼킴 반응을 향상시키는 기술이다. 흡인의 위험이 높은 환자는 비디오 투시 삼킴 검사 동안 보상전략이나 재활치료를 통해 흡인이 감소되지 않을 경우 간접치료만 수행해야 한다. 음식덩이의 10% 이상이 흡인되거나 구강통과 시간과 인두통과 시간이 합해서 10초 이상이 걸리면 직접치료나 구강 식사를 하지 않고 위험성이 적은 간접치료를 사용하며 비구강 식사가 병행된다. 직접치료는 치료적 식사를 통해 삼킴 능력을 증진시키는 것으로 보상적 삼킴기법의 사용과 음식을 이용한 삼킴 운동을 필요로 한다. 직접치료는 음식을 제공하기 때문에 각 삼킴 후 목소리 변화나 음식 잔유물의 검사 등 삼킴장애 증상을 확인하는 것이 중요하다. 직접치료나 간접치료를 수행할 지는 평가 자료를 토대로 결정하며 비디오 투시 삼킴 검사가 필요하다.

2. 보상전략

보상전략들은 음식과 액체가 구강과 인두를 통해 흘러 들어가는 방법을 변경시키는 전략으로 구강 인두기의 통과시간의 증가를 나타내는 환자에 도움이 되며 흡인이나 후두 침투를 감소시키거나 없애는데도 도움을 준다. 보상전략들은 삼킴장애의 유형에 따라 개별적으로 또는 결합되어 적용할 수 있다. 보상전략에는 자세 변화, 보상적 삼킴기법 사용, 식이조절, 음식덩이 조절, 보조기 사용이 있다.

1) 자세 변화

자세 변화는 삼키는 기능 자체가 아닌 환경을 변화시켜 구조적, 생리적 결함을 보상하는 방법이다. 치료사는 다양한 자세조절을 통하여 특정 증상을 호전시키는데, 이를 위해 어떤 자세가 환자에게 안전한 삼킴을 제공하는지 결정해야 한다. 이를 위해 해부학적, 생리학적인 측면을 이용하여 올바른 방법을 찾는 것이 중요하며, 비디오 투시 삼킴 검사를 통해 자세 변화의 효과를 알 수 있다. 자세 변화는 적어도 고개를 아래로 숙이거나 머리를 한쪽으로 돌리는 등 간단한 명령에 따를 수 있을 정도의 인지 능력을 보이는 환자에게 사용한다. 인지나 수용성 언어 능력이 유의하게 감소된 환자는 지속적인 언어적, 시각적, 촉각적인 단서들을 사용하는 것이 도움이 된다(표 5-1).

표 5-1. 자세 변화를 위한 단서들

단서들	예
언어적	"삼키기 위해 고개를 아래로 숙이세요."라고 말한다.
시각적	안전하게 삼키기 위해 환자에게 올바른 머리 자세의 그림이나 멘델슨 기법의 단계목록을 제공한다.
촉각적	환자의 머리를 고개 당기기 또는 고개 숙이기와 같이 바람직한 자세로 이끈다.

(1) 고관절 90° 굽힘된 상태로 기립하여 앉은 자세

머리를 앞으로 약간 숙이고 엉덩관절 90° 굽힘된 상태로 기립하여 앉은 자세는 음식물이 중력의 도움을 받아 해부학적 추진에 의해 구강과 인두를 지나 식도까지 자연스럽게 흘러 내려가게 한다. 식사를 위해 좋은 자세를 획득하고 유지될 수 있도록 적절한 의자를 사용해야 한다. 환자의 거동 능력이 떨어질 경우 휠체어에 앉는 것도 좋은 선택이 된다. 환자가 침상에서 음식을 섭취해야 할 경우, 침대의 머리부위를 높여서 앉은 자세를 취하게 하고, 올바른 신체배열을 위해 환자의 등과 머리 뒤에 베개들을 둔다.

(2) 턱 당김(chin tuck)

턱 당김은 삼킴 동안 고개를 숙여 턱을 가슴 쪽으로 당기는 방법으로(그림 5-1), 혀 기저부와 인두후벽 사이의 공간을 좁혀주고 인두내압을 증가시켜 음식덩이가 인두로 넘어가기 수월하게 해주고, 후두덮개계곡의 공간을 넓어지게 하고, 기도 입구를 좁혀주고, 목의 앞 부위 근육집단들의 긴장을 이완시킬 수 있어 삼킴 동안 도움이 된다. 또한 턱 당김은 삼킴반사가 지연되는 환자에게 반사가 일어나기 전에 음식덩이를 후두계곡에 머물게 함으로써 흡인이 되는 위험성을 줄이는 효과가 있다. 턱 당김은 후두덮개의 기능이 손상된 경우 효과가 없을 수 있다. 이런 환자를 위해, 치료사는 비디오 투시 삼킴 검사를 통해 식이점도를 바꾸거나 머리를 어느 한쪽으로 돌리는 것 등과 같이 다른 보상전략들을 시도해야 한다.

(3) 마비 쪽으로 머리 돌리기

마비 쪽으로 머리 돌리기 자세는 음식덩이가 마비쪽 인두의 후두덮개계곡과 조롱박오목을 피해 우회하여 정상 쪽 인두벽을 통해 아래로 흘러 내려가도록 하고, 정상 쪽 위식도조임근의 긴장도를 감소시켜 최대한 개방을 늘려 음식덩이가 정상 쪽으로 들어가게 하고, 방패연골에 압력을 가하게 됨으로써 성대 닫힘을 촉진시키는 효과가 있다. 이 자세는 편측 인두마비가 있거나 편측 성대마비가 있는 환자에게 도움이 된다(그림 5-2).

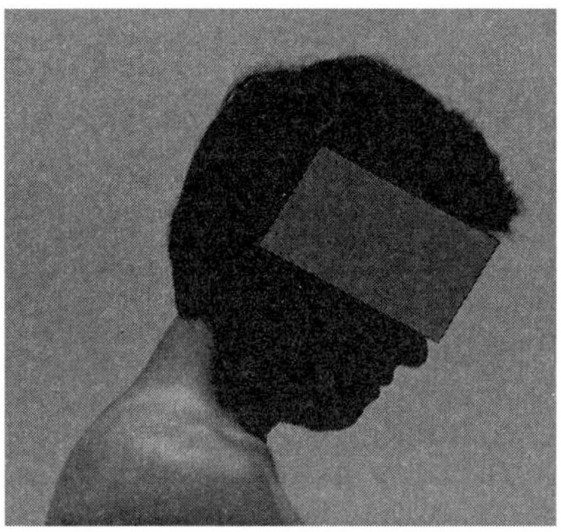

그림 5-1. 턱 당김(chin tuck) 자세

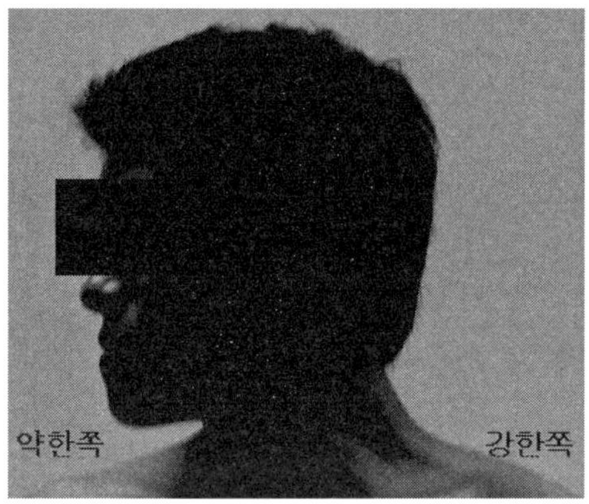

그림 5-2. 마비(약한) 쪽으로 머리 돌리기

(4) 턱 당김과 함께 마비 쪽으로 머리 돌리기

머리를 마비 쪽으로 돌리고 동시에 턱을 아래로 숙이는 자세는 음식물이 인두의 강한 쪽을 통해 느린 속도로 지나가도록 한다. 이것은 인두 삼킴의 유발을 촉진시킨다. 이 자세는 편측 인두마비가 있고 인두 삼킴의 지연을 보이는 환자에게 효과가 있다(그림 5-3).

(5) 정상 쪽으로 머리 기울이기

정상 쪽으로 머리 기울이기는 음식덩이가 중력에 의해 정상 쪽 인두벽을 따라 흘러 내려가도록 하는 효과가 있어서, 편측 인두나 혀의 기능이 감소되거나 마비가 있는 환자에게 도움이 된다(그림 5-4).

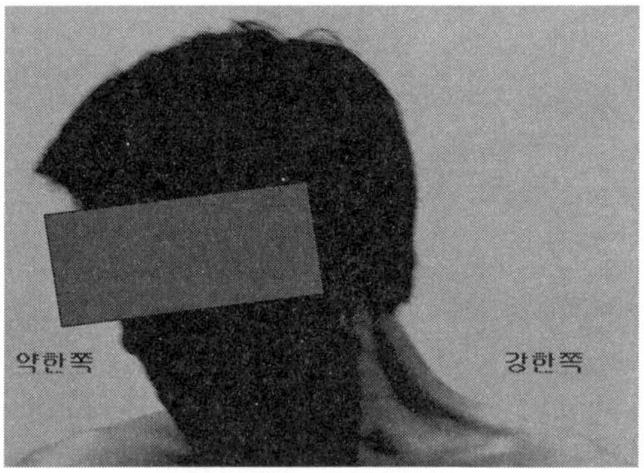

그림 5-3 턱 당김과 함께 약한 쪽으로 머리 돌리기

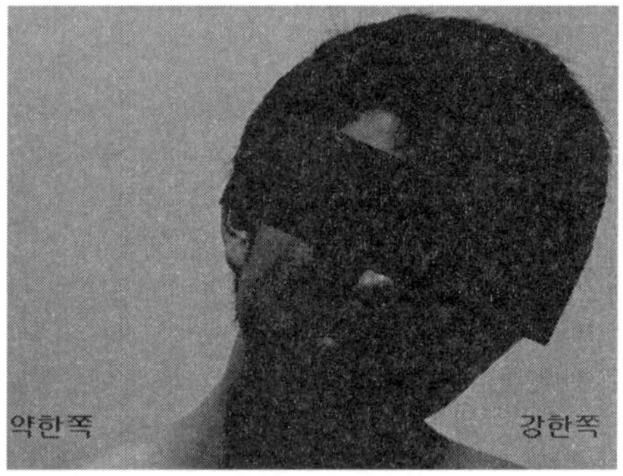

그림 5-4. 정상(강한) 쪽으로 머리 기울이기

(6) 머리를 뒤로 기울이기(head back)

머리를 뒤로 기울이기는 음식덩이가 중력에 의해 구강에서 인두로 흘러 내려가도록 하는 효과가 있어서, 음식덩이를 앞에서 뒤로 움직이는데 구강 운동장애(혀의 기능 감소와 같은)가 있는 환자에게 도움이 된다(그림 5-5). 이 자세는 특히 근위축성측삭경화증이나 구강암 초기 단계의 환자에게 도움이 된다. 이 자세로 인해 흡인의 위험이 있을 경우, 성문상부 삼킴을 병행하는 것이 좋다. 이 자세는 인두기 삼킴 유발의 지연을 보이는 환자에게 사용되어서는 안 된다.

(7) 고개 내밀기(경부 돌출)

고개 내밀기는 기계적으로 조롱박오목과 식도의 입구부위가 열리게 하는 효과가 있어서, 반지인두 절제 수술 후에 사용된다(그림 5-6). 수술을 하지 않은 경우에도 조롱박오목의 음식 잔여물을 제거하는데 도움이 될 수 있다.

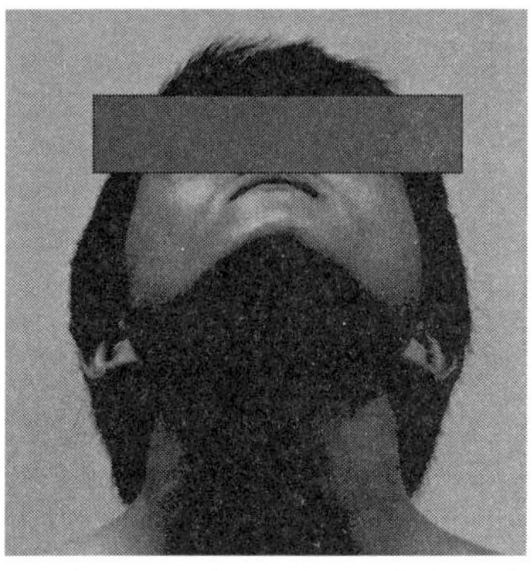

그림 5-5. 머리 뒤로 기울이기

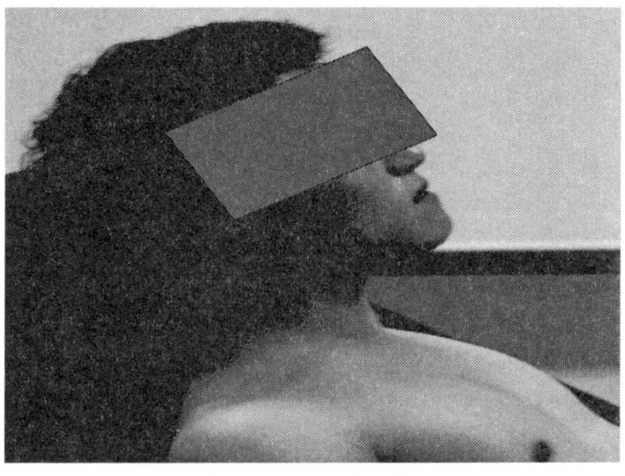

그림 5-6. 고개 내밀기

(8) 옆으로 누운 자세(side lying position)

옆으로 누운 자세는 침상의 머리 부위가 30도 위로 기울어진 상태로 강한 인두 쪽이 아래 있는 자세를 취하고 베개로 환자의 머리를 지지한다. 환자를 등 뒤에 베개를 놓아 지지한다(그림 5-7). 이 자세에서 환자는 침상에 누워있기 때문에 음식을 입으로 가져가는데 도움이 필요하게 된다. 이 자세는 구강암 환자에게 주로 사용한다.

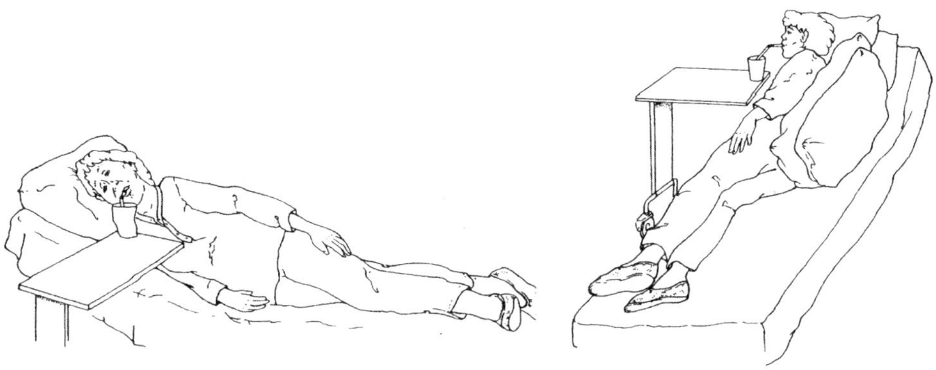

그림 5-7. 머리를 베게로 지지한 상태의 옆으로 누운 자세

2) 보상적 삼킴기법

보상적 삼킴기법은 삼킴에 요구되는 생리학적 측면을 자발적으로 조절하여 효과적이고 안전하게 삼킬 수 있도록 개발된 기술이다. 보상적으로 매 식사마다 사용되며, 이 기술을 습득하기 위해 환자는 복잡한 지시사항을 이해하고 따를 수 있어야 한다. 인지기능이 저하되어 방법을 순서대로 따르지 못하는 환자에게는 교육할 수 없다. 다양한 보상적 삼킴기법들이 사용되는데(표 5-2), 이들 중 멘델슨기법, 성문상부/초성문상부 삼킴, 힘주어 삼키기는 삼킴 능력을 일부 향상시키기는 효과를 갖기 때문에 개선접근(또는 재활기술)에 포함되기도 한다.

표 5-2. 보상적 삼킴기법의 목적과 실행

기법	목적	실행
멘델슨기법	후두거상과 반지인두조임근의 개방을 연장한다.	삼킴 동안 Adam's apple을 가장 높은 위치에서 유지하려 노력한다.
성문상부 삼킴	수의적으로 기도를 폐쇄하여 음식물이 기도로 들어가는 것을 방지한다.	숨을 멈춘 동안 삼키고, 삼킴 직후 기침을 한다. 다음에 다시 삼킴을 하고 숨을 쉰다.

초성문상부 삼킴	삼킴 동안 기도를 보호하며 음식물이 기도로 들어가는 것을 방지한다.	숨을 멈추고 복부에 힘을 준 상태에서 평소보다 힘껏 삼킨다. 삼킴 직후 숨을 쉰다.
힘주어삼키기	삼킴 동안 혀 기저부의 뒤쪽 당김을 증진시켜 후두덮개계곡에 음식 잔여물을 남아있는 않게 한다.	삼킴 동안 목구멍 근육을 최대한 강하게 쥐어짜듯이 삼키게 한다.
반복 삼키기	구강이나 인두에 남아있는 음식잔여물을 깨끗이 제거한다.	음식물을 넘긴 후에 다시 삼킴을 반복하도록 요청함으로서 시행한다.

(1) 멘델슨기법(mendelsohn maneuver)

멘델슨기법은 인두기 삼킴 동안 반지인두근의 개방과 후두거상에 문제가 있는 환자들에게 사용된다. 반지인두조임근 기능장애로 인해 반지인두근이 이완하지 못하거나 개방시간이 너무 짧을 경우에 음식덩이가 식도로 통과하지 못하고 조롱박오목에 남게 되며, 이후에 기도 안으로 흘러들어가기 때문에 인두 삼킴 후에 흡인이 발생한다. 멘델슨기법은 수의적으로 반지인두근의 개방시간과 후두거상 시간을 연장시키는데 목적이 있다. 따라서 보다 많은 음식덩이가 삼킴 동안 식도로 들어갈 수 있게 된다. 이 기법은 또한 전반적인 삼킴의 타이밍과 협응을 증가시킬 수 있다.

멘델슨기법은 환자에게 엄지와 검지로 후두를 잡고 삼킴 동안 후두의 가장 높은 지점에서 멈추도록 지시한다(그림 5-8). 이것은 더 많은 비율의 음식덩이가 반지인두근 부위를 통해 흘러 들어갈 수 있도록 한다. 환자의 능력이 향상되어 수의적으로 인두를 거상시킬 수 있으면 손가락의 도움은 필요하지 않다. 환자가 여러 번 삼킴을 연습하고 후두거상이 일어나는 지점을 확인하면, 그는 손으로 후두를 올리지 않고 이 방법을 시도한다. 치료사는 삼킴 동안 후두

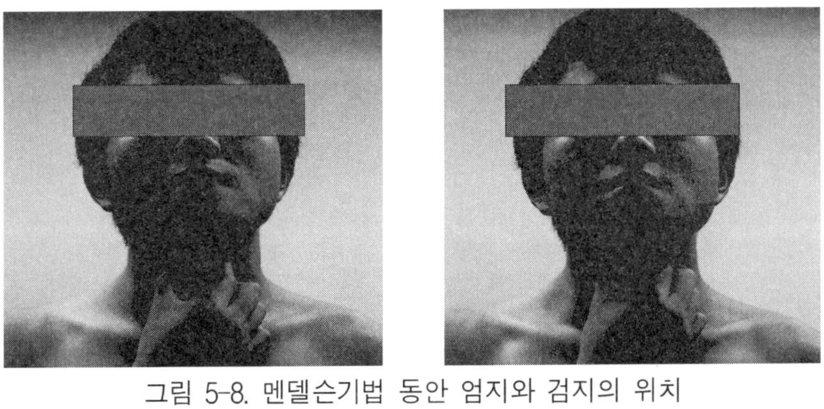

그림 5-8. 멘델슨기법 동안 엄지와 검지의 위치

거상을 연장하기 위해 "삼킴을 유지하세요."라고 구두나 서면으로 설명을 한다.

멘델슨기법은 표면근전도검사(Surface-Electromyography; SEMG)와 함께 사용될 경우 보다 효과적으로 학습될 수 있다. 표면근전도검사는 컴퓨터 스크린의 시각적 피드백을 통해 환자가 더욱 효과적으로 수행할 수 있도록 돕는다.

표 5-3. 멘델슨기법의 단계

1. 한 입의 음식이나 한모금의 액체를 입에 넣는다.
2. 씹는다(필요할 경우).
3. 환자나 치료사는 엄지와 검지 사이에 후두를 촉지한다.
4. 삼킨다.
5. 삼킴 동안 후두 상승이 최고로 이루어진 지점에서 2초 동안 후두를 "유지"하도록 한다.
6. 후두의 유지를 푼다.

* 음식을 삼킬 때마다 1에서 6단계를 반복한다.

(2) 성문상부 삼킴기법(supraglottic swallow technique)

성문상부 삼킴기법은 삼킴 전/동안/후에 수의적으로 기도를 폐쇄하여 흡인을 방지하는 기법으로(그림 5-9), 성대폐쇄가 감소된 환자나 인두기 삼킴의 지연으로 삼킴 반사 전에 음식물이 인두 내로 떨어지는 환자에게 사용된다. 이 기술은 여섯 단계의 과정으로 이루어졌기 때문에 인지기능이 감소된 환자들은 사용되기 힘들며, 순응도가 떨어진다는 단점이 있다. 기도폐쇄가 심하게 손상된 경우 성문상부 삼킴보다 환자는 성대 폐쇄 운동(vocal cord adduction exercise)을 하는 것이 효과적일 수 있다.

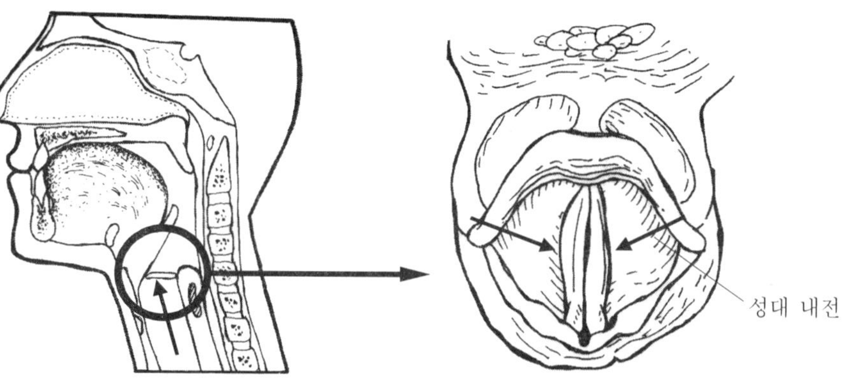

그림 5-9. 성문상부 삼킴을 적용할 때 성대의 움직임

표 5-4. 성문상부 삼킴기법의 단계

1. 숨을 깊게 들이 마시고 숨을 멈춘다.
2. 숨을 멈춘 상태에서 음식물을 입에 넣는다.
3. 계속 숨을 멈춘 상태에서 삼킨다.
4. 삼킴 직후 기침을 한다.
5. 다시 한 번 삼킨다.
6. 숨을 쉰다.

* 음식을 삼킬 때마다 1에서 6단계를 반복한다.

(3) 초 성문상부 삼킴기법(super-supraglottic swallow technique)

초 성문상부 삼킴기법은 성문상부 삼킴, 발살바 조작, 힘주어 삼키기를 함께 사용한 방법으로 성문상부 후두절제술(supraglottic laryngectomy)로 인해 삼킴장애나 기도 흡인을 보이는 환자들에 사용된다. 이 기술은 삼킴 동안 기도를 보호하며 음식물이 기도로 흡인되는 것을 방지한다. 이 기술은 숨을 깊이 들이 마신 후 숨을 멈춘 상태에서 음식을 삼키게 하므로 흉강 내압이 증가하여 심장으로 돌아가는 정맥 유입이 방해될 수 있으므로 심장질환 환자나 고혈압 환자는 주의해야 한다. 초 성문상부 삼킴기법은 힘주어 삼키기와 같이 사용하기 때문에 후두폐쇄의 감소와 혀기저부 수축의 약화가 있는 경우에도 효과가 있다.

표 5-5. 초 성문상부 삼킴기법의 단계

1. 숨을 깊게 들이 마시고 숨을 멈춘다.
2. 숨을 멈춘 상태에서 음식물을 입에 넣는다.
3. 계속 숨을 멈춘 상태에서 복부에 힘을 준다(분만 2단계 동안 횡격막과 복부근육들을 강하게 수축하듯이).
4. 숨을 멈추고 복부에 힘을 준 상태에서 평소보다 힘주어 삼킨다.
5. 기침한다.
6. 숨을 쉰다.

* 음식을 삼킬 때마다 1에서 6단계를 반복한다.

(4) 힘주어 삼키기(effortful swallow)

힘주어 삼키기는 인두기 삼킴 동안 혀 기저부의 뒤쪽 당김을 증진시킴으로서, 후두덮개계곡에 음식잔여물을 남아있지 않게 한다(그림 5-10). 힘주어 삼키기를 위해 환자에게 삼키는 동안 목구멍의 모든 근육을 강하게 쥐어짜듯이 세게 힘을 주어 삼키라고 지시한다. 이것은 혀 기저부의 뒤 당김을 증가시키고 인두 내부의 압력을 증가시켜 인두를 통해 음식덩이가 이동되도록 돕고, 음식덩이가 타이밍에 맞게 인두강을 통과하도록 돕는다. 힘주어 삼키기는 환자에게 성공적으로 학습하기 위해 표면근전도검사와 함께 사용될 수 있다.

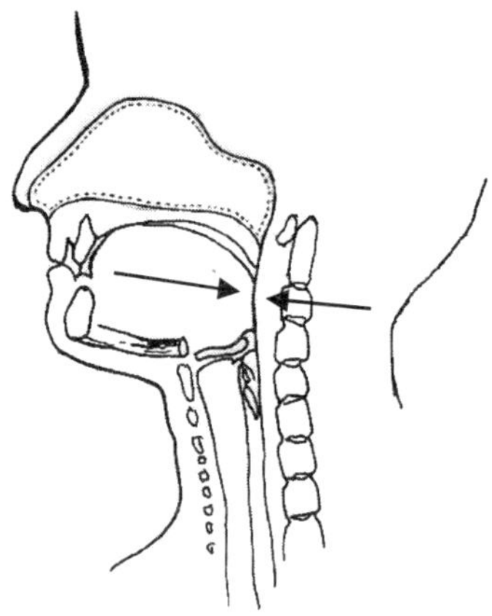

그림 5-10. 힘주어 삼키기를 적용할 때 해부학적 움직임

(5) 반복 삼키기(double swallow)

반복 삼키기는 인두에 남아 있는 음식잔여물을 깨끗이 제거하기 위해 한 입을 넣고 여러 번의 삼킴을 하는 것으로 인두근육이 약화가 있거나 구강과 인두에 음식잔류가 있는 경우에 사용된다. 이 방법은 모든 삼킴 환자에게 적용될 수 있다. 환자가 음식물을 넘긴 후에 다시 한 번 삼키도록 요청함으로서 반복 삼킴을 수행하게 한다. 만약 환자가 자발적으로 삼킬 수 있다면 치료사는 환자의 구두 암시를 줄 필요가 없다.

3) 식이조절

음식의 점도와 질감을 조절하는 것은 혀 근육의 변화를 포함하여 구강인두기 요소들 모두의 변화를 일으킨다. 식이조절을 할 때 의학적 상태와 환자 병력(예, 영양섭취, 호흡 및 폐의 상태, 삼킴장애에 대한 환자의 자각)이 고려된다. 식이조절은 표 5-6과 같이 표준화된 삼킴장애식을 이용할 수 있다.

일반적으로 수저로 떠먹을 수 있는 상태의 된 액체는 인두삼킴 유발이 현저하게 지연된 환자에게 적절하다. 된 상태의 액체는 느린 속도로 구강과 인두를 통해 이동되기 때문에 인두 삼킴이 유발될 수 있는 더욱 많은 시간을 갖게 된다. 과일넥타, 버터우유, 토마토주스, 요구르트와 같은 중간 점도의 액체(nectar-like)는 3~5초의 중등도 삼킴 지연 환자에게 사용된다. 점도를 늘리기 위해 묽은 액체에 점도증진제(thickening agent)를 섞어서 걸쭉하게 만드는데, 점도증진제를 사용할 때 온도가 증가함에 따라 점성이 감소된다는 것에 주의해야 한다. 맛을 손상시키지 않고 음식이나 액체의 점도만을 변화시키도록 하는 것이 중요하다.

퓌레식은 구강 내 협응 기능이 덜 요구되므로 혀 조절을 못하거나 혀의 펌핑동작이나 구강 협동부전을 보이며 음식덩이를 만들지 못하는 환자나 이가 없는 환자에게 제공된다. 퓌레식은 또한 구개활을 지나 인두로 보다 느리게 이동하기 때문에, 삼킴 반응이 유발될 수 있는 더욱 많은 시간을 갖게 하므로 후두덮개계곡과 조롱박오목에 잔여물이 고이는 중등도에서 중증 삼킴장애 환자와 기도를 보호하는 능력이 없는 환자에게도 권고된다. 부드러운 형태의 다진식은 완전히 익힌 야채, 통조림으로 된 과일과 연한 파스타와 같이 부드러운 음식 재질을 씹는 것을 요구하는데, 이것은 퓌레 형태보다 더 질감 있는 부드러운 음식에 내성이 있는 환자에게 권고된다. 다진식으로 훈련하는 환자에게 날 것이나 찐 야채와 과일들은 공급하지 않는데 이런 음식은 단단하여 씹거나 조작하는데 어려움을 갖기 때문이다. 일반식은 경도 삼킴장애 환자를 위해 권고된다. 비록 환자가 일상 식이에 들더라도 그는 안전한 삼킴을 위해 식사 동안 계속 감독이 필요할 수 있다. 약을 먹을 때 알약이나 캡슐로 된 약보다 가루로 만든 약을 먹는 것이 필요할 수 있다. 퓌레식 단계의 삼킴장애 환자는 고형식 질감에 내성이 없기 때문에 알약이나 캡슐들은 후두덮개계곡, 조롱박오목에 또는 후두안뜰에 박힐 수 있기 때문에 흡인의 위험이 있을 수 있다. 이런 경우에 구강 인두기의 통과를 돕고 흡인의 위험을 감소시키기 위해 약을 가루로 만드는 것이 도움이 된다.

표 5-6. 삼킴장애 식이조절의 진행

점도조절의 진행

1. 수저로 떠먹을 수 있는 상태(spoon-thick)의 액체
2. 꿀과 같이 수저에서 이어져 떨어지는 액체(honey-thick fluids)
3. 된 상태의 넥타와 같이 수저에서 똑똑 떨어지는 액체(Nectar-thick fluids)
4. 물이나 커피, 차와 같은 묽은 액체

질감조절의 진행

1. 푸딩과 사과 소스와 같은 된 상태의 퓌레
2. 부드러운 조리된 야채, 과일, 연한 파스타와 같이 연하고 촉촉한 다진식
3. 딱딱하고, 질기고 바삭거리는 음식을 제외한 거의 일반식에 가까운 음식(쿠키, 빵과 같이 씹을 수 있는 것)

4) 음식덩이 조절

점도와 질감을 조절하는 식이조절 외에 음식덩이는 크기와 양, 맛, 온도, 그리고 구강에 제공하는 위치에 따라 다양하게 조절될 수 있다. 이런 조절은 삼킴장애 환자들이 안전하게 구강 섭취할 수 있도록 도움을 준다.

(1) 크기와 양 조절

사람이 한 번에 입에 넣을 수 있는 음식이나 액체의 양은 안전하고 쉽게 삼키는 능력에 영향을 주기 때문에 흡인의 위험이 있는 환자를 위해 안전한 삼킴을 위해 음식덩이의 크기와 양을 줄이는 것이 좋다. 음식덩이 크기를 줄이는 것은 볼과 얼굴의 긴장도가 감소되거나 마비가 있는 경우, 인두기 삼킴의 유발이 지연되거나 혀기저부 뒷당김의 감소가 있는 경우에 도움이 된다. 충동적인 환자가 구두 단서를 따르지 못하는 경우 음식의 크기를 줄이고, 치료사나 가족에 의해 지속적으로 모니터 되어야 한다.

음식덩이의 크기를 조절하는 방법은 ① 음식덩이의 크기를 줄이는 것, ② 한 입 또는 모금마다 두 번 삼키는 것, ③ 빨대의 사용을 피하는 것이 있다. 치료사는 삼킴의 안전을 위해 1/3~1/2 티스푼(2~5cc)정도로 음식덩이 크기를 줄인다. 음식덩이의 크기를 조절하기 위해 작고 얕은 스푼이 사용된다. 한 입 또는 한 모금 마다 두 번 삼키는 것은 환자가 추가적인 반복 삼키기로 후두덮개계곡과 조롱박오목에 남은 음식잔여물을 깨끗이 비우는데 도움이 된다. 만약 환자가 자발적으로 다시 삼키지 않으면 반복 삼킴을 하도록 구두로 조언을 하거나 주변에 인쇄물을 게시하여 반복 삼키기를 장려한다. 환자가 음식을 한 모금 먹거나 마신 후 다음 한 모금을 먹기 전에 수저나 컵을 내려놓도록 한다. 구강 실행증이 있거나 혀의 기능의 감소를 보이는 환자는 추가적인 반복 삼킴을 시작하지 못할 수 있는데 이런 경우 고형식과 유동식을 번갈아 먹음으로서 인두내 음식잔여물을 비울 수 있다. 많은 삼킴장애 환자들은 적절하게 흡입과 빨기를 조절하거나 타이밍을 맞추지 못하기 때문에 빨대로 마시는 것은 안전하지 못하다. 이런 환자는 빨대로 먹는 액체의 양을 조절하지 못하여 너무 많은 액체가 입으로 들어가게 되어 기도 흡인이 일어날 수 있기 때문에 빨대의 사용은 피하는 것이 좋다.

(2) 맛조절

신맛이 나는 음식은 식사 전이나 식사 동안에 구강과 인두의 감각을 자극하고 인두기 삼킴 유발과 혀기저부의 뒷당김을 촉진한다. 맛조절은 최소한 흡인의 위험 없이 된 액체를 섭취할 수 있는 환자에게 사용한다.

⑶ 온도조절

온도조절은 삼킴 전이나 삼킴 동안의 구강 감각에 대한 인식을 향상시킬 수 있다. 차가운 음식은 삼킴을 위한 구강기의 시작을 빠르게 유발할 수 있고 구강통과시간을 촉진시킨다.

⑷ 위치조절

음식을 제공할 때 입 안에서 적절한 위치에 제공하는 것이 구강섭취에 도움이 된다. 제공하는 방법은 환자의 구강 운동기능에 따라 다르다. 일반적으로 음식은 혀의 중심에, 혀의 좋은 쪽 외측에, 좋은 쪽 위 어금니사이에 주어진다.

입술 다물기와 혀의 후방 추진이 적절할 경우 스푼 끝을 입술에 놓고, 환자 스스로 스푼에서 음식을 받아먹게 한다. 입술 다물기는 부적절하지만 후방 혀의 후방 추진이 적절할 경우 스푼을 혀의 앞쪽 1/3 위에 놓고 음식을 주면서 아래방향으로 압력을 가하고 위 방향 각도로 스푼을 뺀다. 혀 밀어내기 패턴을 보이거나 혀를 뒤쪽으로 가져갈 수 없는 경우 음식을 혀의 뒤쪽에 제공한다. 씹는 동안 혀의 운동 범위가 저하된 경우에는 음식을 혀가 잘 움직이는 쪽에 두면 음식 조절을 더 잘 할 수 있다. 얼굴 근육이 한쪽만 마비된 환자의 경우에도 비마비측으로 음식을 제공하면 음식을 흘리거나 음식이 고랑에 남는 일이 감소된다.

⑸ 음식과 액체를 번갈아 제공

음식(고형식)과 액체를 번갈아 섭취하도록 함으로서 인두로부터 음식잔여물을 깨끗이 비울 수 있다. 후두덮개계곡이나 조롱박오목 저류가 있고, 반복 삼킴으로 인두를 깨끗이 비우지 못하는 환자들은 이 전략으로부터 도움을 받을 수 있다. 이 기술은 비디오 투시 삼킴 검사 동안 평가되어야 한다.

⑹ 다른 고려사항

① 삼킴 후 구강의 고임 검사

매번 삼킴마다 음식이 남아있는지 알기 위해 입을 벌려 가쪽 및 앞쪽 고랑과 혀 아래를 체크한다. 가쪽과 앞쪽 고랑에 음식잔여물이 고이는 경우 혀로 구강을 깨끗이 청소하도록 요청한다.

② 식사 후 기립자세 유지

후두덮개계곡 및 조롱박오목에 음식잔여물이 있는 환자는 식사 후 바로 누울 경우 음식잔여물이 후두안뜰 안으로 떨어져 흡인의 위험에 놓일 수 있기 때문에 식후 대략 30분 동안 기립하여 앉은 자세를 유지해야 한다. 식사 후 기립자세는 환자가 반복 삼킴으로 인두에서 음식잔여물을 깨끗이 비울 수 있도록 한다. 비위관 영양 또는 위창냄술 튜브를 통해 비구강 식사를 하는 환자들은 식사 동안 엉덩관절을 최소한 45° 각도에서 90° 각도로 앉은 자세를 취하고 식사 후 30~60분 동안 그 자세를 유지해야 한다.

5) 보조기 사용

구강내 보조기는 혀 움직임이나 유의한 구강 혀조직의 상실(25% 이상)이 있는 구강암 환자, 양쪽 혀밑신경 마비가 있는 신경학적 환자, 연구개의 일부나 전부를 수술로 절제한 구강암 환자, 구개 마비가 있는 신경학적 환자에서 삼킴을 증진시키기 위해 중요한 보상적 접근이다.

구개거상보철물(palatal lift prosthesis)은 연구개나 목젖(velar)의 마비로 인한 비인강폐쇄부전 환자에 대해 연구개를 거상된 자세로 올려주어 삼킴 및 구음 동안 비인강폐쇄를 돕는다. 구개밀폐장치(palatal obturator)는 연구개의 절제술을 한 구강암 환자에게 사용된다. 이것은 구강과 비강을 구분하여 식사 동안 음식이 코로 역류되는 것을 막고 흡인에 대한 위험을 감소시킨다. 구개증대보철물(palatal augmentation prosthesis)은 혀 절제술을 하거나 혀 운동의 마비에 의해 구강에서 인두로 음식덩이를 보내지 못하는 환자에게 사용된다. 혀가 입천장에 접촉되지 않으면 음식덩이가 인두로 내려가는 것이 불완전하기 때문이다. 구개증대보철물은 혀가 위로 올라가지 않으면 입천장을 내리자는 생각으로 설계되었다. 삼킴 동안 혀와 입천장의 접촉을 증가시켜 음식덩이를 더욱 효과적으로 이동하고 조절할 수 있게 한다. 혀 절제술을 한 환자는 이 보철물을 통해 마치 자신의 혀가 제자리에 보철물로 된 입에 다시 일치하는 것처럼 느끼게 된다.

이런 구강내보철물들은 자주 치료사와 함께 협력하여 턱 얼굴 보철전문의에 의해 제작된다. 제작은 환자들이 보철물을 받을 때 습관을 버릴 필요가 있는 나쁜 삼킴 습관의 발달을 방지하기 위해 수술 후 처음 4~6주 내에 시작되어야 한다. 치료사는 필요한 구개 하방이동

(palatal lowering)의 양과 최적의 구개의 윤곽에 대한 정보를 제공한다.

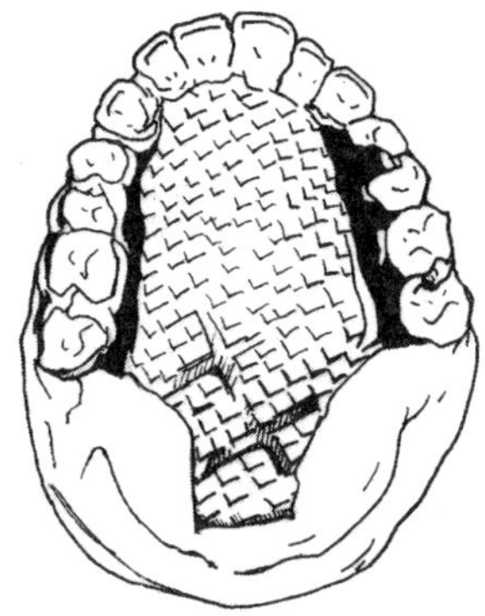

그림 5-11 구개거상보철물

3. 재활기법

재활기법은 환자가 정상수준의 삼킴 기능을 회복하는데 중점을 두며, 삼킴과 관련된 생리학적 메커니즘을 근본적으로 변화시키는 방법이다. 재활기법에는 보상적 삼킴기법, 운동치료, 감각자극, 도구를 이용한 삼킴 치료 등이 있다. 여러 치료 방법들은 환자가 가지고 있는 삼킴장애의 유형에 따라 개별적으로 또는 여러 가지가 결합되어 적용된다. 이들은 치료 후에도 효과가 지속적으로 유지된다. 표 5-7은 삼킴장애의 일반적인 치료를 설명하고 있다.

표 5-7. 삼킴장애의 일반적인 치료

1. 가장 편안하고 안정된 상태에서 연습을 한다.
2. 짧은 연습 시간은 더 효과적이고 덜 피로하다(개인에 따라 연습시간은 다르며 5분에서 20분 사이가 좋다).
3. 환자에게 실시 가능한 시간과 횟수를 기록한다.
4. 연습은 정확하고 힘 있게 실시하는 것이 중요하다(빠르기가 아니라 힘을 증진시키기 위한 연습이므로 빠르게 하는 것 보다 힘 있게 한다).
5. 일상과정이 되도록 매일 연습을 한다.
6. 집에서 연습할 때는 시간을 지키기 위하여 시계나 타이머를 이용하는 것이 도움이 된다.
7. 연습하기 가장 좋은 장소는 조용하고 산만하지 않은 곳이다.

1) 보상적 삼킴기법

보상적 삼킴기법은 삼킴에 요구되는 생리학적 측면을 자발적으로 조절할 수 있도록 개발된 기술로 환자의 삼킴 능력 향상을 위해 일시적으로 또는 보상적으로 매 식사마다 사용된다. 이들 중 멘델슨기법, 성문상부 삼킴, 초 성문상부 삼킴, 힘주어 삼킴은 삼킴 능력을 일부 향상시키기는 효과를 갖기 때문에 재활기술에 포함되기도 한다. 이들은 환자의 부분으로 복잡한 지시를 따르는 능력과 충분한 주의지속기간을 요구한다.

표 5-8. 재활기술에 포함되는 보상적 삼킴기법

기법	목적	실행
멘델슨기법	후두거상과 반지인두조임근의 개방을 연장한다.	삼킴 동안 Adam's apple을 가장 높은 위치에 서 유지하려 노력한다.
성문상부 삼킴	수의적으로 기도를 폐쇄하여 음식물이 기도로 들어가는 것을 방지한다.	숨을 멈춘 동안 삼키고, 삼킴 직후 기침을 한다. 다음에 다시 삼킴을 하고 숨을 쉰다.
초 성문상부 삼킴	삼킴 동안 기도를 보호하며 음식물이 기도로 들어가는 것을 방지한다.	숨을 멈추고 복부에 힘을 준 상태에서 평소보다 힘껏 삼킨다. 삼킴 직후 숨을 쉰다.
힘주어 삼키기	삼킴 동안 혀 기저부의 뒤쪽 당김을 증진시켜 후두덮개계곡에 음식잔여물을 남아있지 않게 한다.	삼킴 동안 목구멍 근육을 최대한 강하게 쥐어 짜듯이 삼키게 한다.

2) 운동치료

삼킴을 위한 운동치료는 삼킴과 관련된 근육의 운동범위와 근력을 증진시키고, 기능적으로 삼킬 수 있게 도와주며(Robbins 등, 2005, 2007), 삼킴 자체의 기능을 향상시킨다. 삼킴 운동에는 구강운동, 혀기저부운동, 연구개운동, 후두운동 등이 있으며, 이외에 음식덩이를 조절하는 훈련으로 거즈패드나 막대사탕, 껌 등을 이용하여 혀의 움직임을 유도할 수 있다.

(1) 구강운동(oral-motor exercise)

구강운동의 입술, 혀, 얼굴, 아래턱 근육의 관절가동범위 증진과 근력을 강화시키는 중점을 둔다. 또한 구강운동은 구강-운동 능률을 증가시킴으로서 음식덩이 조작과 추진을 촉진할 뿐 아니라 언어 명료함에 긍정적 효과를 갖는다. 구강 운동은 혀 가동성의 감소, 구강감각의 감소, 구강 협응부전, 음식덩이 조작의 감소, 입술 또는 안면 약화/협응부전, 혀 기저부 뒤당김의 감소 등으로 인해 구강 및 인두통과시간이 지연된 환자들에게 도움이 된다.

작업치료사는 삼킴장애 환자의 필요에 맞는 운동프로그램을 계획한다. 혀 기저부 뒤당김의 감소를 보이는 환자는 혀의 가동범위와 근력강화 운동으로부터 이익을 얻는다. 만약 환자가 불충분한 입술 다물기 때문에 과도하게 침을 흘린다면, 치료사는 입술 가동범위 증진과 근력강화의 운동프로그램에 중점을 둔다. 구강의 능동적인 움직임이 어려운 환자의 경우, 수동적으로 움직임을 만들어줌으로써 운동을 한다. 어느 정도 능동적인 움직임이 가능해지면 저항에 대항하여 움직이는 저항 운동도 할 수 있다. 구강-운동은 하루에 2~3번, 대략 10분 정도 수행한다. 치료사는 치료 전에 설압자나 후두경, 거즈패드, 거울, 위생용 장갑 등을 준비한다.

① 얼굴과 입술운동

얼굴과 입술운동은 얼굴과 입술 근육의 가동범위와 근력을 강화시키고 삼킴 능력뿐 아니라 언어생성도 향상시킨다.

㉠ 얼굴표현을 위한 운동

얼굴표현과 대칭은 의사소통에 중요한 역할을 한다. 메시지는 얼굴표현을 통해 전달된다. 이마와 눈으로부터 입과 볼까지 얼굴 근육들은 제7 뇌신경에 의해 조절된다. 환자에게 짧고, 명백한 지시를 사용함으로서 움직임을 수행하도록 요청한다. 예로, "당신의 눈썹을 올리세요!" 또는 "코의 주름을 잡으세요!" 또는 "입술을 오므리세요!" 만약 움직임이 비대칭적이면, 치료사는 비 마비 측에 움직임을 유지하거나 저항하면서 마비 측을 보조할 필요가 있다.

㉡ 입술가동운동

입술가동범위운동은 입술 다물기가 불충분하여 입 밖으로 음식이나 침을 흘리는 환자에게 사용된다. 처음에는 수동관절가동운동으로 시작하며 환자 스스로 움직임에 따라 능동운동으로 진행한다. 입술가동범위운동은 또한 구강 감각의 감소, 안면이나 입술의 약화로 인해 앞쪽이나 가쪽 고랑에 음식물이 끼는 환자에도 도움이 된다.

- 입술을 뒤로 당기기

  미소 짓는다. 5초간 유지한다. 이완하고 반복한다.

- 입술 내밀기

  입술을 뽀뽀하듯이 동그랗게 오므리고 앞으로 내민다. 5초간 내민 자세를 유지한다. 이완하고 반복한다.

- 입술 뒤로 당기기와 내밀기

  미소 짓고 다음에 입술을 오므림으로서 번갈아 입술 뒤로 당기기와 내밀기를 한다. 만약 환자가 이 과제를 수행하지 못한다면, "이"와 "오" 모음을 각기 일초씩 반복하도록 한다. 최대의 가동범위를 유지하기 위하여 과장된 입술 모양을 사용한다.

ⓒ 입술 다물기

입술들을 서로 꽉 다무는 것은 입술 다물기 근력을 증진시키고, 고랑에 음식물이 끼는 것을 감소시키는데 도움이 된다.

- 입술 꽉 다물기

  5초 동안 윗입술과 아랫입술을 꽉 다문다. 입술을 이완하였다가 다시 반복한다.

- 입술 사이에 설압자를 물고 꽉 다물기

  입술 사이에 설압자를 꽉 물고 3~5초 동안 다른 사람이 설압자를 빼내려고 하는 힘에 대항하여 입술을 꾹 다문다.

- 입술 다문 상태에서 양쪽 볼에 공기 불어넣기

  입술을 다문 상태에서 양쪽 볼에 공기를 불어넣어 볼을 부풀어 오르게 하고 5초 동안 유지한다. 공기를 한쪽 볼씩 불어넣고, 한쪽 볼에서 다른 쪽 볼로 공기를 이동시킨다. 5~10회 정도 반복한다. 이때 공기가 입술이나 코로 새어나가지 않도록 한다. 이 운동은 구강과 비강의 닫힘을 수반하기 때문에 연구개의 기능도 강화시킨다.

ⓓ 입술을 위한 기타 운동

- 호각불기, 빨대불기, 바람개비 불기, 비누 방울 불기
- 탁구공이나 솜뭉치를 빨대를 통해 불기 또는 성냥불을 불어 끄기
- 여성은 립스틱, 립글로스, 입술크림을 바르거나 자신의 입술들을 서로 압박한다.
- "파"음절을 반복하여 소리 내게 하여 입술 다물기를 촉진한다.

② 볼 조절 운동

볼 조절 운동은 볼의 가동범위를 증가시키고 근력을 강화시킨다. 볼의 가동범위가 감소되거나 능동적 움직임이 어려운 환자에게 수동가동범위운동으로 시작하여 점차 능동운동으로 진행한다. 볼 조절은 빨기와 음식물의 움직임을 조절하기 위해 중요하다. 볼들은 혀와 협력해서 이빨 내에 음식덩이를 유지하고, 볼과 잇몸 사이에 떨어지는 음식의 양을 최소화한다.

㉠ 볼의 수동 가동범위운동

• 설압자나 손가락을 이용하여 볼을 당기기

볼 조절을 위해 설압자나 손가락을 사용하여 입둘레근의 테두리를 지나 볼 안으로 깊숙이 넣고 볼들을 바깥쪽으로 민다.

㉡ 볼의 능동운동

• 볼들을 빨아들이기

• 볼 부풀리기

코를 통해 바람이 새어 나오지 않도록 하고 입술을 다문다. 볼에 공기를 집어넣어 부풀리고 5초 동안 유지한다. 다음 양쪽 볼에 저항을 주고 부풀린 볼을 유지한다. 다음 한쪽 볼에 공기를 넣고 다음에 다른 쪽 뺨에 교대로 한다. 이것은 볼 근육과 연구개를 자극시켜 활성화시킨다.

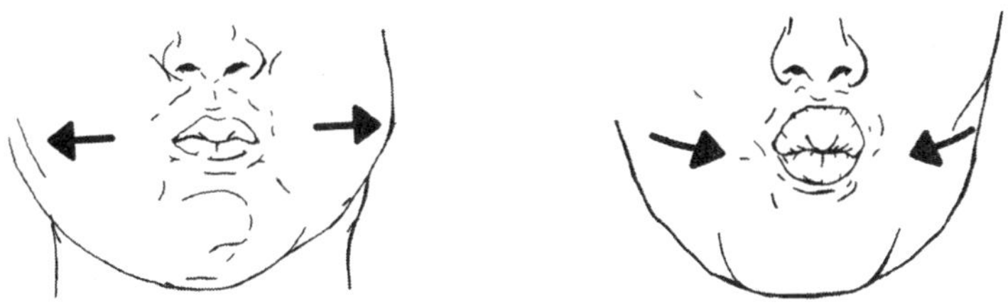

A B

그림 5-12. 볼의 운동 A. 볼 빨아들이기 B. 볼 부풀리기

㉢ 볼의 저항운동

• 설압자로 구강 내로 집어넣어 환자의 볼을 바깥쪽으로 당기고 환자에게 그것에 저

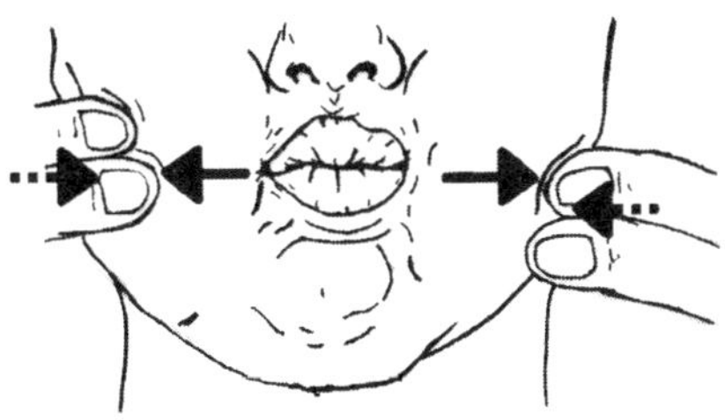

그림 5-13. 볼의 저항운동

항하여 볼을 다시 안쪽으로 가져오도록 요청한다. 환자가 인내할 수 있을 만큼만 저항을 한다. 여러 번 반복한다.

- 볼을 부풀리게 하고 다음 양쪽 볼에 저항을 주고 부풀린 볼을 유지한다.

ㄹ 볼을 위한 기타 운동

- 'toothette'나 막대사탕을 이용한 볼 운동

  'toothette'나 다른 물건들을 한 볼에서 다른 볼로 움직이도록 요청한다. 이것은 혀 조절을 위해서도 좋다.
- 빨대불기, 바람개비 불기, 비누방울 불기

③ 턱 운동

ㄱ 턱의 관절가동운동

턱 운동은 씹기와 연관되어 있는 회전 움직임에 필요한 아래턱의 근력과 관절가동범위를 증진시킨다. 씹는 근육이 약화되고 구강의 관절가동범위가 감소되어 있는 환자에게 수동관절범위운동이 유용하며 이후 능동운동으로 진행한다.

- 입 크게 벌리기

  입을 최대한 크게 벌리고 5초간 유지한다. 이완하였다가 다시 반복한다.
- 아래턱을 좌－우로 움직이기

  아래턱을 옆에서 옆으로 움직이고, 각 자세에서 3~5초간 유지한다. 이완하였다가 다시 반복한다.
- 아래턱 돌리기

  씹는 것처럼 턱을 돌린다. 5~10회 반복한다.

ㄴ 턱의 저항운동

근력을 증가시키기 위해 턱 열기와 다물기 동작에 수직과 대각선 패턴으로 저항한다. 운동 동안 저항을 줄 때 근육이 과도한 힘을 주지 않도록 하며 완전한 능동관절가동범위로 움직이도록 한다. 대칭을 증가시키기 위해 노력한다. 계속해서 일어나는 반복들로 피로, 불편함, 가동범위감소가 일어나지 않도록 주의한다. 거즈로 둘러싼 설압자로 씹기에 저항을 제공한다. 대칭과 회전의 씹기 패턴을 촉진하기 위해 오른쪽과 왼쪽에 교대로 물기를 한다.

④ 혀 운동

혀 운동은 혀의 가동범위와 근력을 증진시키며, 이를 통해 음식덩이를 조작하고 추진시키는 능력을 촉진할 수 있다. 또한 혀 운동은 전반적인 발음의 명료도를 향상시킬 수 있다.

㉠ 혀의 수동 가동범위운동

치료나 식사 전에 혀의 가동범위운동을 시킨다. 능동적인 움직임이 어려운 환자의 경우, 수동으로 가동범위운동을 시킨다. 젖은 거즈를 이용하여 한 손가락으로 혀의 위를 다른 손가락으로 아래를 부드럽지만 견고하게 집는다(그림 5-33B). 혀를 이빨의 긁힘으로부터 보호하기 위해 아래 손가락을 사용하여 회전동작(rolling motion)으로 혀를 앞으로 당긴다. 다음에 그것을 왼쪽으로 다음에 오른쪽으로 움직인다. 다음에 혀를 놓는다. 같은 과정으로 혀를 위 아래로 운동시킨다. 움직임은 느리게 수행한다.

- 혀 내밀기

  설압자나 손가락으로 혀를 잡아 앞으로 당긴 다음 3~5초간 유지한다. 이완 후 반복한다.

- 혀 끝 위-아래로 움직이기

  설압자나 손가락으로 혀를 잡아 앞으로 당긴 상태에서 혀를 위-아래로 움직인다. 각 상태에서 3~5초간 유지한다.

- 혀 좌-우로 움직이기

  설압자나 손가락으로 혀를 잡아 앞으로 당긴 상태에서 혀를 좌-우로 움직인다. 각 상태에서 3~5초간 유지한다.

㉡ 혀의 능동운동

환자 스스로 움직이면서 능동운동을 수행한다. 이런 가동운동은 환자의 식사 전 준비의 일부가 되어야 한다. 혀의 내밀기와 뒤 당김 운동은 구강 준비기와 구강기를 활성화시키고, 혀의 위쪽 올림 운동은 음식덩이를 형성하는 능력과 만들어진 음식덩이를 뒤쪽으로 이동시키는 능력을 향상시킨다. 또한 혀의 가쪽 운동은 혀 조절력과 가동범위를 증가시키고 음식덩이 형성 능력을 증진시켜 씹는 능력을 향상시킨다. 혀 기저부의 뒤당김의 증가는 인두 삼킴이 잘 이루어지도록 도움을 준다. 이처럼 혀의 가동범위가 증가하면 음식덩이를 결합력 있는 형태로 유지할 수 있는 능력이 향상된다.

- 혀 내밀기

  입술 사이로 혀를 내밀어 혀가 직선이 되도록 만든 다음 3~5초간 유지한다. 이완 후 반복한다.

- 혀 뒤 당기기

  혀를 뒤쪽으로 최대한 당겨 1~3초간 유지한다. 이완 후 반복한다.

- 혀 내밀기와 당기기

  혀를 최대한 앞으로 내민 후 1~3초간 유지하였다가 최대한 뒤쪽으로 당겨 1~3초간 유지한다. 이완 후 반복한다.

- 혀 올리기

  입을 크게 벌리고 혀끝을 이틀능선(치조능선, aleolar ridge)에 닿게 올리고 3~5초간 유지한다. 이완 후 반복한다.

- 입천장을 따라 혀 움직이기

  혀끝을 이틀능선에 닿게 올리고 입천장을 따라 앞에서 뒤로 움직인다. 5~10회 반복한다.

- 혀끝을 교대로 좌-우 입 모서리에 닿게 하여 3~5초간 유지한다. 5~10회 반복한다.
- 혀로 볼을 민다. 다음에 위 아래로 움직인다. 양쪽 모두 수행한다.
- 원형을 이루어 위에서 아래로, 양쪽 방향으로 입술을 핥는다.
- 뒤에서 앞으로, 앞에서 뒤로 이빨의 안쪽과 바깥쪽을 핥는다.
- 위와 아래 이빨을 핥는다. 환자 혀를 각 이빨 부위를 가져갈 때 설압자를 이용하여 혀의 움직임을 촉진하고 혀를 올바른 위치로 가이드 한다.

㉢ 혀의 저항운동

- 혀를 설압자나 치료사의 손가락의 저항에 대항하여 앞으로 내밀고 1초 동안 유지한

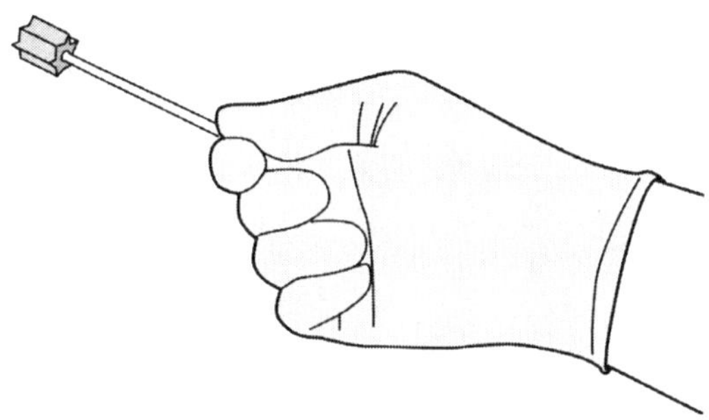

그림 5-14. toothette

다. 이완 후 반복한다. 5~10회 반복하여 시행한다.

- 혀를 설압자나 치료사의 손가락의 저항에 대항하여 위로 올리고 1초 동안 유지한다. 이완 후 반복한다. 5~10회 반복하여 시행한다.
- 혀를 교대로 구강의 좌-우로 움직이고 설압자나 치료사의 손가락에 대항하여 1초 동안 유지한다. 5~10회 반복하여 시행한다.
- 혀로 볼을 민다. 손가락을 볼 바깥에 놓아 저항을 주며 미는 것을 유지하게 한다.
- 조절하기 쉽게 'toothette' 같은 것을 구강에 위치한다. 환자에게 그것을 오른쪽과 왼쪽 볼로 움직이게 한다.
- 볼의 주머니 안에 toothette 또는 설압자를 놓고 환자로 하여금 입 밖으로 밀도록 한다.

㉣ 혀 조절을 위한 기타 운동

혀 운동은 저항 없이 또는 저항과 함께 수행되어야 한다.

- 혀의 올림을 증진시키기 위해 환자에게 "L" "K", "G", "T" 발음을 연습한다.
  - "라라라타타타" 반복하기("L" 발음과 "T" 발음)
  - "카카카가가가" 반복하기("K" 발음과 "G" 발음)
  - "타카, 타카, 타카" 반복하기("K" 발음과 "T" 발음)
  - "카라, 카라, 카라" 반복하기("K" 발음과 "L" 발음)
- "T-K, T-K, T-S-K, T-S-K, GUH-GUH, COOKIE."와 같이 혀를 전방 및 후방으로 위치하게 하는 소리를 낸다.

⑤ 음식덩이 조절을 통한 구강 운동

음식덩이 조절을 통한 구강 운동은 환자가 음식을 먹는 것이 허용되는 경우에 수행하는 직접치료이다. 이런 운동은 혀와 구강의 근육을 강화시키고 구강 움직임에 대한 협응력을 증진시키며, 음식덩이 형성 능력을 증진시켜 준다. 이것은 인지 수준이 지시사항을 이해하고 따를 수 있고, 충동적인 행동을 보이지 않는 환자에게 사용된다. 충동적인 환자의 경우에는 입 안에 있는 음식이나 액체를 삼키지 않고 참는 것에 대해 어려움을 보인다.

혀로 입술을 핥는 것을 촉진하기 위해 입술에 꿀과 같은 음식을 바르는데 저항을 증가시키기 위해 잼과 같은 점착성 음식을 바른다. 막대사탕의 막대 끝 부분을 잡고, 사탕을 입 안에 넣어 혀와 경구개 사이에 위치시키고 혀를 이용해 사탕을 앞-뒤, 좌-우로 움직이게 한다. 또한 사탕을 혀의 중앙에 놓았다가 한쪽 치아까지 움직이고 다시 중앙으로 가져오기를 10회 정도 반복하고 반대편으로도 10회 반복하여 움직이게 한다. 그리고 사탕을 한쪽 볼에서 다른 볼로 움직이게 한다. 이것은 혀의 조절뿐 아니라 볼의 조절을 위해 좋다. 환자가 전반적으로 막대사탕을 잘 조절할 경우 작은 사탕을 이용하여 같은 방법으로 운동하게 할 수 있다. 4″×4″ 거즈를 둥글게 말아서 한쪽 끝을 환자가 좋아하는 맛의 액체에 담근 후 환자의 혀 중앙에 놓고 적시지 않은 거즈의 반 끝은 입의 밖으로 나오게 둔다. 환자에게 혀로 거즈를 조작하여 액체를 짜내도록 한다. 이것은 혀로 거즈를 조작하는 동안 적은 양의 액체를 삼키는 것을 연습할 수 있게 한다.

빨기 운동은 입술 다물기뿐 아니라 비인두 닫힘과 볼 조절을 강화시킬 수 있다. 완전한 입술 다물기를 하지 못할 경우 치료사는 손으로 입술을 다무는 것을 보조한다. 환자가 액체를 섭취할 수 있게 되면서 얕은 컵(약 먹는 컵) 안에 빨대를 놓고 훈련을 한다. 일반적으로 묽은 액체가 된 액체보다 빨기 쉽다. 처음에 짧은 빨대로 묽은 액체를 빠는 것을 훈련하다가 점차적으로 빨대 길이를 길게 한다. 묽은 액체들을 마실 수 있으면, 밀크셰이크와 같은 된 상태의 액체로 연습한다. 치료사는 환자가 빠는 동안 빨대를 집는 것에 의해 저항을 줄 수도 있다.

⑵ 구강인두운동

① 혀 기저부 운동

혀 기저부의 운동은 혀기저부의 근력을 강화하고 움직임을 증진시키며, 혀 기저부의 뒤당김은 특히 삼킴에 필요한 압력을 생성하는데 중요하다. 혀 기저부의 운동은 하루에 여러 번 수행하며 각기 5번씩 반복한다.

㉠ 마사코기법(Masako maneuver)

마사코기법은 혀를 내밀어 혀 기저부가 전방으로 이동된 상태로 삼키면 인두후벽의 운동이 강화되고 목구멍의 근육이 강화된다는 것에 근거한 훈련으로, 삼킴 동안 혀 기저부와 인두후벽의 접촉이 약하거나 인두의 연동운동이 약한 환자에게 사용된다. 마사코기법은 혀끝이 약 3/4인치 정도 앞니 앞으로 내밀어 앞니들 사이에 부드럽게 놓은 상태에서 삼키게 한다. 이것은 음식과 함께 수행하지 않는데, 혀가 고정되어 있기 때문에 음식과 함께 이것을 사용할 경우 후두덮개계곡에 음식잔류가 증가될 수 있다.

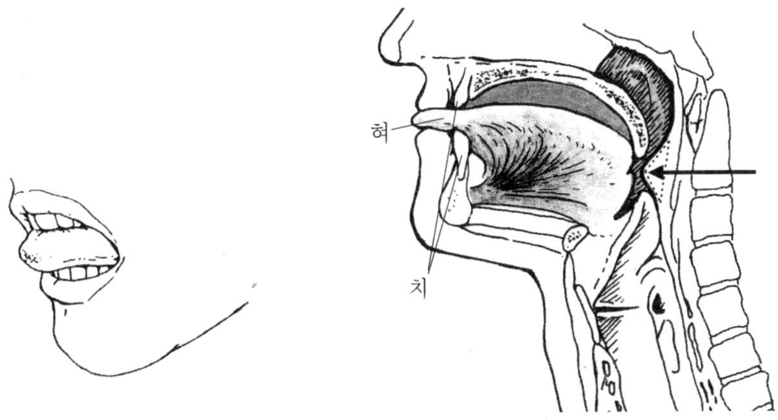

그림 5-15. A. 마사코기법 B. 마사코기법에 따른 뒤인두벽의 움직임

㉡ 가글 운동(gargle exercise)

혀를 가급적 입 안의 뒤쪽으로 당긴다. 강하게 양치질을 흉내 내고 다음에 이완한다.

㉢ 목젖 발성(velar production)

강하고 과도한 움직임과 함께 "구(guh)" 또는 "쿠(kuh)"를 말한다.

㉣ 하품하기(yawn)

입을 가급적 넓게 벌리고 하품하고 1초 동안 유지한다.

② 연구개 운동

연구개의 운동은 연구개의 감각, 근력, 가동범위를 증진시킨다. 이 운동은 연구개의 거상을 촉진하고 구·비인강 폐쇄를 일으키며, 인두 삼킴의 유발을 자극할 수 있다.

- 하품하기. 연구개가 위로 당겨지는 것을 느끼며 하품을 하고 그 자세를 3~4초 동안 유지한다. 이완하였다가 다시 반복한다.
- 손을 컵 모양으로 만들어 환자의 턱 아래를 잡고, 환자로 하여금 밑으로 당기게 한다. 이때 동작에 저항을 가한다. 뒤에 "아"라고 말하도록 요청한다.
- 손으로 코를 막고 입술 다문 상태에서 양쪽 볼에 공기 불어넣기를 하고 볼을 위로 부풀어 오르게 한 채로 5초 동안 유지한다. 이것은 구개인두의 부분 닫힘을 필요로 한다.
- 다양한 불기 운동. 성냥, 촛불, 거품, 물속에 있는 튜브를 통해 공기를 불어 넣기, 풍선불

기와 같은 다양한 불기 운동들은 연구개의 거상을 증진시키고 오래 유지하게 만든다.

③ 세이커 운동(Shaker exercise)

세이커 운동은 후두거상 관련 근육을 강화시키는 것을 목적으로 하는 머리 거상 운동이다. 이것은 또한 위식도조임근(상부식도괄약근, upper esophageal sphincter)의 이완을 촉진하며, 따라서 삼킨 후 흡인의 위험도 감소시킨다. 위식도조임근을 조절하기 위해 후두거상의 범위와 지속시간을 증진시키는 멘델슨기법이 사용될 수도 있지만 멘델슨기법은 음식을 삼키는 동안 반지인두조임근 개방 시간을 길게 하는 반면에 세이커 운동은 조임근이 크게 벌어지게 하므로 효과가 다르다. 또한 세이커 운동은 멘델슨기법보다 간단하여 환자가 배우기 쉽다. 세이커 운동은 하루에 3번, 6주 동안 시행하는 것이 추천된다.

- 편평한 바닥에 누운 자세에서 어깨를 바닥에 붙이고 고개를 들어 발끝을 보게 하는 자세를 1분간 유지시키는 동작을 3회 반복한다.
- 편평한 바닥에 누운 자세에서 고개를 들어 자신의 발가락 바라보기를 30회 시행한다. 일정한 속도를 유지하며 고개를 들고 유지하거나 어깨까지 들어 올리지 않도록 주의한다.

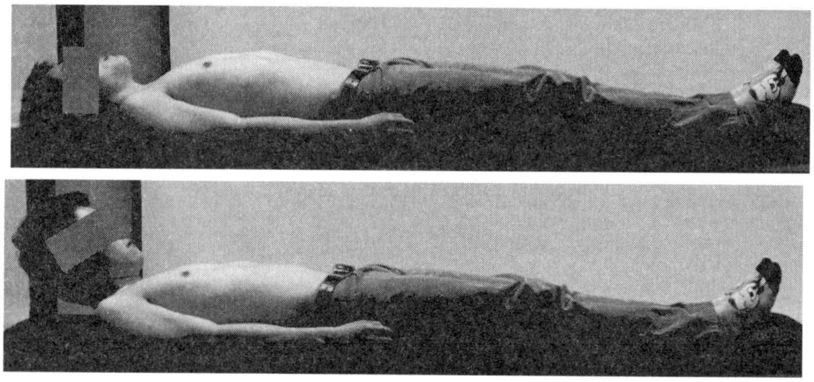

그림 5-16. 세이커 운동

(3) 후두운동(laryngeal exercise)

① 후두거상 운동(falsetto exercise)

Falsetto 운동은 발성 동안 후두는 거의 삼킴 동안 일어나는 것만큼 올려 진다. 환자에게 후두를 느끼고 그것을 약간 더 높게 움직이도록 장려한다. 후두거상을 돕기 위해 손을 후두에 대고 부드럽게 당겨 올릴 수 있다. 후두거상 운동 과정은 다음과 같다.

- 높은 음의 목소리에 이르도록 점차적으로 높게 올려 발성한다.
- 가장 높은 음에 도달할 때, 가능한 애써서 높은 음을 수초 동안 유지한다.

② 성대 폐쇄 운동(vocal cord adduction exercise)

성대 폐쇄가 감소되어 쉰 목소리와 같은 발성장애가 동반된 환자에게 성대 폐쇄 운동을 통하여 기도 흡인의 위험성을 줄여 줄 수 있다. 그러나 이것은 일종의 발살바 조작이므로 심장 질환이 동반된 환자에서는 주의를 요한다. 성대 폐쇄 운동은 다음과 같으며 각 운동은 10회 반복한다.

- 두 팔을 의자의 좌석이나 팔걸이를 아래로 누르면서 수초 동안 크고 일정하게 “아”를 발성한다.
- 두 팔로 의자의 좌석이나 팔걸이를 강하게 위로 당기면서 수초 동안 크고 일정하게 “아”를 발성한다.
- 숨을 깊게 들이쉬고 굳게 유지한다. 그 후 수초 동안 크고 분명하게 “아”를 발성한다.
- 앙 손을 맞잡고 서로 밀면서 가능한 크고 분명하게 “아, 아, 아”를 발성한다.
- 목 근육들에 힘을 주고 크고 분명하게 “아, 아, 아”를 발성한다.

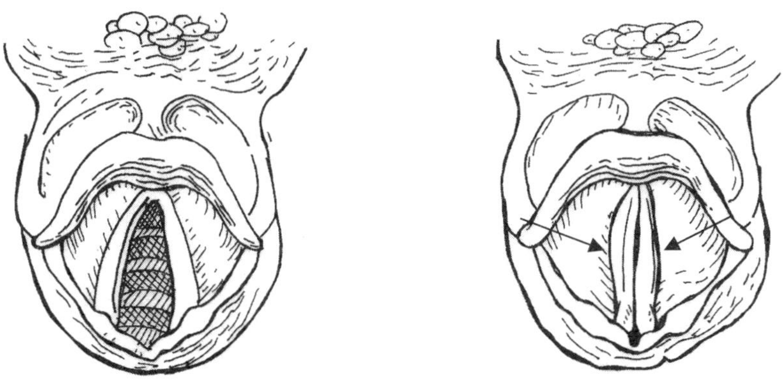

그림 5-17. 성대 폐쇄 운동에 따른 성대 움직임

③ 기도입구 폐쇄 운동

기도입구 폐쇄 운동은 기도를 폐쇄하기 위한 수의적인 숨 참기 기법들(성문상부 삼킴이나 초성문상부삼킴)과 자세 도움이 기도보호의 증진을 이끌지 못할 경우에 사용한다. 기도입구 폐쇄 운동을 하루에 5~10번, 한 번에 5분 동안 수행한다. 과정은 다음과 같다.

- 앉은 자세에서 1초 동안 숨을 멈추며 복부에 힘을 주어 아래로 누르고 힘을 빼며 숨을 쉰다.
- 몇 초 동안 양손으로 의자를 아래로 밀거나 위로 당기면서 이것을 할 수 있다.

④ 리실버만 언어치료(Lee Silverman Voice Treatment : LSVT)

LSVT는 파킨슨병 환자의 발성 및 발화 능력을 증진시키기 위해 고안된 중재프로그램으로 성량(voice volume)을 증진시키는데 중점을 둔다. 이것은 현재 삼킴장애가 있는 신경학적 손상 환자를 치료하기 위해 사용되어지고 있으며, 구강이동시간(oral transit time), 인두이동시간(pharyngeal transit time)을 향상시키고, 삼킴 후 후두덮개계곡에 남는 음식 잔여물을 감소시킨다. 치료기간은 하루에 3회, 1회에 1시간, 일주일에 4회씩 4주간 실시한다.

LSVT 프로그램은 생각나는 대로 말하고(think LOUD), 성량을 늘리려고 노력하도록 가르친다. 집중적 치료와 빈번한 격려와 함께 환자는 지속적으로 자신의 성량을 증진시키는 것을 배운다. 성량이 증가하면서 환자는 말의 길이와 복잡성을 늘린다. 처음에 아"(모음)와 같은 단음으로 시작하여 연습과 피드백을 통해 올바른 성량과 향상된 목소리를 만들기 위해 필요한 호흡의 지지를 훈련한다. 그 후 큰 목소리가 습관화되도록 자주 사용하는 단순한 구절(phrase)로 훈련을 하고 다음에 큰소리로 읽거나 대화에 참여하는 등의 완전한 문장으로 이야기 하도록 훈련한다. 프로그램에서 반복과 강화가 필수적이다. 지속된 연습을 통해 환자는 재조정하는 것을 배우고 보다 큰 목소리를 내는데 익숙해지게 된다. 가족이나 지인으로 부터의 강화는 치료의 이득을 굳히는데 도움이 된다. 피드백을 위해 녹음기와 음압수준계(sound pressure level meter)를 사용하여 연습을 한다.

⑤ 후두강화 운동(larynx strengthening exercises)

후두강화 운동은 성대 움직임과 후두 근육의 움직임을 증진시키고, 삼킬 때 후두의 폐쇄를 증진시킨다. 이 운동은 혈압의 증가를 일으킬 수 있기 때문에 고혈압이 있는 환자는 주의가 필요하다. 후두강화 운동은 상의 호흡 지지를 위해 의자에 앉아서 수행한다. 침대에 눕거나 의자에 기댈 때 호흡지지를 유지하기가 어려워진다.

- 가능한 큰 소리로 모음 "에"와 "아"의 발성을 하며, 길게 유지 하도록 노력한다. 소리가 꺼져가기 전에 발성을 멈춘다. 5회 반복한다.
- 양팔로 의자의 좌석을 아래로 밀면서 크고 일정한 소리로 발성을 반복한다. 5회 반복한다.
- 양팔로 의자의 좌석을 세게 위로 당기면서 크고 일정한 소리로 발성을 반복한다. 5회 반복한다.

- 모음 “에”와 “아”를 끊지 않고, 음의 높이를 매끄럽게 위로 올린다. 3회 반복한다.
- 모음 “에”와 “아”를 끊지 않고, 음의 높이를 매끄럽게 아래로 올린다. 3회 반복한다.
- 가장 낮은 음으로부터 가장 높은 음으로 음조를 끊지 않고 매끄럽게 위로 올리며 단어를 외친다. 3회 반복한다.
- 가장 높은 음으로부터 가장 낮은 음으로 음조를 끊지 않고 매끄럽게 아래로 내리며 단어를 외친다. 3회 반복한다.
- 가능한 크고 분명하게 “아, 아, 아”를 발성한다. 10회 반복한다.
- 목 근육들에 힘을 주고 크고 분명하게 힘껏 “아, 아, 아”를 발성한다. 10회 반복한다.

⑥ 수의적 기침을 수반한 삼킴 운동

기침 훈련은 강한 자발적인 기침 능력을 증진시킴으로써 기도 보호 능력을 향상시키고 흡인성 폐렴을 예방할 수 있다. 기침 운동은 2초 동안 배근육(복근)을 수축하며 숨을 참고, 목구멍 수축과 함께 기침을 하도록 설명한다. 이것은 3번의 기침을 1세트로 하여 초기에는 하루에 2세트씩 실시하다가 후두 상승이 향상되고 피로가 없어지면 최대 3세트까지로 횟수를 증가시킨다. 구강 섭취를 시작하면서 삼킴 운동은 수의적 기침과 함께 수행한다. 환자에게 티스푼 한 수저의 음식을 먹은 후 한 두 번의 깊은 기침을 하게 한다.

(4) 호흡 운동(respiration exercise)

기침하는 능력이 감소되어 가래 뱉기가 어려운 경우에 호흡운동을 시행한다.

- 심호흡 운동 : 숨을 깊게 들여 마시고 길게 내쉬기
- 숨을 깊게 들여 마셔 “아”를 가능한 길게 하기
- 빨대 불기, 바람개비 불기

① 횡경막 호흡(diaphragmatic breathing)

보다 깊고 쉽게 숨을 쉬기 위해 횡격막을 사용한다. 양손을 자신의 복부에 놓고 의자에 앉은 상태에서 코를 통해 숨을 들이 쉬며 배를 밖으로 밀어내고, 입을 통해 천천히 공기를 밖으로 내쉬며 배를 안으로 당긴다. 5회 반복한다. 복부에 놓인 양손을 통해 호흡운동을 느낄 수 있다. 큰소리를 내며 이 호흡들을 연습한다. 숨이 바닥나기 때문에 종종 목소리가 꺼지게 된다. 숨이 바닥이 나는 것을 느끼거나 목소리가 약해지는 것을 들을 때 복부에 또 다른 숨을 들이쉰다. 큰소리를 내는 것은 다른 사람들과 이야기할 경우 이런 호흡을 사용하도록 배

울 수 있게 돕는다.

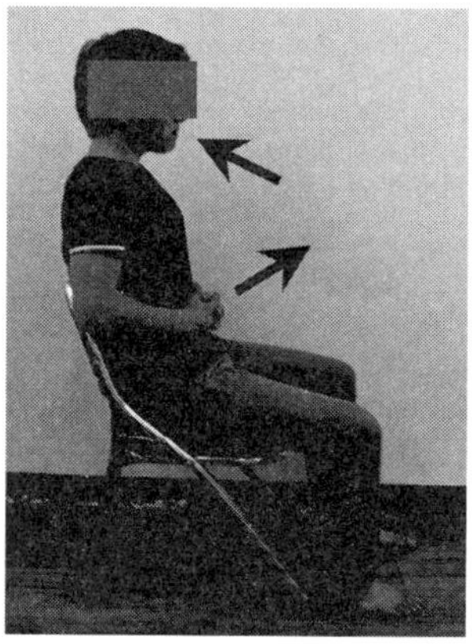

그림 5-18. 횡경막 호흡

② 호기근육 강화 훈련(expiratory muscle strength training : EMST)

호기근육 강화 훈련은 목뿔뼈상근의 활동을 증가시키고, 기침을 위해 호기 유도압력을 증가시킴으로서 기도 내 흡인이 있을 경우 기침을 도울 수 있다. 호기근육 강화 훈련은 삼킴에 관련된 구강인두, 후두 및 상부후두 근육들을 강화시키고, 혀와 구강인두에 있는 말초 감각수용기를 통해 뇌줄기 삼킴중추로 가는 구심성 자극을 통해 삼킴 능력을 증진시킨다. 호기근육 강화 훈련은 EMST 도구(그림 5-19)를 통해 훈련을 한다. EMST 도구는 expiratory pressure threshold trainer라고도 불리며, 단일방향성스프링부하 판막(one-way spring-loaded valve)

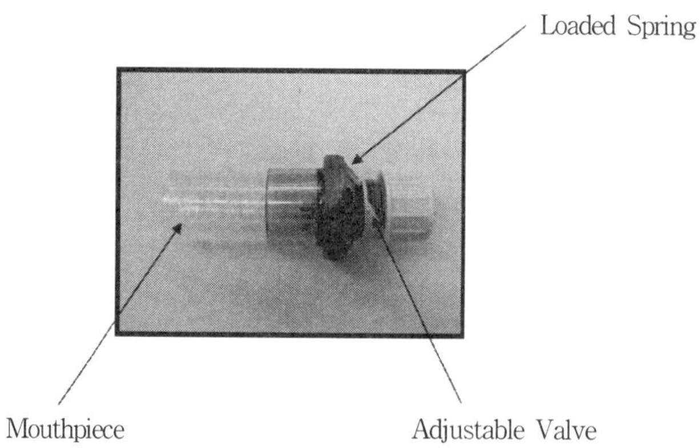

그림 5-19. EMST 도구

과 마우스피스로 구성되어 있다. 판막은 저항 힘을 극복할 수 있을 만한 효율적인 "문턱값" 압력이 생길 때까지 사용자에 의해 생성되는 공기흐름을 차단한다. 판막의 방출이 허용되는 문턱값이 개인의 최대 호기압력의 60%와 80% 사이로 세팅되어 있는 상태에서 기구를 통해 숨을 내쉬는 훈련을 한다. 이 문턱값은 들숨 동안 상대적인 저항을 유지하기 위해 훈련프로그램에 걸쳐 일정한 간격으로 재평가되어 조절된다.

3) 자세 및 자세조절 훈련

감각운동접근들은 식사를 위한 준비로서 올바른 자세나 자세조절을 강조한다. 올바른 자세는 긴장을 정상화시키며, 얼굴근육의 움직임, 턱, 입술, 혀의 조절, 삼킴을 촉진하며, 흡인을 감소시킨다. 삼킴장애 환자를 치료하는데 있어 올바른 자세를 취하는 것은 필수적이다. 특히 머리의 조절은 삼킴장애 환자를 치료할 때 매우 중요한 요소이다.

(1) NDT 접근을 이용한 목의 가동화

목 근육들의 근긴장도가 증가하여 삼킴이나 후두거상을 방해할 경우 수동적으로 목을 가동화 시킴으로서 목의 완전가동범위를 획득하고 과긴장을 감소시킨다. 치료사는 한손으로 환자의 마비쪽 어깨를 고정하고 다른 한 손으로 마비 쪽 머리를 잡고 부드럽게 움직인다(그림 5-20). 반대쪽에도 같은 과정을 수행한다.

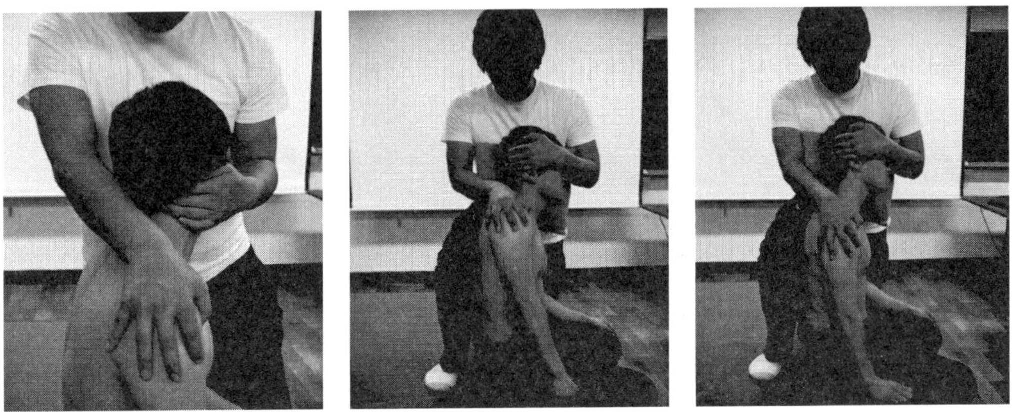

A　　B　　C

그림 5-20. 목에 대한 수동적인 가동화기술

A. 어깨를 고정한 상태에서 목의 가동화 운동 B와C. 목을 고정한 상태에서 어깨의 가동화 운동

(2) PNF를 이용한 머리조절 훈련

목의 굽힘을 강화하기 위해 대각선 패턴을 이용하여 목의 굽힘 운동을 수행한다. 대각선 패턴을 수행하기 위해 환자는 치료사의 시범과 함께 어깨 넘어 위를 쳐다보는 자세에서 반대쪽 엉덩이를 보는 것처럼 고개를 아래로 돌린다(그림 5-21). 치료사는 대각선 동작을 가이드하기 위해 한 손은 고개 돌리는 쪽 하악결합과 오른쪽 하악각 사이에 대고 다른 손은 반대쪽 뒤통수 부위에 대고 머리의 회전을 조절한다.

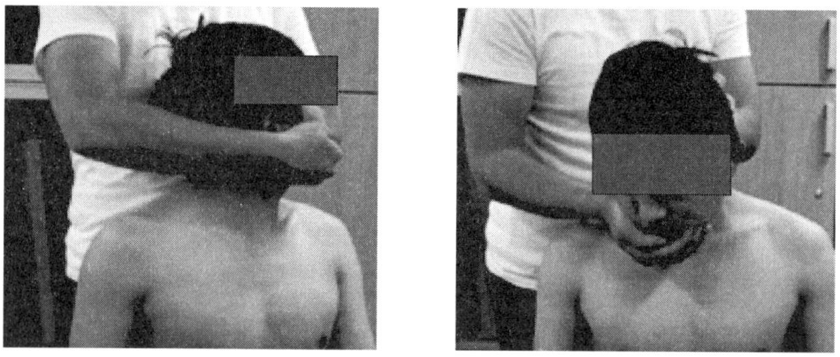

A B

그림 5-21. PNF를 이용한 머리조절 훈련

4) 비정상 반사의 억제

(1) 물기반사의 억제

물기반사는 환자가 음식 조작과 저작 운동을 방해하며 입을 벌리는 것을 어렵게 만들기 때문에 억제해야 한다. 물기반사를 억제하기 위해 먼저 머리와 목의 자세조절과 근 긴장도를 정상화해야 한다. 물기반사는 턱을 당긴 상태로 머리를 직립자세로 유지하고 설압자로 혀에 지속적인 압박을 제공함에 의해 억제될 수 있다. 구강에 대한 자극은 환자의 반응에 맞추어 점진적으로 제공한다. 치료 도중에 반사가 나타날 경우 입을 억지로 벌리지 않고 반사가 진정될 때까지 기다리거나 부드럽게 코를 잡아 입을 벌리게 만든다. 입 벌리기를 촉진하는 또 다른 방법으로 어금니 뒤 삼각(잇몸)의 뒤쪽 지점보다 더 뒤쪽에 특별하게 민감함을 느끼는 지점(K-point)을 설압자나 작은 스푼으로 가볍게 압박하거나 볼의 안쪽에 손가락을 넣어 손톱부분으로 압박한다. 손상이 심한 쪽의 k-point를 자극하는 것이 효과적이다(그림 5-22).

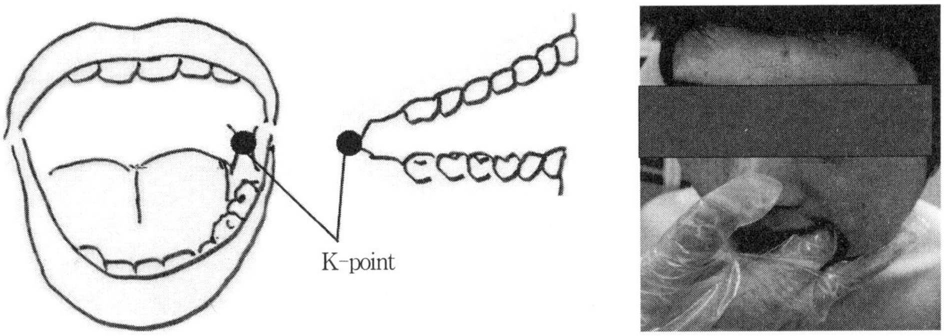

A B

그림 5-22. 물기반사를 억제하기 위한 K-point 자극

A. K-point의 위치 B. 손가락을 이용한 K-point 자극

(2) 혀내밀기 반사의 억제

혀내밀기 반사가 나타나는 경우 혀의 뒤당김을 촉진하는 방법이 사용된다. 혀의 후방동작과 관련된 근육들을 자극하기 위해 손가락을 사용하여 턱 밑 정중선 아래 부위에 지속적인 압박을 가한다(그림 5-23A). 다른 방법으로 치료사의 손가락이나 설압자로 혀의 뒤당김 근육이나 혀밑의 혀 주름띠(lingual frenulum)에 진동자극을 준다(그림 5-23B). 혀 밑 부위는 매우 민감한 부위이기 때문에 무리한 압력이 주어지지 않도록 주의한다. 또 다른 방법으로 혀를 순간적으로 앞으로 잡아 당겨 빠르게 신장시킴으로서 반사적인 혀의 뒤당김을 촉진한다. 이때 젖은 거즈로 손가락을 감고 환자의 혀를 잡는 것이 편하다.

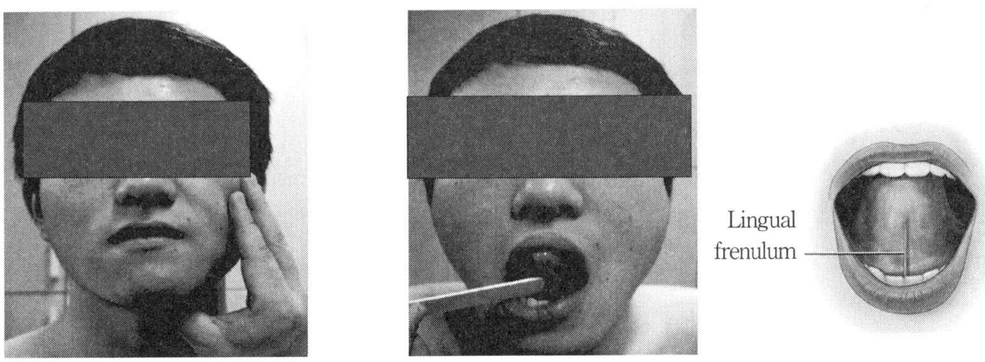

A B

그림 5-23. 혀의 후방동작을 촉진하기 위한 자극

A. 턱밑 압박 B. 혀밑 주름띠 자극

(3) 구역 반사(gag reflex)의 정상화

과다한 구역(hyperactive gag)이 있는 경우에 손가락이나 설압자로 견고한 압박을 주며 점차 혀의 뒤쪽으로 움직임으로서 둔감화시킨다. 환자가 구역질을 할 것 같이 느낄 때 그 곳에서 중단하고 잠시 후 다시 처음부터 시작한다. 구역이 결여된 환자의 구역반사를 촉진하기 위해 연구개와 구개인두, 혀의 뒤쪽을 자극하는 방법이 사용된다. 구역반사를 유도하기 위해 차가운 후두경이나 면봉으로 앞·뒤 구개활을 신장시키거나, 혀의 뒤쪽과 구개인두를 부드럽게 두드리며 자극들 간에 충분한 시간을 주면서 반복한다. 구강 내 조직손상을 피하기 위해 주의가 필요하다.

5) 구강-얼굴 감각자극

구강-얼굴 감각자극은 구강감각을 정상화시키고, 얼굴과 구강의 근 긴장을 정상화시키고, 비정상반사를 억제하고, 삼킴과 구강 운동을 촉진하기 위해 사용되며, 얼굴, 볼, 턱, 입술, 혀, 연구개 등에 다양한 자극을 제공함으로서 이루어진다. 구강 감각자극을 위해 압박, 신장압박, 쓰다듬기, 두드리기, 얼음자극, 진동자극 등 다양한 방법들이 사용된다. 감각자극이 효과적이기 위해 환자는 자극 동안 능동적으로 자극받는 부위를 움직이려고 노력하는 것이 중요하다. 자극의 속도는 근 긴장도에 영향을 미치는데 느린 자극(지속적인 압박)은 근 긴장도를 억제시키고, 빠른 자극(빠른 쓰다듬기, 두드리기, 신장, 진동자극 등)은 근긴장도를 촉진시킨다.

(1) 입술 기능의 자극

지속적인 압박은 얼굴 민감도를 정상화시키고 과민성을 억제한다. 환자의 코 아래 인중에 검지를 놓고 지속적인 접촉과 압박을 유지하며 윗입술을 거쳐 턱으로 천천히 움직인다(그림 5-24 A). 이 때 환자에게 입술 다물도록 요청하고 대칭적으로 이루어지는지 주의한다.

입둘레근에 대한 신장압박도 입술 기능을 증진시키는데 효과적이다. 양손의 네 손가락을 입술 위에 두고 양쪽 윗입술과 아랫입술을 외측 방향으로 신장압박을 가한다(그림 5-24 B).

입술 모서리부터 뺨까지 그리고 입술 둘레에 빠른 쓰다듬기, 두드리기, 빠른 신장자극, 전동칫솔, 얼음 자극 등을 제공한다(그림 5-25). 빠른 쓰다듬기는 손가락 끝이나 부드러운 솔로 자극한다. 얼음조각이나 냉각시킨 설압자로 자극할 때 자극 중에 생기는 물기는 수건으로 닦지 않고 수건으로 찍어서 물기를 빨아들여 제거한다. 각 자극은 3~5회 반복한다.

환자가 구강자극을 견딜 수 있을 때 새끼손가락을 이용하여 위·아래 잇몸을 마사지한다(그

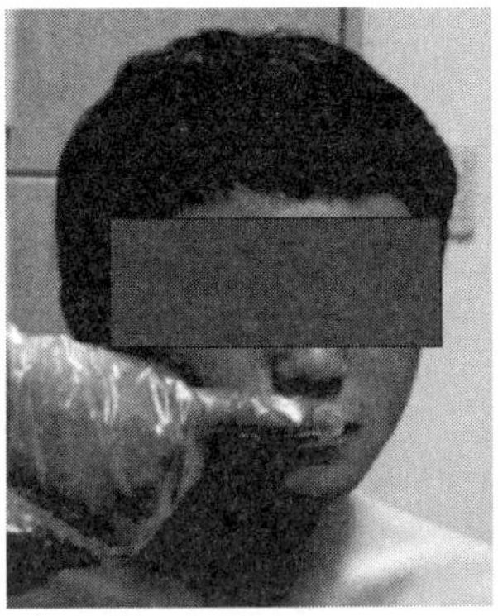

A

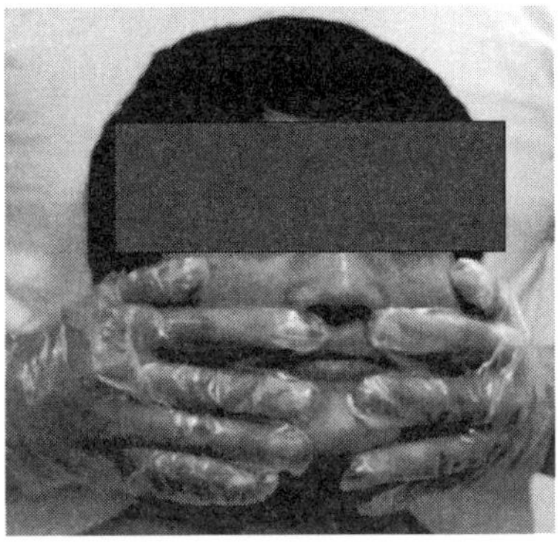

B

그림 5-24. 입술의 감각자극 A. 지속적 압박 B. 신장압박

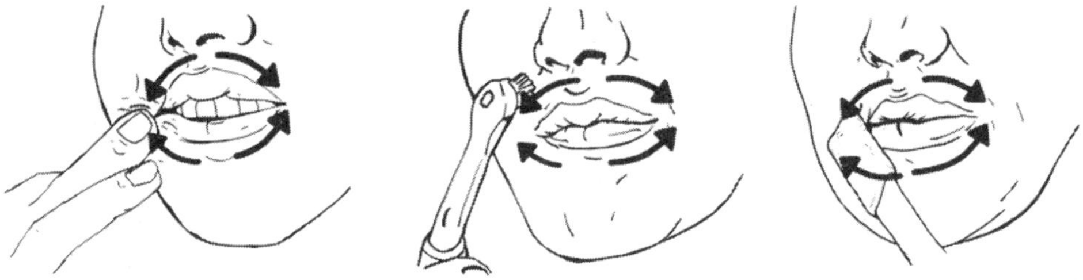

A B C

그림 5-25. 입술의 감각자극

A. 손을 이용한 쓰다듬기 B. 전동칫솔을 이용한 자극 C. 냉각된 설압자를 이용한 자극

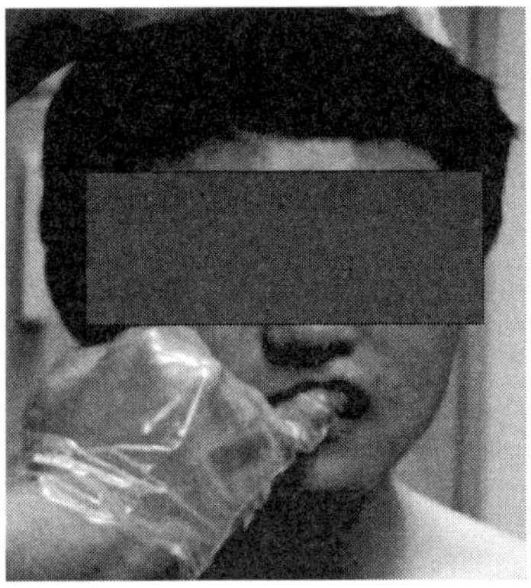

그림 5-26. 잇몸 마사지

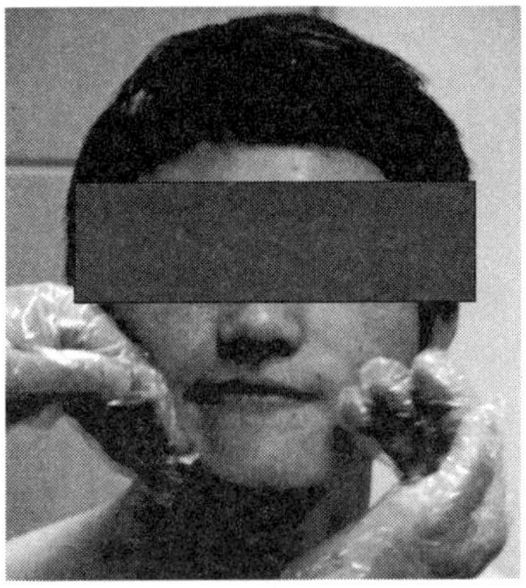

그림 5-27. 대칭적인 웃음동작 촉진

림 5-26). 잇몸 바깥쪽의 가운데에서 시작하여 뒤로 진행하여 위와 아래 턱 사이의 교차점까지 앞뒤로 움직인다. 3회 정도 반복하고 손가락을 다른 방향으로 옮기기 위해 뺀다. 손가락을 빼면서 손가락 둘레에 환자의 입술을 다물게 한다. 다음에 환자가 삼키는 시간을 준다.

웃을 때 대칭적인 움직임이 일어나도록 촉진한다. 환자가 입술을 오므리는 동안 한 손으로 너무 활성화되는 정상(강한) 쪽 입술을 억제하고 다른 손으로 마비(약한) 쪽을 빠르게 솔질로 자극을 주어 대칭성을 유지하게 한다(그림 5-27).

⑵ 볼 기능의 자극

환자의 바깥쪽과 안쪽 볼을 손가락, 얼음, 전동칫솔 등으로 자극한다(그림 5-28). 볼의 긴장을 증진시키기 위해 양쪽 볼을 눌러주기, 두드리기, 입술의 모서리부터 볼까지 가벼운 쓰다듬기, 빠른 신장, 전동칫솔 및 얼음 자극을 한다.

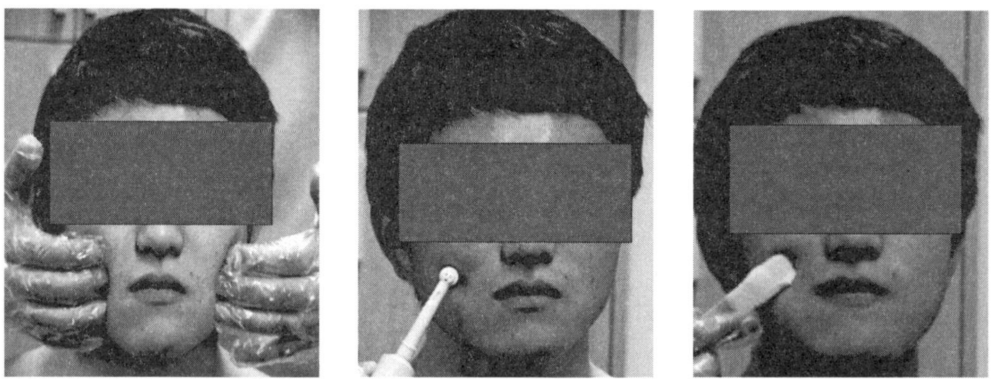

A B C

그림 5-28. 손가락, 전동칫솔, 차게 한 설압자를 이용한 볼의 감각자극

입의 안쪽은 새끼손가락이나 설압자로 볼 안에서 바깥쪽으로 당겨 반원동작을 만드는데(그림 5-29A), 이런 신장운동은 볼의 근 긴장도를 정상화시킨다. 양쪽 볼의 조절을 촉진하기 위해 두 개의 설압자를 교차하여 구강 내 볼을 자극한다(그림 5-29B). 입둘레근(orbicularis oris)의 테두리를 지나 설압자를 볼 안으로 깊숙이 넣고 볼을 바깥쪽으로(대각선으로) 밀면서 환자에게 그것을 안으로 당기도록 요청한다. 근육 약화나 감각 손상 때문에 많은 음식이 가쪽고랑에 고이는 경우 환자에게 주기적으로 혀로 음식을 제거하거나 손가락을 사용하여 바깥쪽으로부터 볼을 마사지하거나 누르도록 가르친다.

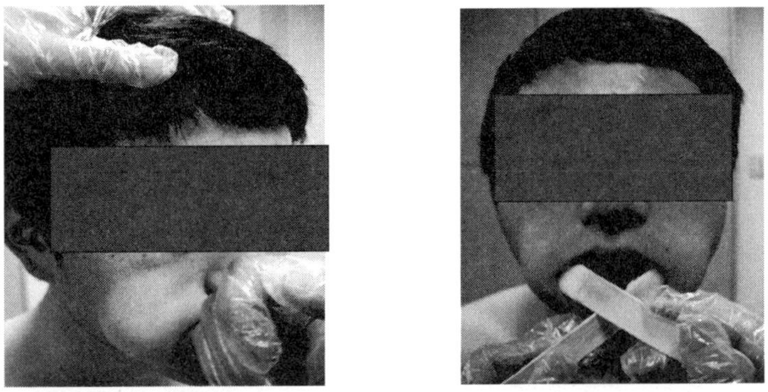

A B

그림 5-29. 새끼손가락과 설압자를 이용한 입 안의 볼 자극

(3) 턱 기능의 자극

턱의 안정성을 증진시키기 위해 치료사의 손가락으로 저작근(깨물근, 날개근, 관자근)에 두드리기나 진동자극(그림 5-30), 신장압박, 전동칫솔이나 얼음 자극을 제공한다.

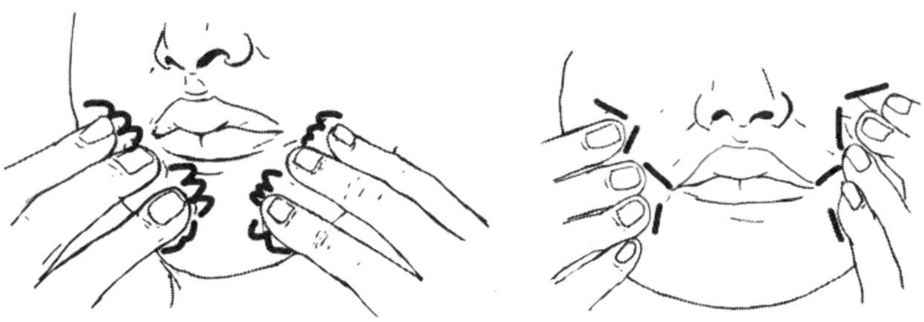

A B

그림 5-30. 손가락으로 턱의 감각자극

A. 진동자극 B. 두드리기

턱의 운동을 촉진하기 위해 두 가지 쥐기(grip)를 사용한다. 한 방법은 치료사는 환자의 앞에 앉아서 엄지를 턱 끝에, 둘째손가락을 펴서 턱을 따라서 턱관절에 놓고, 셋째손가락을 구부려 정중선의 턱 아래에 놓고 입 벌리기와 입 다물기를 돕는 것이다(그림 5-31A). 환자가 머리조절을 유지하기 위해 도움을 필요로 한다면 수정된 Muller 쥐기(modified Muller grip)

가 효과적이다. 치료사는 환자의 옆에 앉아서 자신의 팔을 환자의 머리와 목을 둘러싸 환자의 머리자세를 유지시키고, 엄지는 턱의 측면에 턱관절 근처에 가볍게 놓고, 둘째손가락은 편 상태로 턱 끝 위의 입술 아래 놓고, 셋째손가락은 편 상태로 턱 끝과 턱 아래 놓고 환자의 입술과 턱 조절을 제공한다(그림 5-31B). 머리의 운동을 통해 턱의 조절을 촉진할 수 있다. 머리 굽힘에 대한 저항은 턱 다물기를 촉진할 수 있다. 반대로 머리 폄에 대한 저항은 턱 벌리기를 촉진할 수 있다.

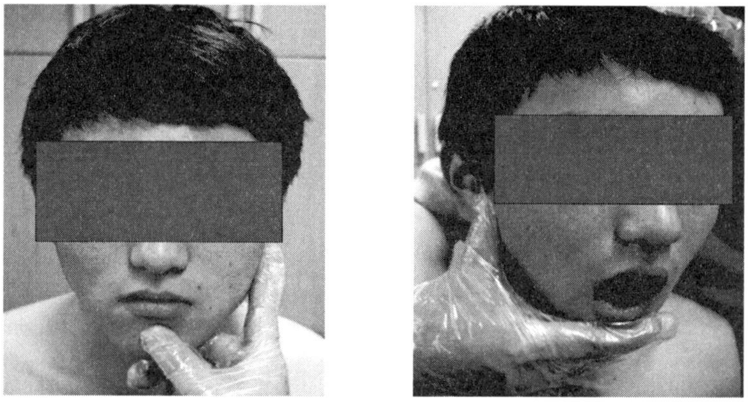

A B

그림 5-31. 머리조절을 유지하기 위해 돕는 두 가지 쥐기(handgrip)

A. 앞에서 돕는 쥐기 B. 옆에서 돕는 쥐기

(4) 혀 기능의 자극

구강 내 혀의 움직임을 촉진하기 위해 둘째손가락으로 환자의 혀 앞쪽 1/3 지점을 누르면서 수평방향으로 작은 폭의 진동자극을 5초 이내로 준다. 이러한 진동자극은 환자에게 혀의 위치를 자각하게 하는 효과도 있다. 다음에 혀끝을 아랫니 안쪽 부위에 위치하게 하고 혀 앞쪽 1/3을 아래 방향으로 누르는데 이것은 뒤쪽 1/3 부위의 거상을 유발하여 뒤쪽의 구강을 닫히게 한다(그림 5-32). 혀 기저부의 거상이나 뒤당김은 인두기 삼킴이 이루어지도록 도움을 주며, 혀 기저부와 인두벽의 접촉이 강화되어 음식덩이가 인두로 내려가기 위한 압력 형성이 잘 이루어지게 한다. 다음에 혀의 압박을 제거하면서 환자에게 "가"를 발음하도록 요청한다.

혀의 등을 둥그렇게 만드는 것(humping)을 촉진하기 위해, 설압자를 사용하여 혀의 뒤 부위를 아래로 누르고 환자에게 연구개에 대해 이것을 위로 밀도록 요청한다. 혀의 홈(grooving)

을 증진시키기 위해 설압자의 측면으로 혀의 정중선을 따라 부드럽게 문지른다.

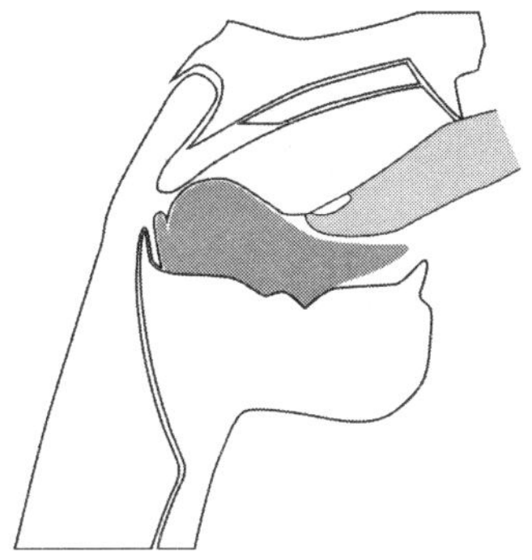

그림 5-32. 혀 기저부 거상을 위한 혀 압박자극

혀의 후방동작과 관련된 근육들을 자극하기 위해 턱 끝 아래부위에 압박을 가하거나 혀밑의 혀 주름띠(lingual frenulum)에 수동적으로 진동자극을 준다(그림 5-23). 또 다른 방법으로 혀를 순간적으로 앞으로 빠르게 잡아 당겨 신장시킨다. 자세한 내용은 앞서 혀 내밀기 반사의 억제에서 언급되었다. 혀의 후방동작을 할 수 있는 환자를 위해 씹기를 위한 준비훈련으로 혀의 가쪽운동(lateralization)을 촉진한다. 치료사는 설압자로 혀의 측면에 가볍고 빠른 압박자극을 제공한다(그림 5-33A). 반대쪽에도 같은 방법을 실시한다.

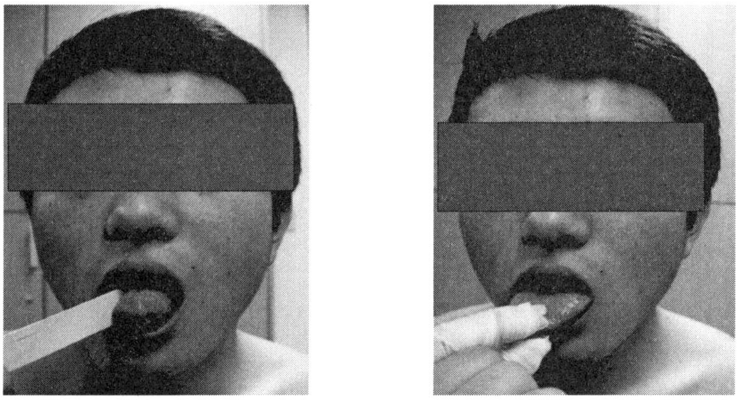

A B

그림 5-33. 혀의 외측운동 촉진

A. 손가락 이용 B. 설압자 이용

일부 환자들은 혀가 과도하게 뒤당김된 자세를 나타낸다. 이런 경우 혀의 끝을 후방으로 밀면서 압박을 적용하면 혀내밀기가 촉진된다. 다른 방법으로 엄지와 둘째손가락을 사용하여 젖은 거즈로 혀를 감싸 쥐어 천천히 수동적으로 앞니의 앞으로 당긴다(그림 5-33B). 혀가 과도한 뒤당김 자세로 오므려져 있을 경우 거즈를 구강 깊숙이 넣어 앞으로 당기기 힘들며 환자에게 불편함을 줄 수 있다. 이때 젖은 거즈 조각으로 자신의 손가락을 쌓아 사용할 경우 더욱 쉽게 될 수 있다.

(5) 연구개 기능의 자극

연구개에 대한 자극은 정상 혀 동작뿐 아니라 연구개의 거상을 촉진시킨다. 치료사는 차가운 후두경이나 면봉, 설압자 등으로 연구개의 위쪽과 가쪽을 자극한 후 환자에게 "아"발음을 하게 한다.

(6) 후두 기능의 자극

삼킴 동안 기도를 보호하고 삼킴 반응을 촉진하기 위해 후두거상 움직임이 필요하다. 그러나 경직이 있는 환자들은 후두 근육의 긴장이 증가되어 후두거상이 감소되어 있다. 후두 근육의 긴장을 감소시키기 위해 앞서 설명한 목의 가동화 운동 외에 얼음조각을 수건에 쌓아 5분간 후두 주위에 적용하는 것이 효과가 있다.

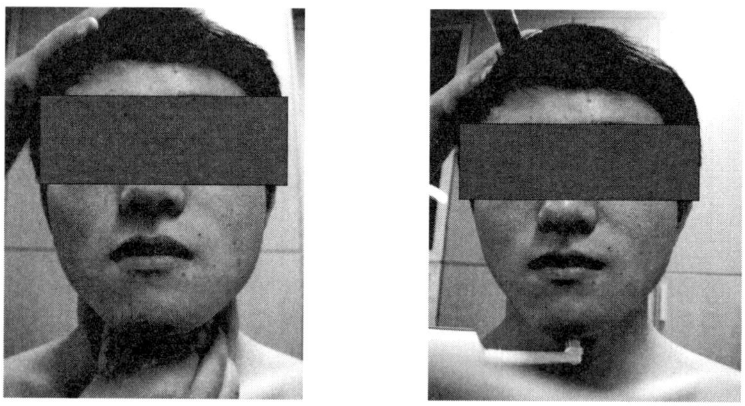

A B

그림 5-34. 후두기능의 자극

A. 후두 운동 B. 전동칫솔 자극

후두거상을 촉진하기 위해 치료사는 엄지와 손가락들 사이에 환자의 후두를 부드럽게 잡고 후두를 옆에서 옆으로, 대각선 방향으로 수동으로 움직인다(그림 5-34A). 움직임에 대한 저항이 감소됨에 따라 점차적으로 움직임의 범위와 속도를 증가시킨다. 후두거상을 촉진하는 다른 방법으로 후두의 양 측면에 얼음 조각이나 전동칫솔을 이용하여 위 방향으로 빠르게 자극한 후, 위 방향으로 가이드하면서 후두의 움직임을 돕는다. 얼음자극이나 전동칫솔의 자극은 턱 아래부터 후두 근육에 적용하기도 한다(그림 5-34B).

6) 삼킴을 촉진하기 위한 감각 자극

온도-촉각 자극과 맛 자극은 구강 내의 삼킴반응을 자극하여 삼킴반사의 빠른 유발을 촉진한다. 이 방법들은 삼킴반응이 지연되거나 결여된 신경학적 손상으로 인한 삼킴장애 환자들에게 사용되어 왔다.

(1) 온도-촉각 자극

온도-촉각 자극은 앞쪽 구개활 부위에 반복적으로 차가운 감각자극을 제공하여 삼킴반사를 촉진하는 것으로 삼킴반사가 지연되거나 잘 일어나지 않을 경우에 사용된다. 자극을 수행할 때 차가운 8 mm 사이즈 후두경 또는 긴 면봉으로 앞쪽 구개활의 기저부에 댄 상태에서 적당한 압력을 제공하며 5번 정도 위-아래 동작으로 빠르게 쓰다듬는다(그림 5-35). 양쪽의 앞쪽 구개활 모두를 자극하며, 양쪽 자극들 사이에 수초 동안 후두경을 얼음에 놓아 다시 차

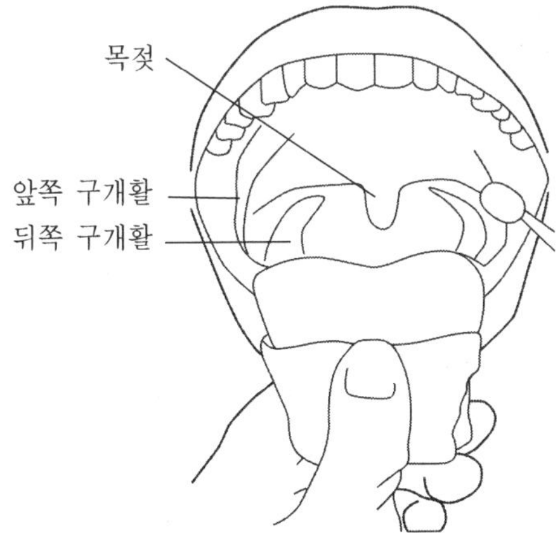

그림 5-35. 온도-촉각 자극

갑게 냉각시킨다. 앞쪽 구개활에 대한 자극 후 바로 환자에게 삼키도록 요청한다. 일부 환자의 경우 혀가 뒤당김 상태로 있어서 구개활 부위가 가려져 자극을 주기 힘들 수 있다. 앞쪽 구개활을 쉽게 보기 위해 설압자나 작은 티스푼을 사용하여 혀를 아래로 눌러 주거나 젖은 거즈로 혀의 앞 부위를 잡고 앞으로 당긴다. 자극을 줄 때 손전등으로 입 안을 비추면 정확한 부위를 자극을 하고 앞쪽 구개활이나 연구개의 수축을 확인하는데 도움을 준다.

(2) 맛 자극

삼킴작용을 촉진하기 위해 레몬 향과 같은 신맛을 묻힌 면봉으로 입술, 이빨, 잇몸, 혀를 문지르기 자극을 줄 수 있다. 신 맛의 자극은 또한 맛에 대한 환자의 반응을 촉진시킨다.

또한 탄산수도 삼킴작용을 촉진하는데, Bulow 등(2003)의 연구에 의하면 묽은 액체와 비교하여 생수 150ml와 소다 1g을 섞은 탄산음료(carbonated thin liquids)가 인두통과시간과 인두의 저류를 감소시키고, 후두침투와 흡인을 감소시킨다고 하였다($p<0.0001$).

(3) 구강 밖 감각자극

손가락으로 환자의 턱 아래에 혀의 기저부에 두고 상방 전방으로 쓰다듬기를 하거나(그림 5-36A) 복장패임(sternal notch) 위에 2 또는 3초간 얼음을 적용하는 방법(그림 5-36B)도 삼킴반사를 유발하는데 효과가 있다.

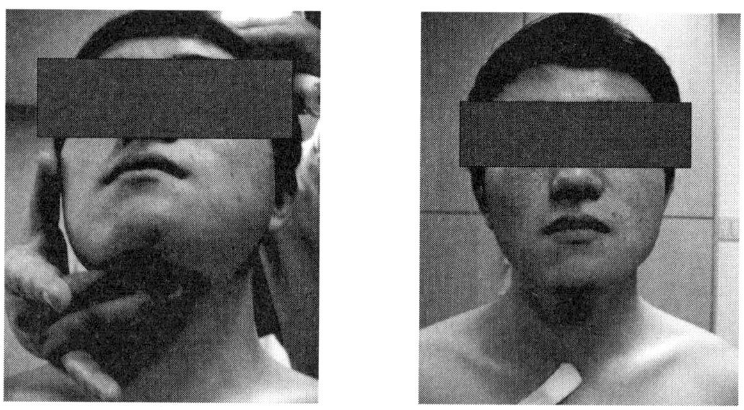

A B

그림 5-36. 삼킴 촉진을 위한 자극

A. 턱밑의 혀기저부 자극 B. 복장패임의 얼음 자극

⑷ 기타 자극

후추(black pepper oil, BPO)의 비강흡입은 반사적 삼킴 동작을 일으키는 도피질(insular cortex)이나 눈확이마엽(orbitofrontal cortex)을 활성화시키며 이것은 의식이나 신체 및 정신 상태와 상관없이 삼킴장애가 있는 뇌졸중 환자에게 도움이 될 수 있다(Ebihara 2006).

7) 도구를 이용한 삼킴 치료

⑴ 표면근전도 검사(Surface Electromyography)를 이용한 훈련

표면근전도 검사를 이용하여 멘델슨기법과 힘주어 삼키기와 같은 보상적 삼킴 기법을 훈련할 수 있다. 멘델슨기법을 위해 후두띠근육들(목뿔아래근육)에 전극을 배치하고 환자에게 삼키면서 후두를 최고지점에서 유지하라고 요청한다. 이 때 환자는 표면근전도 검사의 모니터를 통해 자신이 수행한 후두거상의 범위와 기간을 관찰하며 더욱 잘 수행할 수 있게 된다. 힘주어 삼키기 기술을 위해 턱밑근육들에 전극을 배치하고 환자에게 힘주어 삼키기를 수행하도록 요청한다. 환자는 시각적 피드백과 함께 더욱 안전하고 효과적인 삼킴을 수행하고, 아울러 삼킴에 필요한 힘을 유지하고 증진시킬 수 있게 된다.

⑵ 설압계를 이용한 운동

혀의 기능을 강화하기 위해 구강 내 혀의 압력을 측정하는 장치인 설압계를 적용하여 훈련한다(그림 5-37). 설압계는 혀의 운동성을 그래프나 수치로 나타낼 수 있어 환자 스스로 자신

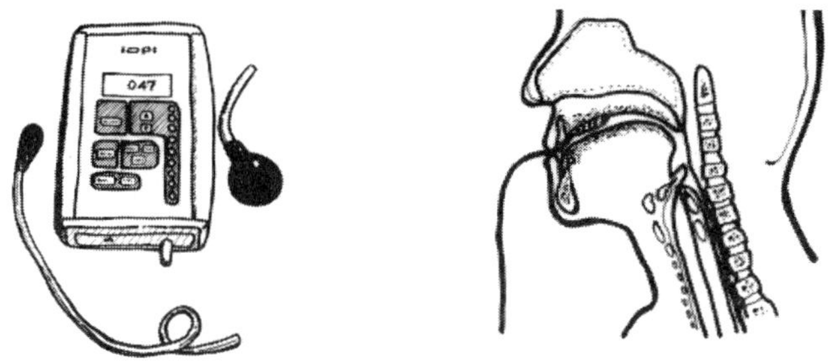

A B

그림 5-37. 설압계를 이용한 운동

A. 설압계 B. 설압계를 이용한 운동

의 수행능력을 눈으로 확인할 수 있다. 혀의 압력을 측정하는 공기구 센서를 혀와 구개 사이에 위치시켜 시각적 피드백을 통해 혀의 등척성 및 등장성 운동을 할 수 있다.

(3) 신경근전기자극치료

최근에 널리 사용되는 신경근전기자극치료는 턱밑의 근육이나 목 부위의 후두 거상근 등 삼킴과 관련된 근육들에 전기자극을 가하는 것으로, 삼킴 관련 근육의 근력을 증진시키고, 탈신경근육의 위축을 예방하고, 비정상적인 근긴장도를 조절하고, 근육재교육을 시키고, 감각인식을 향상시켜 삼킴 기능을 증진시키기 위해 사용되고 있다. 신경근전기자극은 표면전극을 이용해 근육에 전기자극을 전달하는 방식으로 적용 부위의 신경섬유가 탈분극되면서 근수축이 이루어진다. 표면전기자극은 비침습적이고 쉽게 적용할 수 있는 장점이 있다. 충분한 자극이 주어지면 피부에 있는 감각 섬유와 근접한 피부 아래에 있는 근육까지 활성화된다.

① 적용 대상

많은 연구들에서 신경근전기자극치료는 삼킴장애가 있는 뇌졸중(Freed 등, 2001), 근위축성외측경화증, 파킨슨씨 병(Shaw 등, 2007), 다발성경화증(Bogaardt 등, 2009) 등의 신경학적 질환 환자들 뿐 아니라 두경부암 환자들(Ryu 등, 2009)에게도 효과적이라고 하였다.

그러나 심장박동기 사용 환자, 정신착란 환자 등은 신경근전기자극치료를 피해야 한다. 심장박동기를 사용하는 경우 전기자극으로 인해 심장박동기의 민감도가 떨어져 기능장애를 일으킬 수 있으므로 치료 대상에서 제외된다.

② 신경근전기자극치료 효과

신경근전기자극을 턱끝목뿔근(geniohyoid)과 턱목뿔근(mylohyoid) 등의 목뿔뼈위근에 적용할 경우 이들의 수축을 일으켜 목뿔뼈가 전상방으로 움직이게 하며, 방패목뿔근에 적용할 경우 후두거상이 강화되며 인두수축근의 수축도 향상된다. 목뿔뼈-후두의 거상작용은 기도를 보호하는 성대 폐쇄 뿐 아니라 반지인두근의 이완에도 영향을 미쳐 이들 기능을 향상시킨다. 또한 인두수축근의 향상은 후두덮개계곡과 조롱박오목에 잔류물을 감소시키고 흡인을 줄이게 된다. 신경근전기자극으로 목뿔뼈의 움직임 속도도 향상되는데 이것은 삼킴 동안 적절한 타이밍에 목뿔뼈의 전상방 움직임이 일어나 기도를 보호하면서 흡인의 위험이 줄어든다는 것을 의미한다.

신경근전기자극치료는 근육의 표층에 있는 감각신경종말을 활성화시켜 중추신경계 시스템에 감각 되먹임을 제공하여 삼킴장애 환자에게 보다 나은 삼킴을 제공하면서 삼킴기능의 자각을 향상시킨다. 전기자극치료는 또한 운동 피질의 활동을 증가시켜 인두기 동안 활성화되며 자극 후에도 30~60분 동안 피질의 활성화가 유지된다.

전기자극을 할 때 환자에 맞게 빈도, 강도, 시간을 조절한다. 환자에게 적절하지 않은 자극을 제공하면 전기자극의 효과가 감소하여 후두의 움직임이 나타나지 않거나 피부에 발진이 생기는 등 다른 문제점들이 생길 수 있다.

③ 적용 순서

㉠ 자극부위의 피부가 청결하고, 건조한지 확인한다. 남자의 경우 면도를 하도록 한다.

㉡ 환자의 머리는 가능한 중립자세를 유지한다.

㉢ 전극을 부착할 부위의 피부를 알코올 솜이나 면봉으로 세척한다.

㉣ 환자의 상태에 따라 전극을 부착하며, 필요할 경우 접촉을 돕고 떨어지지 않도록 붕대나 테이프로 고정한다.

㉤ 스위치를 켜서 전기자극을 제공하고 그 후 환자에게 느껴지는 감각을 확인하며 치료 수준까지 점차 전기자극의 강도를 높인다. 두 채널들을 동시에 또는 교대로 높인다. 전기자극 강도에 따른 감각의 변화는 다음과 같다.

- 처음에 전기가 오는 느낌(tingling sensation)을 표현하고
- 강도를 높임에 따라 자극은 보다 강하게 느낌 또는 떨림을 표현하고
- 더 높이면 경미한 찌릿찌릿한 느낌(burning sensation)을 표현하고
- 좀 더 높이면 다음에 움켜잡는 감각을 표현한다. 이것은 올바른 수준의 운동수축이 도달되었다는 것을 나타낸다. 치료적 강도 수준에 도달되었는지 관찰할 수 있는 징후로 삼킬 때 들리는 삼킴 소리의 변화, 목을 움켜잡거나 당기는 느낌을 묘사, 삼킴의 유발, 자극에 따라 더욱 잘 삼켜지는 느낌, 목소리의 변화 등이 있다.

㉥ 전기자극 동안 환자는 삼킴을 연습한다. 음식과 음료를 제공하는 순서와 점도는 5 ml 티스푼, 10 ml 큰 스푼, 20 ml 컵의 순서로 제공하고, 음식의 점도(퓌레, 넥타, 얼음, 물 등), 삼키는 속도, 섭취하는 총 양(20 ml, 40 ml, 80 ml, 100 ml 등)에 따라 단계적으로 적용하고, 힘주어 삼키기(effortful swallow), 성문상부 삼킴 및 반복삼킴과 같은 삼킴기법들과 함께 적용한다.

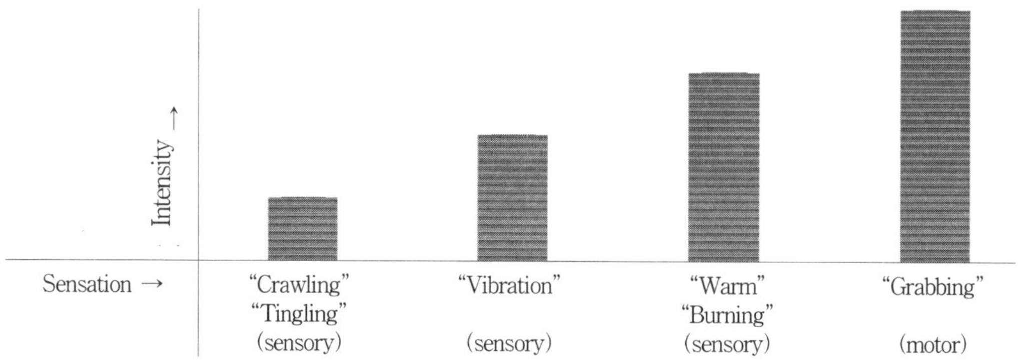

그림 5-38. 전기 강도에 따른 감각의 변화

④ 전극배치

전극배치는 일반적으로 4개의 전극을 사용하지만 목이 아주 작거나 작은 아동일 경우 2개의 전극만을 사용한다. 환자가 최근 기관절개를 했을 경우 수술 절개부위를 가로질러 채널을 배치하지 않는다. 그렇지 않으면 전류가 내재된 이물질을 통해 흐를 수 있다. 전극배치는 비디오 투시 삼킴 검사나 광섬유내시경 검사 결과에 따라 배치를 결정한다.

㉠ 방법 1

채널 1의 위 전극은 두힘살근앞힘살과 목뿔뼈 사이에, 아래 전극은 목뿔뼈와 방패연골 사이에 부착하고, 채널 2의 위 전극은 방패연골과 반지연골 사이에, 아래 전극은 반지

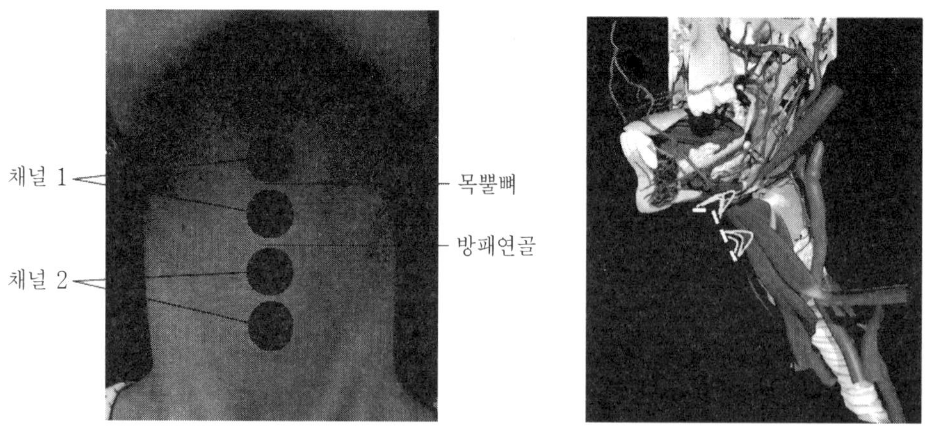

그림 5-39. 방법 1

연골 아래쪽에 부착하고 모든 전극들은 목의 정중선에 수직으로 놓는다(그림 5-39). 이 방법은 목뿔위근(suprahyoid m.)과 목뿔아래근(infrahyoid m.)을 자극하며, 인두수축의 문제가 있을 경우와 후두덮개계곡과 조롱박오목에 음식잔류와 흡인이 있을 경우에 사용된다.

ⓛ 방법 2

채널 1의 위 전극이 방법 1의 위 전극배치보다 약간 높게 부착한다(그림 5-40). 나머지 배치는 방법 1과 같다. 이런 배치는 외재성 혀 근육에 좀 더 많은 자극을 준다. 이런 배치는 혀 동작의 문제가 있을 경우와 후두거상의 문제가 있을 경우 사용된다.

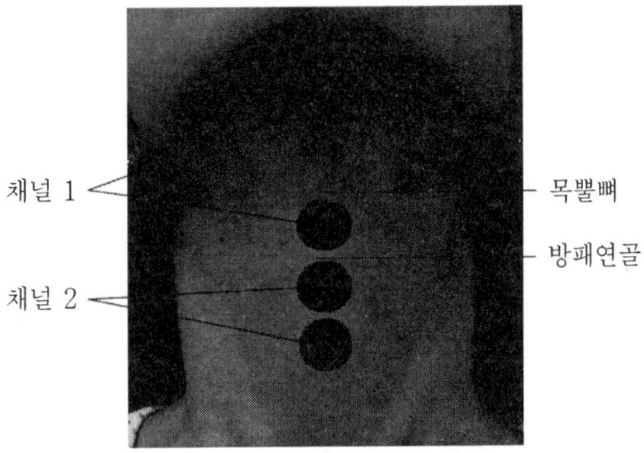

그림 5-40. 방법 2

ⓒ 방법 3

채널 1은 턱끝과 목뿔뼈 사이에 수평으로 부착하고, 채널 2는 목뿔뼈와 방패연골 사이에 수평으로 부착한다(그림 5-41). 양 채널은 방패연골 패임(thyroid notch)을 중심으로 대칭으로 부착한다. 전극은 목빗근(흉쇄유돌근, sternocleidomastoid m.)의 안쪽에 배치하며, 너무 가쪽으로 배치하지 않는다. 대안적으로 각 채널을 수직으로 배치할 수 있다. 이런 배치는 방법 1에 대한 대안으로 사용할 수 있다. 이 방법은 목뿔아래근뿐 아니라 인두수축근에도 자극 효과가 있어서 인두수축의 문제가 있는 경우에 사용된다. 또한 후두거상의 문제가 있는 경우와 후두덮개계곡과 조롱박오목에 음식잔류, 고임, 흡인이 있는 경우에도 사용한다.

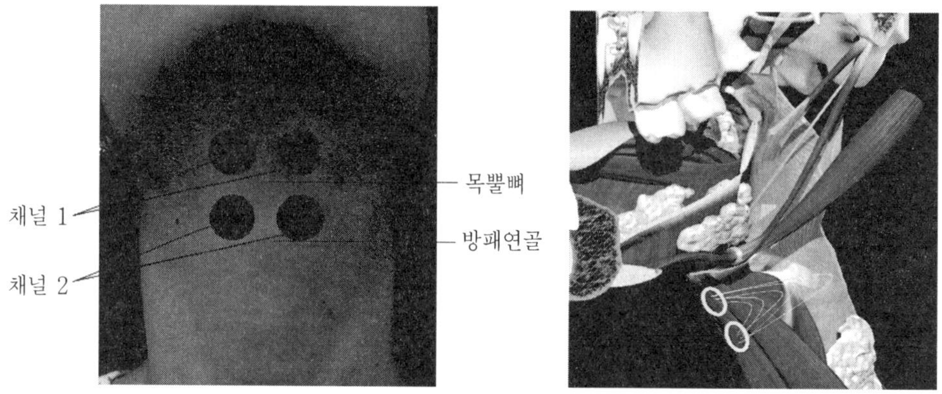

그림 5-41. 방법 3

㉣ **방법 4**

채널 1은 목뿔뼈 위(후두덮개계곡에 또는 혀의 외재근 보다 위쪽)에 수평으로 부착하고 채널 2는 방패연골 아래에 반지연골 위아래로 수직으로 부착한다(그림 5-42). 이런 배치는 특히 혀의 외재근에 대한 자극에 중점을 둔다. 혀의 외재근을 자극하기 위해 전극을 더욱 앞쪽으로 부착할 수 있다. 이런 배치는 방법 2의 대안으로 사용된다.

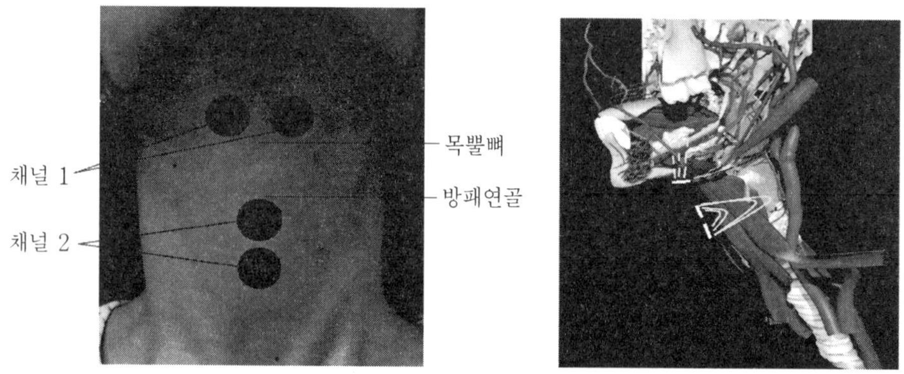

그림 5-42. 방법 4

㉤ **방법 5**

채널 1은 턱 가까이 목뿔뼈 위에(후두덮개계곡 위) 수평으로 놓고 채널 2는 외이도 바로 앞에 얼굴신경을 가로질러 놓는다(그림 5-43). 이런 배치는 얼굴 근육의 수축을 이끌어 내기 위해 얼굴신경을 자극하며, 구강조절과 입술 다물기의 문제가 있을 경우에 적용한다.

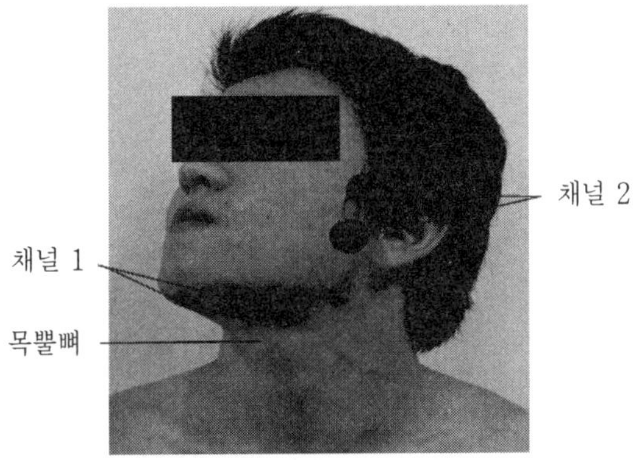

그림 5-43. 구강조절과 입술 다물기의 문제가 있을 경우 전극배치

ⓑ 방법 6

- 채널 1은 방패연골 위에 채널 2는 방패연골 아래에 놓으며 모든 전극들을 문제가 있는 측에 수직으로 위치시킨다. 이런 배치는 편측의 음식잔여물 고임과 흡인이 있을 경우에 사용된다.

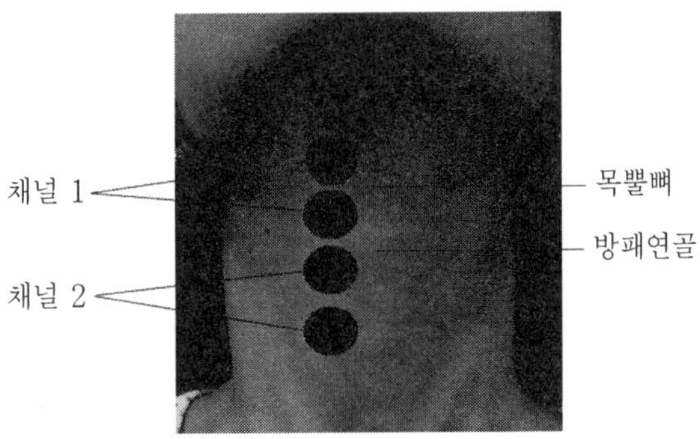

그림 5-44. 편측의 음식잔여물 고임과 흡인이 있을 경우 전극배치

⑤ 전극 배치에 영향을 미치는 요인들

㉠ 목이 아주 작은 경우 방법 4를 제외하고는 4개의 전극배치를 할 수 있는 공간이 없다.

㉡ 작은 아동의 경우 2개의 전극배치를 한다.

㉢ 외과절개를 가로질러 채널을 배치하지 않는다.

㉣ 이물질(기관절개, 봉합 등)이 내재되어 있는 경우 이것을 관통하여 전류가 흐르지 않도록 한다.

㉤ 기관절개를 하였을 경우 오직 2개의 전극만을 사용한다. 방법 3의 채널 1과 같이 배치한다. 이런 환자들 대부분은 후두덮개계곡으로 과다유출되어 흡인이 발생할 수 있으며, 따라서 이런 배치는 저류, 음식잔류 및 흡인을 해결하는데 도움이 될 것이다.

4. 삼킴장애의 수술적 치료

1) 반지인두 부전(Cricopharyngeal dysfuction)

반지인두근은 하인두와 식도의 접합부에 위치하고 있으며, 인두기의 삼킴과정 동안에 지속적인 수축과 일시적인 이완을 유지하면서 음식덩이가 식도로 이동하게 한다. 반지인두 부전은 뇌졸중, 소아마비, 근위축성 측삭경화증, 파킨슨병, 중증 근무력증과 같은 신경계 질환과 근육 위축증, 근육병(myopathy), 신생물, 젠커 게실 등의 국소 구조물 병변 등의 질환에서 발생하며, 반지인두근이 수축이 조화롭게 일어나지 못하면 삼킴장애를 유발한다. 반지인두 부전의 치료로 위식도조임근의 이완을 유도할 수 있는 보톡스(Botulinum toxin) 주입과 풍선확장술 등의 비수술 치료방법이 고려되며 이들이 효과가 없을 경우 수술적 방법으로 반지인두근 절개술(cricopharyngeal myotomy)이 시행된다.

(1) 보톡스 주입

보톡스 주입은 강직성 그리고 활동성 수축을 방해하여 고립된 반지인두 부전 또는 경련을 가진 환자의 삼킴장애를 일시적으로 해소시켜 줄 수 있다. 보톡스 주입은 다양한 방법으로 시행되는데, 이것은 위험이 적으면서 최소 침습적이고 수술보다 비용이 적게 든다는 것이 장점이지만 효과는 일시적이어서 반복적인 주입이 요구된다는 것이 단점이다. 반지인두근의 보톡스 주입은 일회 주사로 약 6개월간 효과가 지속되는 것으로 알려져 있다. 보톡스 주입의 합병증으로 의도하지 않은 인두 또는 성대의 주입으로 인한 잠재적인 쉰 목소리 또는 기도폐쇄 등의 증상이 있을 수 있다.

(2) 풍선 확장술

반지인두근 이완부전에 대한 풍선 확장술은 식도 입구부의 협착부위를 풍선(balloon) 카테터를 사용하여 기계적으로 확장한다. 그 후 풍선을 확장한 상태로 삼킴과 동시에 식도에서 당겨 뺌으로서 삼킴 패턴을 습득한다.

(3) 반지인두근 기능장애의 수술적 치료 : 반지인두근절개술(cricopharyngeal myotomy)

반지인두근절개술은 반지인두근의 이완장애로 음식물이 식도로 내려가지 않는 경우에 시도한다. 이것은 양측 반지인두근을 절제하여 식도 입구를 열리기 쉬운 상태로 만들어 냄으로서 위식도조임근의 개방의 크기를 정상화한다. 반지인두근절개술은 위식도조임근의 치료 방법들 중 가장 효과적이고 장기간의 증상 완화에 도움을 준다. 최근에는 내시경 하 레이저 반지인두근절제술을 이용해 식도 누공 및 성대마비의 합병증을 줄일 수 있는 것으로 보고되고 있다.

2) 성대부전(glottic insufficiency)

성대부전은 성대 주름이 완전히 닫히지 못해서 호흡이나 발성 동안 하부기도를 보호하지 못하게 되는 것을 말한다. 성대부전은 일반적으로 성대마비에 의해 발생하는데, 뇌신경손상 부위에 따라 감각 및 운동 손상이 발생하며 손상 원인에 따라 일시적일 수도 영구적일 수도 있다. 성대부전의 수술적 치료는 회복가능성이나 성대 마비의 정도, 음성이나 삼킴장애 정도, 흡인성 폐렴의 위험성 등을 고려하여 결정한다.

(1) 성대 내전술(Medialization laryngoplasty)

성대를 내전시키는 갑상성형술(thyroplasty)은 영구적인 편측 성대마비 환자에서 시행되며, 국소 마취하에서 시행하는 것이 수술 중 음성의 피드백을 얻을 수 있는 장점이 있다. 실리콘, vocom, Gortex 등의 이식물을 선택해서 사용할 수 있다.

(2) 피열연골 내전술(arytenoid adduction)

반지모뿔관절(cricoarytenoid articulation)의 해부학적 특징 때문에 마비된 성대는 정상쪽 성대보다 높게 위치하는 경우가 많은데, 이런 경우 피열연골 내전술이 적용된다. 피열연골 내전술은 생리적인 방식으로 피열연골의 성대돌기를 내전 및 회전시킴으로써 넓은 성문 후부틈이나 높아진 마비측 성대를 교정한다.

3) 만성 흡인의 치료

보존적인 치료방법으로는 만성 흡인의 증상을 호전시킬 수 없는 경우 수술적 치료가 필요하다. 흡인을 방지하는 수술은 환자의 전신상태, 흡인의 원인과 정도, 삼킴기능의 회복가능성, 환자나 가족의 요구, 수술의 범위, 수술 후 발성가능 여부 및 수술의 가역성 여부 등 여러 가지를 고려하여 결정해야 한다.

(1) 성문폐쇄술(glottic closure)

적절한 개선방법이 없는 만성적인 흡인이 있는 경우 성문폐쇄술을 시행하여 음식물이나 타액, 분비물의 기도침투를 완전히 차단하는 방법을 고려할 수 있다. 성문폐쇄술은 진성대, 가성대, 후두실, 후연합부의 점막을 제거하고 진성대와 가성대를 접합하는 방법으로 양측 성대마비로 지속적인 흡인을 보이는 환자에 있어 만족스런 결과를 얻을 수 있다. 성문폐쇄술의 장점으로 오연방지율이 높고 구강섭취가 가능하며 가역적이며, 난점으로 음성이 소실되고 기관절개술이 필요하며, 성대에 손상이 갈 수 있다.

(2) 후두절제술

만성적인 기도 흡인이 있으면서 안전한 구강 섭취와 발성을 회복할 가능성이 없는 경우에는 후두절제술(laryngectomy)을 고려한다. 또한 후두암의 치료에 있어서 후두절제술은 국한된 종양의 치료에 있어서 주된 치료방법이다. 과거에 후두암 치료시, 병변의 범위를 막론하고, 대부분 후두를 모두 절제하는 후두전절제술을 시행하여 후두의 중요한 기능들을 잃었지만 최근 후두암에 대한 기초적인 지식과 발달된 수술기법에 대한 경험이 축적되면서 여러 가지 후두부분절제술이 고안되었다. 따라서 종양을 제거하면서 후두를 부분적으로 살려 기능을 보존할 수 있게 되었다.

현재 수술을 통한 후두암 치료의 원칙은 종양은 완전히 절제하면서도 후두를 최대한 보존하여 후두의 기능을 살리는 것이다. 후두암이 진행한 범위에 따라 종양을 포함하여 후두를 절제한다. 초기 암은 레이저 등을 이용하여 후두의 일부분만을 잘라내는 수술을 시행해서 치료하거나 외부에서 목의 피부를 절개하고 후두의 일부분만을 적출하는 후두부분절제술을 시행한다. 그러나 대부분의 진행 암에서는 목의 피부를 절개하고 후두의 대부분 또는 전체를 제거한다. 또한 후두암은 목에 있는 림프선으로 전이되는 경우가 많아서 후두암수술시 목의 림프절절제술을 함께 해야 하는 경우가 많이 있다.

가장 많이 시행하고 있는 수술 방법들을 열거하면 아래와 같다. 병변의 범위에 따라 절제의 범위와 수술 방법이 달라진다.

① 성문상부후두절제술(supraglottic laryngectomy)

성문상부에 있는 구조를 모두 절제하고, 성문부위는 보존한다(그림 5-45). 경우에 따라 혀기저부(혀뿌리부위)나 하인두점막을 같이 포함하여 절제할 수 있다(그림 5-46). 성문상부암에서 시행한다. 예외적으로 구인두암, 하인두암이 초기상태일 때 선택적으로 적용될 수 있다. 이 방법은 발성이 가능하다.

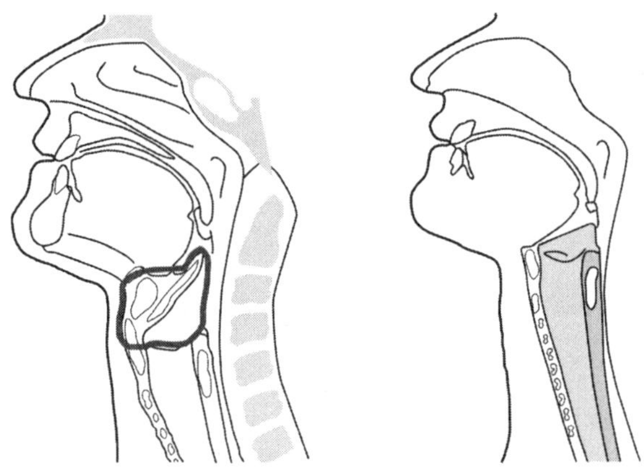

그림 5-45. 성문상부후두절제술(supraglottic laryngectomy)

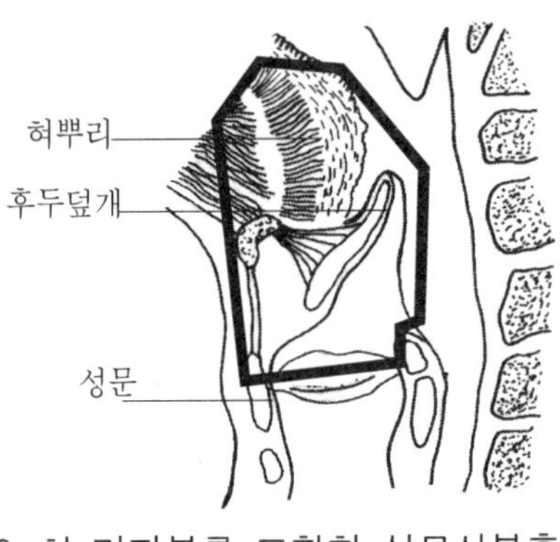

그림 5-46. 혀 기저부를 포함한 성문상부후두절제술

② 상 반지후두 부분절제술(supracricoid partial laryngectomy)

상 반지후두 부분절제술은 최근 국내에서 보편화된 수술로서 후두 조직의 약 70% 정도를 절제할 수 있어 종래 후두전절제술을 실시하던 환자에서 많이 대치되어 실시하고 있다. 이 수술은 후두의 하부를 이루는 연골인 반지연골의 위쪽에 있는 후두구조를 모두 절제하는 수술로(그림 5-47), 후두부분절제술 중 가장 절제 범위가 크다. 이것은 후두전체를 절제하는 정도의 넓은 절제범위에 비해 비교적 구강호흡이 가능하고 양호한 음성과 구강후두기능의 유지가 가능하다.

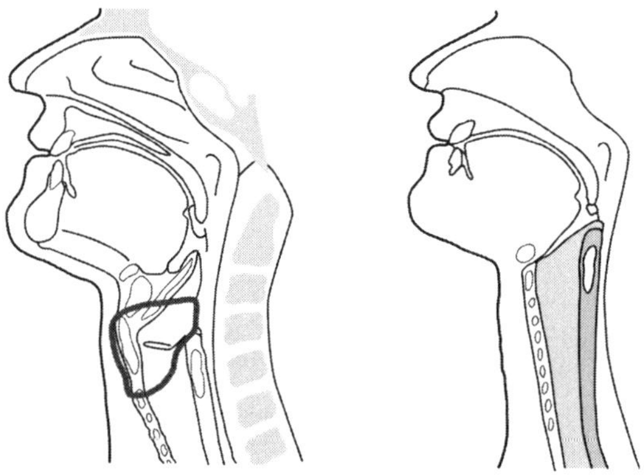

그림 5-47. 후두부분절제술

③ 후두전절제술(total laryngectomy)

후두전절제술은 후두 전부를 적출하는 수술이다(그림 5-48). 절제의 범위가 커서 진행성 암

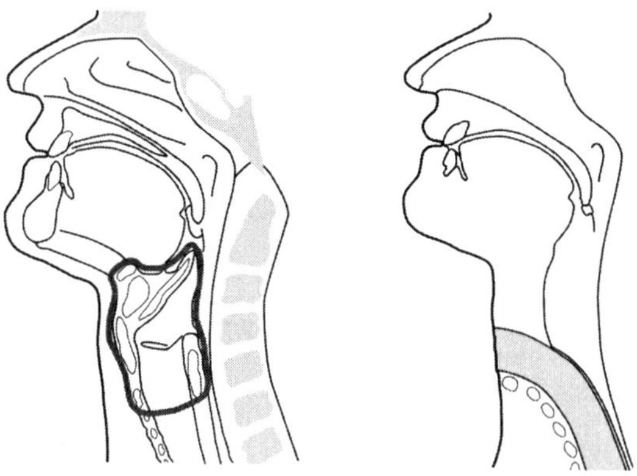

그림 5-48. 후두전절제술(total laryngectomy)

이라도 후두에 국한된다면 완전 절제가 가능하다. 그러나 본 수술 시행시 후두 본연의 기능을 잃게 되어 재활이 필요하다. 기도가 절제되므로 호흡을 영구 기관절개공을 통해 하고, 성대발성이 아닌 다른 발성법에 대해 교육하는 것이 중요하다. 후두전절제술은 후두암 뿐 아니라, 후두를 심하게 침범한 인두암이나 목 부위에 위치한 식도암의 경우에도 시행할 수 있다.

(3) 기관절개술과 삼킴장애

기관절개술은 기관 삽관이 필요한 환자에게 편안하게 기도를 유지할 수 있고, 분비물이 많은 경우 적절히 제거할 수 있는 흡인의 치료 중 가장 고전적인 방법이다. 시술 전 시술부위를 국소마취 한 후, 2~3 또는 3~4번째 기관연골에 캐눌러 삽입부위를 절개하여 캐눌러를 삽입한 후 고정을 위해 플랜지와 함께 봉합 고정한다(그림 5-49). 커프형 캐뉼라를 사용함으로서 흡인을 방지할 수 있다. 그러나 기관절개술을 하고 있으면 삼킴반사가 있어날 때 후두의 거상을 막고 커프에 공기를 넣어 팽창하면 식도에 압력이 전해져 삼킴작용을 방해할 수 있으므로 오히려 삼킴장애를 유발하는 요인으로 작용할 수 있다. 따라서 가급적이면 기관캐뉼러를 장기간 장착하지 않도록 해야 한다. 즉, 기관절개술은 삼킴장애의 치료를 위한 것이 아니라 호흡기계의 유지를 위해서 고려되어야 할 방법이다.

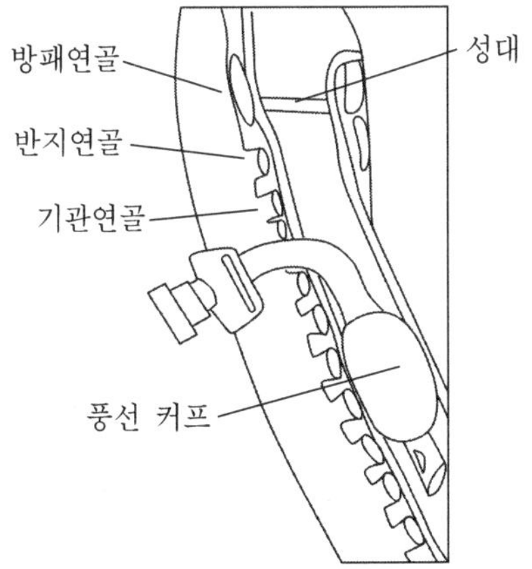

그림 5-49. 기관절개술을 위한 절개 부위

제6장

삼킴 단계별 문제를 위한 치료

삼킴장애 환자들은 서로 다른 임상적 특성을 나타내며 하나의 장애 또는 여러 장애들이 결합된 상태를 보인다. 치료사는 임상평가와 도구적 평가의 결과를 바탕으로 각 단계별 결손에 대한 주된 원인을 결정하고 이에 따라 치료해야 한다.

삼킴장애를 위해 사용되는 치료기술로 간접치료와 직접치료로 나누어 생각할 수 있다. 간접치료는 음식물 섭취 없이 삼킴과 관련된 능력들을 다룬다. 직접치료는 치료적 식사 동안 삼킴 능력이나 삼킴 관련 능력들을 재활시키는 것이다. 이것은 음식의 섭취를 수반하는 보상적 삼킴기법의 사용과 운동을 필요로 한다. 삼킴장애의 치료 계획은 보통 직접 및 간접치료의 선택을 수반한다. 복잡한 치료계획은 복잡한 정보를 처리하는 환자와 보호자의 능력에 의존한다.

1. 일반적 치료과정

① 환자는 삼킴 및 식사훈련을 위해 편안하고 적절한 자세가 취해져야 한다.
② 훈련 전에 구강위생활동을 수행한다.
③ 식사시간은 환자가 배가 고프고 휴식하는 시간에 일정을 잡는다.

④ 식욕을 돋우는 문화－특이 음식, 식사도구, 식기류를 제공한다.
⑤ 다각적인 삼킴 전략을 사용한다.
⑥ 대안적 식이조절을 사용한다.
⑦ 환자가 너무 빨리 먹거나 여러 음식 선택에 혼란스러워 한다면 한꺼번에 한 음식을 제공한다.
⑧ 구강 비우기를 위해 삼킴 후 구강을 체크하여 구강을 비운다.

2. 구강 준비/구강기의 문제들을 위한 치료

1) 입술 다물기의 감소

(1) 직접치료

① 먹여줄 때 혀 앞 1/3위치에 음식을 놓고 아래로 눌러준다.
② 식사 동안 측면이나 정면에서의 쥐기(handgrip)를 이용하여 턱조절과 입술 다물기를 보조한다.

(2) 간접치료

① 입술의 감각자극
입술주위에 압박/신장압박/문지르기/두드리기/얼음/진동 자극을 제공한다.

② 입술의 운동

㉠ 입술의 수동, 능동 운동, 저항운동

· 입술 오므리기(내밀기)
· 입술 뒤로 당기기
· 입술 뒤로 당기기와 내밀기
· 입술 다물기
· 입술 꽉 다물기
· 입술 사이에 설압자를 물고 꽉 다물기

· 입술 다문 상태에서 양쪽 볼에 공기 불어넣기/한쪽 볼에서 다른 쪽 볼로 공기 이동시키기

ⓛ **스마일운동 소개**

환자에게 미소 짓고, 이를 들어 내 웃고, 윗니를 보이고, 냉소하도록 요청한다.

③ 기타 입술의 운동

- 호각불기, 빨대불기, 바람개비 불기, 비누방울 불기
- 탁구공이나 솜뭉치를 빨대를 통해 불기 또는 성냥불을 불어 끄기
- 여성은 립스틱, 립글로스, 입술크림을 바르거나 자신의 입술들을 서로 압박한다.

2) 볼과 얼굴의 긴장도 감소

(1) 직접치료

① 자세변화

- 음식을 입의 뒤쪽과 비마비(강한) 쪽에 놓는다.
- 머리를 강한 쪽을 향해 기울인다.

② 식이조절

- 쉬운 구강조작을 위해 연한 고형식과 된 상태의 액체를 제공한다.
- 음식덩이의 크기를 작게 한다.

③ pocketing 방지하기 위해 뺨을 마사지한다.

④ 식사 후 구강 내 잔류물을 체크하기 위해 입을 검사한다.

(2) 간접치료

① 볼의 감각자극

- 움직임을 자극하기 위해 가볍게 치기, 진동, 빠른 신장을 사용한다.
- 설압자를 볼 안에 놓고 볼 조절을 촉진한다.

② 볼의 운동

- 볼과 얼굴의 수동, 능동 운동, 저항운동
  - 손가락이나 설압자를 이용하여 볼의 수동운동과 저항운동을 한다.
  - 볼들을 빨아들이기/볼 부풀리기 운동/측면 볼 부풀리기

③ 기타 볼의 운동

- 빨기 및 불기 운동 수행
- 'toothette'나 음식물을 이용한 볼 운동
- 빨대불기, 바람개비 불기, 비누방울 불기

3) 얼굴/구강의 과민감도

① 안면과 구강내부 부위에 체계적인 감각둔감화를 제공한다. 만약 환자가 감각자극에 대해 방어나 회피의 반응을 보이는 감각방어가 있을 경우 구강자극에 앞서 감각 식이와 신체에 대한 단계적 감각자극 프로그램을 수행한다.

② 음식을 제공하는 경우 주의 깊게 음식을 소개한다. 먹기와 입에 대한 근긴장과 걱정을 감소시키기 위해 유도된 심상을 통해 체계적인 감각둔감화를 수행한다.

4) 구강 감각의 감소

(1) 직접치료

① 감각을 자극하기 위해 맛이 좋은 음식과 다양한 재료로 구성된 음식을 제공한다.

② 신 음식을 제공한다.

③ 차거나 더운 음식을 제공한다.

④ 구강 내부구조에 촉각과 고유수용성 입력을 높이기 위해 감각 식이요법을 실시한다. 이것은 식사나 가벼운 식사 전이나 식사 동안 감각과 움직임을 자극할 수 있다.

⑤ 음식을 입의 민감한 부위에 놓으며 수저로 압박을 가한다.

(2) 간접치료

① 구강 민감도의 증진(Increasing Oral Sensitivity)

- 온도촉각자극을 제공
- 구강 안-밖에 압박/문지르기/두드리기/온도/진동자극 제공
  - 아이스 칩이 인두로 미끄러져 들어가는 것을 방지하기 위해 거즈 안에 놓인 아이스 칩으로 혀를 자극한다.
  - 감각 수용기를 자극하기 위해 칫솔로 혀를 솔질한다.
  - 입술이나 턱에 침 흘릴 경우 침 흘리는 것과 축축한 것을 느끼도록 자각을 증가시키기 위해 입술에 부채질한다.

5) 혀 기능의 감소

(1) 직접치료

① 자세변화

- 머리를 강한 쪽으로 기울인다.
- 음식을 뒤로 밀어내는 능력이 감소된 경우 머리 뒤로 기울임 상태에서 삼킴을 하도록 한다.
- 음식을 강한 쪽에 놓는다.
  - 혀로 음식을 뒤쪽으로 가져갈 수 없을 경우 음식을 혀의 뒤쪽 위에 놓는다.
  - 혀의 내밀기반사가 있을 경우 음식을 혀의 뒤쪽 위에 놓고 스푼으로 혀 등을 아래 및 앞 방향으로 압박을 가한다.
  - 편측마비가 있을 경우 음식을 마비되지 않은 쪽에 놓는다.
  - 혀의 뒤당김이 있을 경우 음식을 혀 정중선의 중간부위에 놓는다.

② 보상적 삼킴 기법

- 반복 삼키기를 수행한다.

③ 식이조절

- 연한 고형식과 된 상태의 액체와 같이 적은 구강조작을 요구하는 식이조절을 소개한다.

- 부서지기 쉬운 음식은 피한다.

④ pocketing이 발생할 때 둘째손가락으로 환자의 뺨 바깥쪽을 귀를 향해 위와 뒤 방향으로 쓰다듬는다.

⑤ 삼킴 후 구강 내 잔류물을 체크하도록 가르친다.

(2) 간접치료

① 혀의 감각자극

- 긴장 완화를 위해 젖은 거즈에 혀를 감싸 쥐어 앞니 앞으로 당기고 유지하여 혀의 긴장을 감소시키다. 다음에 젖은 거즈로 혀끝을 감싸고 혀를 앞으로 좌우로, 위아래로 부드럽게 당긴다. 느리게 움직인다.
- 혀에 압박/문지르기/두드리기/온도/진동자극을 제공한다.
  - 혀 조절을 촉진하기 위해 설압자나 장갑 낀 손가락으로 혀에 빠른 신장을 제공한다.
  - 혀가 과도하게 뒤당김된 자세를 보일 경우 둘째손가락을 턱 밑의 혀의 기부에 두고 위로 앞으로 쓰다듬는다.
  - 내밀기를 촉진하기 위해 혀의 앞뒤 및 옆으로 진동을 준다.
  - 혀의 뒤강김을 촉진하기 위해 손가락으로 턱 끝 정중선 아래에 지속적인 압박을 가하거나 혀밑의 혀 주름띠(lingual frenulum)에 수동적으로 진동자극을 준다.
- 혀의 운동 동안 설압자를 이용하여 혀 움직임을 촉진하고 혀를 올바른 위치로 가이드한다.

② 혀의 수동, 능동 운동, 저항운동

- 젖은 거즈로 혀끝을 감싸고 혀를 수동으로 움직인다.
  - 혀 내밀기/혀 끝 위-아래로 움직이기/혀 좌-우로 움직이기
- 혀의 능동운동을 수행한다.
  - 혀 내밀기/혀 뒤 당기기/혀 내밀기와 당기기/혀 올리기/혀를 좌-우로 움직이기/입천장을 따라 혀 움직이기/혀로 볼 밀기/혀로 양방향으로 원형을 이루어 입술을 핥기/이빨핥기
  - 운동 동안 설압자를 이용하여 혀의 움직임을 촉진하고 혀를 올바른 위치로 가이드 한다.
- 혀의 압박 운동

– 혀로 설압자나 Toothette를 누른다.
– 혀 끝으로 설압자를 민다.

③ 기타 혀의 운동

- 혀의 활동 소개
- 발음 운동을 한다.
  – "라라라타타타" 반복하기("L" 발음과 "T" 발음)
  – "카카카가가가" 반복하기("K" 발음과 "G" 발음)
  – "타카, 타카, 타카" 반복하기("K" 발음과 "T" 발음)
  – "카라, 카라, 카라" 반복하기("K" 발음과 "L" 발음)
- 음식을 이용한 혀의 조절운동
  – 과일주스를 적신 거즈에서 주스 짜기
  – 껌 씹기 운동
  – 막대사탕을 이용한 혀 운동 : 사탕을 여러 위치에 유지시키기 / 가쪽 혀밀기 / 혀 중간부위 밀기 / 혀 뒤부위 밀기
  – 땅콩버터나 잼 핥아먹기

6) 저작 기능의 감소

(1) 직접치료

① 퓌레음식과 같이 적은 구강조작을 요구하는 식이조절을 소개한다.

② 음식을 강한 쪽에 놓는다.

- 편측마비가 있을 경우 음식을 마비되지 않은 쪽에 놓는다.

③ 식사 동안 환자의 턱 조절을 돕기 위해 두 가지 grip을 사용한다.

- 정면 hand grip
  앞에서 엄지를 턱 끝에, 둘째손가락을 펴서 턱을 따라서 턱관절에 놓고, 셋째손가락을 구부려 정중선의 턱 아래에 놓은 상태에서 입 벌리기와 입 다물기를 돕는다.

- 측면 hand grip

  환자가 머리조절을 유지하기 위해 도움이 필요할 때 사용한다. 치료사는 환자의 옆에 앉고, 자신의 팔을 환자의 머리와 목을 둘러싸고 엄지는 턱의 측면에 턱관절에 놓고, 둘째 손가락은 편 상태로 턱 끝 위의 입술 아래 놓고, 셋째손가락은 편 상태로 턱 끝과 턱 아래 놓는다. 치료사는 손으로 환자의 입술과 턱 조절을 돕는다.

(2) 간접치료

① 턱의 수동, 능동 운동, 저항운동

- 수동운동 동안 치료사는 환자의 아래턱을 내림과 뒤 당김 시키며 입 벌리기를 돕고 아래턱을 올림과 내밈 시키며 입 다물기를 돕는다.
- 입 크게 벌리기
- 아래턱을 좌-우로 움직이기
- 아래턱 돌리기
- 턱의 저항운동을 할 때 근력을 증가시키기 위해 턱 열기와 다물기 동작에 수직과 대각선 패턴으로 저항한다.

7) 원시반사가 나타남

(1) 직접치료

① 음식을 제공할 때 원시반사를 일으킬 수 있는 자극을 피한다.

② 혀의 내밀기반사가 있을 경우

음식을 혀의 뒤쪽 위에 놓고 스푼으로 혀 등을 아래 및 앞 방향으로 압박을 가한다.

(2) 간접치료

원하지 않는 반사에 길항적인 움직임을 유도한다. 예로 물기반사를 약화시키기 위해 입 벌리기를 장려한다.

① 먹이찾기반사가 있을 경우

- 입주위의 견고한 압박을 주는 것을 통해 감각을 둔화시킨다.

② 물기반사가 있을 경우

- 입 벌리기를 장려한다.
- 몸통과 머리의 올바른 자세조절을 수립한다.
- 설압자를 이용하여 혀 누르기를 반복적으로 시행한다.

③ 혀내밀기 반사가 있을 경우

- 검지로 턱밑 근육을 눌러 혀를 들어가게 하는 자극을 한다.
- 혀밑에 전동자극을 제공한다.
- 혀를 순간적으로 잡아 빼어 반사적인 혀의 들이밀기를 촉진한다.

④ 구역반사

- 구역반사가 감소될 때
  – 연구개와 구개인두, 혀의 뒤쪽을 자극하는 방법을 사용한다.
- 구역반사가 과다할 때
  – 손가락이나 설압자를 이용하여 견고한 압박과 함께 점차적으로 혀 뒤로 움직임으로서 감각을 둔화시킨다.

8) 삼킴 실행증

(1) 직접치료

① 자연스런 식사시간을 제공하고, 구강기술을 촉진하기 위해 스스로 식사하는 기술을 향상 시킨다.

② 구강움직임을 자극하기 위해 다양한 음식을 제공한다.

③ 고형식과 액체를 번갈아 제공한다.

구강 실행증이 있는 환자는 추가적인 마른 삼킴을 시작하지 못하며 인두에 음식잔여물 고임이 있을 수 있다. 이것을 비우기 위해 고형식과 액체를 번갈아 제공한다.

표 6-1. 구강준비/구강기의 문제들을 위한 치료

문제	직접치료	간접치료
입술 다물기의 약화	▪ 음식을 혀 앞 1/3위치에 놓고 아래로 눌러줌 ▪ 식사 동안 측면이나 정면의 handgrip을 이용하여 입술 다물기를 보조	▪ 입술자극(압박/문지르기/두드리기/얼음/진동) ▪ 입술의 수동, 능동 운동, 저항운동 ▪ 입술 운동소개 – 스마일 운동 – 호각불기, 빨대불기, 바람개비불기, 비누방울 불기 – 성냥불을 불어 끄기 – 여성은 립스틱, 립글로스, 입술크림을 바르기
볼과 얼굴의 긴장도 감소	▪ 연한 고형식과 된 상태의 액체를 제공 ▪ 음식덩이의 크기를 작게 함 ▪ 입의 뒤와 강한 쪽에 음식을 놓기 ▪ 머리를 강한 쪽을 향해 기울임 ▪ 식사 후 잔류물을 체크 ▪ pocketing 방지를 위해 뺨의 마사지	▪ 움직임을 자극하기 위해 가볍게 치기, ▪ 진동, 빠른 신장을 사용하고; ▪ 볼과 얼굴의 수동, 능동, 저항 운동 ▪ 빨기 및 불기 운동 수행
얼굴, 구강의 과민감도	▪ 단계적 식이조절	▪ 안면과 구강내부에 체계적 감각둔감화 ▪ 감각방어가 몸에 영향을 미치면, 구강 부위 자극에 앞서 신체에 대한 단계적 감각자극 프로그램을 수행
구강감각의 감소	▪ 입의 민감한 부위에 음식 제공 ▪ 수저로 압박 제공 ▪ 다양한 재료로 구성된 음식 제공 ▪ 차고 뜨거운 음식을 교대로 사용 ▪ 신 음식을 제공 ▪ 감각 식이요법을 실시	▪ 온도촉각자극을 제공 ▪ 구강 안–밖에 압박/문지르기/두드리기/온도/진동자극 제공 ▪ 침 흘리는 것과 축축한 것을 알도록 입술에 부채질
혀 기능의 감소	▪ 연한 고형식과 된 상태의 액체 제공 ▪ 강한 쪽으로 머리기울이기 ▪ 음식을 강한 쪽에 놓음 ▪ 식사 후 구강 잔류물 검사 ▪ 음식을 뒤로 밀어내는 능력이 감소된 경우 머리 뒤로 기울이기	▪ 설압자나 장갑 낀 손가락으로 혀에 빠른 신장을 제공 ▪ 혀의 수동, 능동 운동, 저항운동 ▪ 혀의 활동 소개 ▪ 발음 운동을 한다. ▪ 음식을 이용한 혀의 조절운동
저작기능의 감소	▪ 퓌레음식 제공 ▪ 음식을 강한 쪽에 놓음 ▪ 식사 동안 측면이나 정면의 handgrip을 이용하여 턱조절을 보조	▪ 턱의 수동, 능동 운동, 저항운동 ▪ 턱의 저항운동을 할 때 수직과 대각선 패턴으로 저항
비정상 구강반사	▪ 음식을 제공할 때 원시반사를 일으킬 수 있는 자극을 피함	▪ 먹이찾기반사 : 입주위의 압박을 통해 감각을 둔화 ▪ 물기반사 : 입 벌리기를 장려/몸통과 머리의 올바

비정상 구강반사	▪ 혀 내밀기반사가 있을 때 음식을 혀의 뒤쪽 위에 놓고 스푼으로 혀를 압박	른 자세조절 수립/설압자를 이용하여 혀 누르기 ▪ 혀내밀기반사 : 턱밑 혀근육을 자극/혀의 신장반사 유발 ▪ 구역반사가 감소될 때 : 연구개와 구개인두, 혀 뒤쪽을 자극 ▪ 구역반사가 과다할 때 : 설압자를 이용하여 압박과 함께 점차 혀 뒤쪽로 움직임으로서 감각 둔화
삼킴 실행증	▪ 자연스런 식사시간을 제공 ▪ 다양한 음식을 제공 ▪ 고형식과 액체를 번갈아 제공함	

3. 인두기의 문제들을 위한 치료

1) 인두기 삼킴 유발의 지연

(1) 직접치료

① 자세변화

- 음식물이 기도로 들어가는 것을 방지하기 위해 턱 당기기를 적용한다.

② 음식덩이의 크기를 작게 한다.

③ 식이조절

- 점도조절 — 묽은 액체와 된 액체의 중간 상태의 액체(nectar-like)와 된 상태의 액체(honey-like)를 권한다.
- 질감조절 — 퓌레음식
- 신 음식이나 찬 음식을 제공한다.

④ 음식의 교대 제공

- 찬 음식으로 시작하고 다음 따뜻한 음식을 제공한다. 차가운 것은 구개활의 민감도를 증가시킨다.

(2) 간접치료

① 감각자극

- 온도-촉각 자극 : 차게 한 후두경으로 앞쪽 구개활을 쓰다듬고 즉시 삼킴을 개시하도록 한다.
- 삼킴작용 촉진을 위해 복장패임(sternal notch) 위에 2 또는 3초간 얼음자극을 적용한다.
- 검지를 환자의 턱 아래에 혀의 기저부에 두고 상방/전방으로 쓰다듬기 자극을 한다.
- 전기자극치료(VitalStim)

② 운동치료

- Suck Swallow Exercise

2) 구개-인두 기능 감소

불충분한 구개-인두 폐쇄로 인해 비강의 통로로 음식이 누출되어 비강역류가 나타난다.

(1) 직접치료

① 삼킴 동안 코를 막아 비강 쪽의 압력을 증가시킨다.

② 보철물

- 구개밀폐장치(palatal obturators) : 구강인두 압력 및 구개-인두 폐쇄를 도움

(2) 간접치료

① 감각자극

- 차게 한 Q-tip이나 후두경으로 3~5번 정도 연구개나 입천장 쓰다듬기
- "아"를 발성하기

② 운동요법

- 연구개운동
  - 연구개가 위로 당겨지는 것을 느끼며 하품을 하고 그 자세를 3~4초 동안 유지한다.

이완하였다가 다시 반복한다.
- 손으로 코를 막고 입술 다문 상태에서 양쪽 볼에 공기 불어넣기를 한다. 공기를 불어 넣어 볼을 위로 부풀어 오르게 한 상태에서 5초 동안 유지한다.
- 손을 컵 모양으로 만들어 환자의 턱 아래를 잡고, 환자로 하여금 밑으로 당기게 한다. 이때 동작에 저항을 가한다. 뒤에 "아"라고 발성하도록 한다.

• 촛불불기, 빨대불기, 풍선불기, 거품불기 등 다양한 불기 운동을 한다.

3) 혀 기저부 수축(뒤당김)의 감소

인두를 통과하는데 필요한 압력이 감소된다. 따라서 삼킴 후에 편측 또는 양측 후두계곡에 음식물 잔류가 있다.

(1) 직접치료

① 자세변화

• 턱 당기기를 적용한다.

② 보상적 삼킴기법

• 멘델슨기법을 적용한다.
• 반복 삼킴
  음식물을 넘긴 후에 다시 삼킴을 반복하도록 한다.
• 힘주어 삼키기
  삼킴 동안 목구멍 근육을 강하게 쥔다.
• 성문상부/초성문상부삼킴기법을 적용한다.

③ 음식덩이 크기를 적게 한다.

(2) 간접치료

① 감각자극

• 혀끝을 아랫니 안쪽 부위에 위치하게 하고 검지나 설압자로 혀 앞쪽 1/3을 아래 방향으

로 압박한다. 압박을 제거하면서 환자에게 “가”를 발음하도록 한다.

② 혀 기저부 운동

- 마사코 운동
  혀끝이 앞니들 사이에 약 3/4인치 정도 나오도록 놓고 유지된 상태에서 삼키게 한다.
- 가글 흉내운동(Dry Gargle Exercise) : 혀를 가급적 입 안의 뒤쪽으로 당긴다. 강하게 양치질(gargle)을 흉내 내고 다음에 이완한다.
- 큰 하품하기 : 입을 가급적 넓게 벌리고 하품하고 1초 동안 유지한다.

③ 혀 운동

- Back Tongue Push－up Exercise
- Out / In Tongue Exercise
- Modified Tongue Tip Sweep Exercise
- “카카카” 발음하기

4) 인두 수축의 감소(인두 연동운동 감소)

인두를 통과하는데 필요한 압력이 감소된다. 따라서 후두계곡/이상동의 음식물 잔류가 있거나 인두의 coating을 보인다.

(1) 직접치료

① 보상적 삼킴기법

- 반복 삼킴
  음식물을 넘긴 후에 다시 삼킴을 반복하도록 한다.
- 힘주어 삼키기
  삼킴 동안 목구멍 근육을 강하게 쥔다.
- 성문상부삼킴기법

② 식이조절

- 점도조절 : 묽은 액체를 권한다.

• 고형식과 액체를 번갈아 제공하여 액체가 인두에 남아있는 잔여물을 씻어 내도록 한다.

(2) 간접치료

① 감각자극

• 전기자극치료(VitalStim)

② 운동치료

• 마사코 운동을 수행한다.
혀끝이 앞니들 사이에 약 3/4인치 정도 나오도록 놓고 유지된 상태에서 삼키게 한다.

• **등척성 목운동(Isometric Neck Exercises)**
환자가 기립자세로 앉은 상태에서 치료사는 한 손으로 환자의 가슴에 놓고 다른 한 손을 머리 뒤에 놓고 환자에게 치료사의 손을 밀고 5초 동안 유지하도록 한다. 다음에 손을 바꾸어 한 손을 환자의 등위에 놓고 다른 한 손을 환자의 이마에 놓고 치료사의 손을 밀고 5초 동안 유지하도록 한다.

5) 편측의 인두 벽 마비

편측 인두 벽 마비로 인해 음식찌꺼기가 후두덮개계곡과 조롱박오목에 비대칭적으로 남아있을 수 있다.

(1) 직접치료

① 자세변화

• 머리를 약한 쪽(마비된 쪽)을 향해 돌린다(Head Turn).
• 머리를 강한 쪽을 향해 기울인다(Head Tilt).
• 강한 쪽이 아래에 있도록 하고 옆으로 누운 자세를 취한다. 침상의 머리 부위가 30도로 기울어지게 한다.

② 음식을 입의 뒤쪽과 비마비(강한) 쪽에 놓는다.

③ 보상적 삼킴기법 및 식이조절

이전의 인두 수축의 감소에 수행한 방법을 동일하게 사용한다.

- 반복삼킴
- 힘주어 삼키기
- 성문상부삼킴기법
- 묽은 액체를 권한다.
- 고형식과 액체를 번갈아 제공

(2) 간접치료

① 감각자극

- 전기자극치료(VitalStim)

② 운동치료

이전의 인두 수축의 감소에 수행한 방법을 동일하게 사용한다.

- 마사코 운동

6) 후두거상의 감소

조롱박오목에 음식잔여물이 모일 경우, 삼킴 후 호흡을 재개하기 위해 후두가 열릴 때 잔여물이 열린 기도로 떨어져 삼킴 이후 흡인의 원인이 된다.

(1) 직접치료

① 보상적 삼킴기법

- 멘델슨기법
- 성문상부삼킴/초성문상부삼킴기법
- 반복 삼킴
- 엄지와 손가락을 후두 양측에 놓고 후두거상을 도움

(2) 간접치료

① 감각자극

- 혀밑의 목뿔뼈 위 근육과 후두의 측면을 얼음으로 빠르게 쓰다듬기 후 삼키도록 요청
- 후두가동화 운동(후두를 위 방향으로 가이드)
- 턱 아래로부터 sterna notch의 아래 방향으로 후두 측면 근육조직에 진동자극
- 전기자극치료(VitalStim)

② 운동치료

- **쉐이커 운동**
  바로 누운 상태에서 고개를 들어 자신의 발가락을 바라보고 1분 동안 유지한다.
- **가성대운동**
  높은 음계의 소리에 이르도록 점차적으로 높게 올려 발성한다. 가장 높은 음에 도달할 때, 높은 음을 수초 동안 유지한다.

7) 후두주변의 근 긴장도 증가

근 긴장도의 증가는 후두의 가동범위를 감소시키며 후두 거상을 방해한다.

(1) 직접치료

① 보상적 삼킴기법

- 반복 삼킴을 적용한다.
- 엄지와 손가락들을 후두의 양측에 놓고 삼킴 동안 후두 거상을 돕는다.

(2) 간접치료

① 자극기법

- 근 긴장도를 감소시키기 위해 조각난 얼음 수건으로 싸여진 형태로 5분 동안 후두 주위에 댄다.

② 운동치료

- 후두가동화운동 : 손가락들과 엄지를 후두의 양측을 따라 두고, 움직임이 매끄럽고 쉬워지고 긴장이 감소될 때까지 그것을 부드럽게 앞뒤로 움직인다.

8) 후두 폐쇄 감소

인두기 삼킴 동안 후두침습/흡인의 원인이 된다.

(1) 직접치료

① 자세변화

- 턱 당기기(Chin Down Exercise/Strategy)
- 머리를 약한 쪽으로 돌리는 자세는 방패연골에 압력을 가하게 됨으로써 성대 닫힘을 촉진시키는 효과를 갖는다.
- 턱 당기기와 함께 머리를 약한 쪽으로 돌리기

② 수의적 삼킴기법

- 성문상부삼킴/초성문상부삼킴기법
- 발살바 기법

③ 식이조절

- 된 상태의 액체를 제공한다.

(2) 간접치료

① 운동치료

- 성대내전운동
  - 의자팔걸이를 아래로 누르거나 당기면서 "아아아" 반복하기
  - 양 손을 맞잡고 서로 밀면서 "아아아" 반복하기
  - 의자팔걸이를 아래로 누르면서 5초 동안 "아"하기
- 발살바 운동을 수행한다.

9) 반지인두근 개방의 감소

반지인두근이 충분하지 않게 개방되거나 또는 너무 늦게 개방되거나 너무 빨리 폐쇄될 수 있다. 이것은 조롱박오목에 음식잔여물이 남게 된다.

(1) 직접치료

① 보상적 삼킴기법

- 반복 삼킴을 적용한다.
- 멘델슨기법을 적용한다.

② 식이조절

- 점도조절: 액체를 마실 때 묽은 액체를 제공한다.

(2) 간접치료

① 감각자극

- 전기자극치료(VitalStim)

② 운동치료

- 음식 없이 멘델슨기법을 이용한 운동을 수행한다.
- 쉐이커 운동: 바로 누운 상태에서 고개를 들어 발가락을 바라보고 1분 동안 유지한다.

표 6-2. 인두기의 문제들을 위한 치료

문제	직접치료	간접치료
인두기 삼킴 유발의 지연	▪ 턱 당기기 ▪ 음식덩이의 크기를 작게 함 ▪ 된 상태의 액체와 퓌레음식을 권함 ▪ 신 음식이나 찬 음식을 권함 ▪ 차고 뜨거운 음식을 교대로 제공	▪ 앞 구개활에 온도-촉각 자극 ▪ 복장패임 위에 얼음자극 ▪ 턱 아래 혀 기저부 쓰다듬기 ▪ 전기자극치료(VitalStim) ▪ Suck Swallow Exercise
구개인두 기능감소	▪ 코를 막아 비강 압력을 증가시킴 ▪ 구개밀폐장치 적용	▪ 찬 후두경으로 연구개 쓰다듬기 ▪ "아"를 발성하기 ▪ 연구개운동 ▪ 촛불불기, 빨대불기, 풍선불기, 거품불기 등 다양한 불기 운동

문제	직접치료	간접치료
혀 기저부 수축의 감소	▪ 턱 당기기 ▪ 멘델슨기법 ▪ 힘주어 삼키기 ▪ 성문상부 / 초성문상부삼킴기법 ▪ 음식덩이 크기를 적게 함	▪ 구강에서 혀 앞쪽 1/3을 압박자극 ▪ 마사코 운동 ▪ 가글 운동 ▪ 큰 하품하기 ▪ 혀의 운동 / 혀끝으로 쓸기 ▪ "카카카" 발음하기
인두수축의 감소	▪ 반복 삼킴 ▪ 힘주어 삼키기 ▪ 성문상부삼킴기법 ▪ 묽은 액체를 권함 ▪ 고형식과 액체를 번갈아 제공함	▪ 전기자극치료(VitalStim) ▪ 마사코 운동 ▪ 등척성 목운동
편측인두 마비	▪ 약한 쪽으로 머리를 돌림 ▪ 강한 쪽으로 머리를 기울임 ▪ 강한 쪽이 아래에 있도록 하고 옆으로 누운 자세를 취함 ▪ 음식을 입의 강한 쪽에 놓음 ▪ 반복 삼킴 / 힘주어 삼키기 / 성문상부 삼킴기법 ▪ 묽은 액체를 권함 ▪ 고형식과 액체를 번갈아 제공	▪ 전기자극치료(VitalStim) ▪ 마사코 운동
후두거상의 감소	▪ 멘델슨기법 ▪ 성문상부삼킴 / 초성문상부삼킴기법	▪ 후두 측면의 얼음자극 ▪ 턱 아래 부위 진동자극 ▪ 전기자극치료(VitalStim) ▪ 쉐이커 운동 ▪ 가성대운동 ▪ 표면근전도 이용한 생체되먹임훈련
후두주변의 근 긴장도 증가	▪ 반복 삼킴 ▪ 손가락으로 후두거상을 도움	▪ 얼음을 수건으로 싸고 5분간 후두 주위에 자극 ▪ 후두가동화운동
후두 폐쇄의 감소	▪ 턱 당기기 ▪ 약한 쪽으로 머리 돌리기 ▪ 턱 당기기와 함께 약한 쪽으로 머리 돌리기 ▪ 성문상부삼킴 / 초성문상부삼킴기법 ▪ 발살바 기법 ▪ 된 상태의 액체를 권함	▪ 성대내전운동 ▪ 발살바 운동을 수행한다.
반지인두근 개방의 감소	▪ 묽은 액체를 권함 ▪ 멘델슨기법	▪ 전기자극치료(VitalStim) ▪ 쉐이커 운동

제7장

치료적 식이

1. 식이조절

환자에게 제공되는 식이의 조절은 치료사와 의사에 의해 결정된다. 식이조절을 할 때 의학적 상태와 환자 병력(예, 영양섭위, 호흡 및 폐 상태, 삼킴장애에 대한 환자의 자각)이 고려된다. 식이조절을 선택할 때 비디오 투시 삼킴 검사나 광섬유내시경검사를 수행하는 것이 필요하다. 비디오 투시 삼킴 검사 동안 치료사는 환자가 최상으로 견딜 수 있는 음식 및 액체 제공의 순서를 결정한다.

1) 점도와 질감의 조절

식이조절은 환자의 질환 상태나 특성을 고려해야 한다. 삼킴장애 환자의 식이조절은 음식의 질감과 액체의 점도 조절을 통해 이루어진다. 삼킴장애의 식이는 적당한 점도가 있어서 구강 내에서 음식덩이를 만들기 쉬워야 하고 구강 내 점막이나 목에 달라붙지 않고 구강이나 인두를 따라 원활하게 통과할 수 있어야 한다.

삼킴장애 환자는 저작기능이나 구강 내에 음식을 조절하는 기능이 저하되어 고형식에서 식사의 형태나 질감의 조절이 필요하다. 미국영양사협회는 National Dysphagia Diet에서 고형식에서의 질감조절 단계를 퓌레식(dysphagia pureed), 다진식(dysphagia mechanically altered), dysphagia advanced의 3단계로 나누었다(표 7-1).

표 7-1. 삼킴장애식의 단계 : 질감 조절

단계	음식의 성상	식품의 예
퓌레식(pureed)	퓌레로 되고 점착력 있는 푸딩과 같은 음식	달걀찜, 연두부, 푸딩, 치즈케이크, 젤라틴, 걸쭉한 소스의 파스타, 으깬 감자, 죽류
다진식(mechanically altered)	마르지 않고, 촉촉한 부드러운 질감의, 음식덩이를 만들기 쉬운 음식	
advanced	매우 딱딱하고, 질기고 바삭거리는 음식을 제외한 거의 일반식에 가까운 음식	

삼킴장애 환자는 또한 서로 다른 액체들을 다루는 능력에 차이가 있을 수 있기 때문에 액체 단계는 고형식과 분리하여 진행된다. 점도가 낮은 액체들은 폐로 쉽게 흡인되어 흡인성 폐렴을 유발하기 쉽다. 환자가 묽은 액체를 정상적으로 삼키기 못한다면 증점제(thickner)를 사용하여 액체의 점도를 조절한다. 증점제로 사용할 수 있는 것으로 전분, 젤라틴, 시판 농후제, 된 채소퓌레나 과일퓌레, 된 죽, 유아용 시리얼(baby cereal) 등이 있다. 액체의 점도는 각 점도의 범위에 따라 묽은(thin) 액체, 묽은 액체와 된 액체의 중간 상태(nectar like)의 액체, 된 상태(honey－like)의 액체, 수저로 떠먹을 수 있는 상태(spoon－thick)의 네 단계로 나뉜다(표 7-2).

표 7-2. 삼킴장애식의 단계 : 점도 조절

단계	액체 음식의 예
묽은 액체(thin liquid)	물, 커피 및 차, 얼음조각, 우유, 과일주스, 맑은 수프
묽은 액체와 된 액체의 중간 상태(nectar like)의 액체	과일넥타, 밀크셰이크, 액상 요구르트
된 상태(honey－like)의 액체	크림수프, 된 밀크세이크, 시판 농후제, 깨 미음
수저로 떠먹을 수 있는 상태(spoon－thick)의 액체	시판 농후제

2) 식이조절 선택

삼킴장애 식이조절은 환자의 요구를 반영할 수 있도록 주의 깊게 선택되어야 한다. 작업치료사는 환자를 위해 적당한 삼킴장애 식이조절을 위해 영양사와 밀접하게 협조해야 한다. 일반적으로 삼킴장애 식이요법을 위해 선택된 음식물은 (1) 점도와 질감이 일정하고, (2) 충분한 점도와 양을 제공하고, (3) 점착력을 유지하고, (4) 즐거운 미각(맛)과 온도를 제공하고, (5) 필요할 때 쉽게 제거되고 suction될 수 있어야 한다.

삼킴장애 환자들은 질환 상태나 특성에 따라 장애와 증상이 다르게 나타난다. 그러므로 치료사는 환자의 장애와 증상에 따라 음식을 선택해야 한다. 전형적으로 된 상태의 액체는 인두기 삼킴 유발이 현저하게 지연된 환자에게 적절하다. 된 액체는 구개활을 보다 천천히 이동된다. 이것은 삼킴 반응이 유발될 수 있는 시간을 제공한다. 과일넥타, 버터우유, 토마토주스, 요구르트와 같이 묽은 액체와 된 액체의 중간 상태(nectar like)의 액체는 2~5초의 중등도 삼킴 지연 환자에게 사용된다. 반대로 식도벽수축의 감소를 보이는 환자는 묽은 액체가 권해진다. 일반적으로 묽은 액체는 거의 정상 삼킴 능력을 필요로 한다.

3) 식이조절 진행

치료사는 환자의 삼킴장애 정도를 정확하게 파악하여 이에 맞는 단계의 식사를 제공해야 한다. 환자는 보통 삼킴장애식 3단계 음식을 숙달한 후에 일상 식이요법으로 진행할 수 있다. 각 단계에서 제공할 수 있는 음식의 종류와 상태는 다르지만 떡, 찰밥처럼 끈적끈적한 음식, 잡곡밥처럼 여러 질감의 식품이 섞여 있는 음식, 여러 재료가 덩어리 상태로 섞여 있는 야채수프와 샐러드, 크래커처럼 구강에서 부서져 흩어지는 음식이나 가루음식, 견과류(껍질과 씨가 있는) 식품, 상추와 파슬리와 같이 요리에 곁들인 장식 등은 보통 삼킴장애식으로 적당하지 않다.

일단 치료사에 의해 적절한 식이단계가 결정되면, 환자와 가족을 포함한 팀의 모든 구성원들은 각 단계에 어떤 음식들이 수용되며 환자의 안전을 위해 어떤 음식이 피해져야 하는지 교육받아야 한다. 액체 식이 단계 또한 수립되어야 한다.

(1) 삼킴장애식 1단계

삼킴장애식 1단계 식사는 입으로 식사를 할 수 있는 환자 중 중등도에서 중증의 삼킴장애 환자와 기도를 보호하는 능력이 감소된 환자에게 적용된다. 표준점도는 수저로 떴을 때 음식이 흐르지 않는 상태(spoon-thick)의 점도이며 질감은 환자의 상태에 따라 다를 수 있지만 일반적으로 퓌레식이나 으깬 감자와 같이 곱게 다진식 정도를 제공한다. 물은 허용되지 않으며 모든 액상식품은 시판 농후제를 이용하여 걸쭉하게 만든다.

표 7-3 삼킴장애식 1단계 : 퓌레음식

음식군	권고되는 음식	피해야 할 음식
곡류 및 빵	퓌레로 만든 bread mix, 펜 케이크, Malt−o−Meal. 곡류는 푸딩과 같은 점도를 가져야 한다.	다른 모든 빵, rolls, 크래커, 머핀 등
계란	커스터드 에그, 퓌레로 만든 계란	다른 모든 것
과일	퓌레로 만든 과일, 잘 으깬 바나나	다른 모든 것 — 과일(생것, 얼린 것, 캔)
감자 및 녹말이 많은 음식	으깬 감자, 고기국물소스, 버터, 마아가린 또는 샤워크림을 넣은 퓌레로 만든 감자, 퓌레로 만든 조리된 국수, 파스타나 쌀, 부드럽고 균일한 점도의 퓌레	다른 모든 것
수프	믹서로 퓌레로 만들거나 정제한(걸러 낸) 수프 점도를 진하게 하는 것이 필요하다. (퓌레로 만든 야채의 점도로) 농축되고 정제된 크림수프	덩어리와 조각이 있는 모든 수프
야채	덩어리, 조각이나 씨 없는 퓌레로 만든 야채	퓌레로 되지 않은 모든 야채
고기 및 고기 대체물	퓌레로 만든 고기, 가금류 수분과 혼합한 연두부 퓌레로 만든 legume spread	가공하지 않거나 갈은 고기, 가금류, 생선, cottage cheese, 치즈 땅콩버터(음식에 퓌레로 들어간 것 외)
디저트	부드러운 푸딩, 커스터드, yogurt, 퓌레 디저트와 수플레(오믈렛의 일종, 달걀을 거품 내서 구운 요리)	얼음, 젤라틴, 빵과 쌀 푸딩, 과일요구르트(이들은 묽은 액체로 고려됨, 묽은 액체가 제한된다면 피해야 한다) 밀크셰이크, 얼은 요구르트, 아이스크림, 빙과, 젤라틴
지방	버터, 마아가린, 정제한 고기국물소스	덩어리진 첨가물로 된 모든 지방

이 단계의 음식은 후두덮개계곡 및 조롱박오목(pyriform sinus)에 고임을 야기하는 인두통과(transit)의 감소, 중등도의 삼킴 지연이 있고, 반지인두조임근 개방의 감소가 있고, 턱 또는 혀 조절이 없거나 거의 없는 환자를 위해 좋다. 퓌레음식은 구개활을 지나 인두로 보다 느리게 이동하는데 이것은 삼킴 반응을 유발하는 시간의 여유를 허용한다. 퓌레음식은 푸딩과 같이 밀도가 균일하다. 퓌레 음식에는 저작을 필요로 하는 음식물들이 포함되지 않는다. 퓌레식은 적절한 음식덩이로 만들 필요가 없기 때문에 이들은 구강운동조절을 향상시킬 기회를 거의 제공하지 않는다. 삼킴장애식 1단계 음식은 오직 환자의 구강섭취를 증가시키기 위해서만 사용된다. 환자는 가능한 빨리 다음 단계로 나아가야 한다.

(2) 삼킴장애식 2단계

삼킴장애식 2단계 식사는 꿀 정도의 점도를 가진 액체를 안전하게 섭취할 수 있는 삼킴장애 환자에게 적용된다. 음식의 질감은 환자의 상태에 따라 달리질 수 있지만 보통 다진식을 기준으로 제공한다. 이런 음식은 점착력 있으며 연한 음식이다. 물은 허용되지 않으며 모든 액상식품은 시판 농후제를 이용하여 꿀 정도의 점도로 걸쭉하게 만들어 제공한다.

삼킴장애 2단계 식사는 보조와 함께 충분한 혀 조절이 되고, 회전동작의 저작(rotary chew)을 하기 시작하는 환자가 음식을 뒤로 인두로 향해 미는데 좋으며, 최소의 삼킴 지연이 있는

표 7-4. 삼킴장애 2단계 : 다진식(mechanically soft food)

음식군	권고되는 음식	피해야 할 음식
곡류 및 빵	오트밀, 콘플레이크, 쌀 과자 연한 팬케이크, 껍질 없는 프렌치토스트, graham cracker	씨가 있는 매우 딱딱하게 조리된 곡류, 견과류 마르거나 딱딱한 곡류
계란	삶은 스크램블 에그나 반숙된 계란(노른자는 촉촉하고 버터와 함께 혼합됨)	딱딱하게 요리되거나 튀긴 계란
과일	씨와 껍질이 없는 연한 통조림 또는 조리된 과일 잘 익은 연한 바나나	씨, 거친 껍질이 있는 과일 건포도, 포도 목록에 있는 것을 제외한 모든 생과일
감자/녹말이 많은 음식	촉촉한 삶거나 구운 으깬 감자 잘 요리된 국물 있는 국수	감자껍질 및 감자칩, 감자튀김, 쌀
수프	씹기 쉽고 삼키기 쉬운 연한 고기나 야채수프(조각의 크기가 1/2인치 이하)	큰 덩어리의 고기나 야채가 있는 수프 쌀, 옥수수, 완두콩 수프
야채	연하고 잘 조리된 야채 ; 포크로 쉽게 짓이길 수 있어야 한다.	생야채, 옥수수와 완두콩 브로콜리, 양배추, 아스파라거스 등의 부드럽지 않은 조리된 야채
고기 및 고기 대체물	촉촉한 갈거나 조리된 고기, 가금류, 생선 큰 덩어리, 셀러리, 양파가 들어가지 않은 참치 또는 달걀샐러드 cottage cheese(희고 연한 치즈)	마르고 질긴 고기(베이컨, 소시지) 땅콩버터 피자, 샌드위치, 다른 모든 치즈
디저트	푸딩과 커스터드 씨와 견과류가 없는 과일파이 통조림 과일(파인애플 제외) 연하고 촉촉한 케이크 우유, 커피에 적신 연하고 촉촉한 쿠키	마르고 딱딱한 케이크나 쿠키 견과류, 씨, 코코넛, 파인애플 또는 마른 과일이 있는 모든 것
지방	버터, 마아가린, 정제된 고기국물소스, 샤워크림, 마요네즈, 크림소스	덩어리진 첨가물로 된 모든 지방

환자에게 좋다. 다진식(mechanical soft food)은 운동과 감각상실이 있는 환자에서 흡인의 위험을 감소시킨다. 이것은 삼킴 반응의 시작에 영향을 준다. 밀도 있는 다진식은 입 전체에 고유수용성자극을 증진시킨다. 이런 음식은 점착력 있는 음식덩이로 되어 있어 음식 찌꺼기가 기도로 흘러 들어갈 가능성이 감소된다. 이 식이단계에 있는 환자는 혀 조절의 향상을 보이기 때문에 삼킴 반응은 혀의 등이 경구개를 향해 거상 되자마자 더욱 빠르게 유발될 수 있다.

(3) 삼킴장애식 3단계

삼킴장애식 3단계 식사는 약간 과일주스 상태의 점도를 가진 액체를 안전하게 섭취할 수 있는 삼킴장애 환자에게 적용된다. 제공되는 음식의 질감은 작게 썰어 갈은 음식을 제공한다. 이런 음식은 씹기, 조절된 음식덩이 만들기를 요구한다.

이 단계의 음식은 점도가 다양하기 때문에 고기류는 삼킴 조절을 촉진하기 위해 작게 썰어야 한다. 만약 최소한의 흡인이 발생하더라도 작은 조각이 큰 조각보다 기도를 막고 건강을

표 7-5. 삼킴장애 3단계 : advanced

음식군	권고되는 음식	피해야 할 음식
곡류 및 빵	모든 물기 있는(마르지 않은) 곡류 모든 촉촉한 빵, 머핀, 팬케이크, 와플 등	거칠고 마른 곡류, 팝콘 마른 토스트, 크래커, 프렌치 빵, 거죽이 딱딱하고 두꺼운 빵
계란	요리된 계란	
과일	모든 조리되거나 통조림 과일 씨 없는 껍질 벗긴 신선하고 연한 과일	사과, 배, 파인애플과 같이 씹기 어려운 과일
감자/녹말이 많은 음식	감자튀김과 쌀을 포함한 모든 것	감자껍질 질기고 파삭파삭하게 튀긴 감자
수프	피해야 할 목록을 제외한 모든 것	질긴 고기가 들어간 수프 1인치 이상의 덩어리로 된 수프
야채	모든 조리된 부드러운 야채	생야채, 옥수수 부드럽지 않고 가시가 있는 조리된 야채
고기 및 고기 대체물	얇은 조각의 부드럽거나 갈아서 만든 고기나 가금류, 촉촉한 생선 작은 덩어리의 고기, 갈은 고기	질기고 마른 고기 및 가금류 고기
디저트	피해야 할 목록을 제외한 모든 것	마르고 거친 케이크나 쿠키 견과류, 씨, 코코넛, 파인애플 또는 마른 과일이 있는 모든 것
지방	피해야 할 목록을 제외한 모든 것	덩어리진 첨가물로 된 모든 지방

해치는 일이 적다. 삼킴장애 3단계 식사는 턱과 혀의 조절에 최소 문제를 갖고 약간 지연되지만 정상 삼킴 반응을 보이는 환자에게 사용한다. 환자가 구강운동조절이 기능적 범주 내에 있을 때 환자는 일상 식이(regular diet)로 진행할 수 있다. 환자가 어떤 점도이던지 씹고 음식덩이를 만들고 구개활을 향해 뒤로 넘길 수 있어야 한다. 이 단계에서 환자는 가끔 기침을 하지만 모든 고형식이나 유동식을 삼킬 수 있다. 삼킴장애의 병력이 있는 환자를 위해 지속적인 식이 주의사항은 견과류, 씨앗 있는 음식, 마른 식품, 질긴 음식, 생야채, 바삭거리는 식품은 피하는 것이 좋다.

2. 비구강 영양법

안전한 구강 식이를 위해서는 의식의 저하가 없어야 한다. 삼킴 자세변화나 보상적 삼킴기법과 같은 보상전략이 필요한 경우에는 어느 정도의 인지 기능을 필요로 한다. 식이 변형이나 삼킴 운동치료, 보상기법 등으로도 안전하고 효과적인 구강 영양법이 불가능하거나 어느 정도 안전한 구강 식이가 가능하더라도 충분한 영양이나 수분을 섭취할 수 없는 경우에는 비구강 영양법을 고려해야 한다. 비경구 식이를 결정하는데 있어 무엇보다 흡인의 양과 구강-인두통과시간이 중요한 요인이 된다. 일반적으로 비디오 투시 삼킴 검사에서 섭취한 음식의 10% 이상 흡인되거나 점도에 관계없이 구강통과시간과 인두통과시간을 합한 시간이 10초를 넘을 경우 비구강 영양법을 선택하게 된다.

대체적인 영양공급과 수분섭취를 위해 비구강 영양법의 유형과 기간을 선택할 경우 담당의사가 여러 요인들 고려하여 결정하게 된다. 비구강 식이는 크게 정맥내주사(intravenous injection)와 같은 비경구영양법(parenteral nutrition)과 장관영양법(enterral feeding)으로 나뉜다. 정맥내주사 영양공급은 일반적으로 2~3주 정도를 위해 권고된다. 장관영양법은 비구강적 방법을 통해 음식이 소화관을 따라 이동하는 것으로 비위관영양법, 위창냄술이나 공장창냄술 영양법, 간헐적 구강 식도관영양법 등이 있다.

환자가 대체 수단에 의해 식사되는 동안, 치료사는 환자의 삼킴 능력을 증가시키기 위해 노력해야 한다. 예로 치료사는 환자의 삼킴 기능을 증진시키기 위해 구강운동 훈련과 함께 온도-촉각 자극을 수행할 수 있다. 치료사는 환자의 특정 필요에 따라 개별적으로 치료해야 한다.

1) 비위관영양법(nasogastric tube feeding)

비위관영양법은 가장 흔하게 사용되는 장관영양법으로 비위관의 삽입이 간편하고 쉽게 제거가 가능하므로 비교적 일시적 또는 단기간의 영양이 필요한 경우에 적합한 방법이다. 그러나 비위관(nasogastric tube)은 불편감이 심하고 쉽게 빠질 수 있고, 상부 및 하부식도조임근의 구조적 문제뿐만 아니라 기능적 장애를 일으키고 기도 폐쇄 기능도 저하시키므로 기도 흡인을 일으킬 수 있다. 뇌졸중 환자에서 비위관영양법 자체가 흡인성 폐렴의 한 원인으로 알려져 있다.

2) 위창냄술 영양(gastrostomy feeding), 공장창냄술 영양(jejunostomy feeding)

뇌졸중 환자에서 장관 식이가 4주일 이상 필요할 경우에는 비위관영양법보다 위창냄술이나 공장창냄술에 의한 영양법이 적당하다. 이들은 일반적으로 의학적으로 안정되지 않거나 구강 섭취의 대상자가 아닌 환자들의 식사와 수분공급을 위해 장기적 대안으로 고려된다. 위창냄술 영양법은 비위관영양법보다 부작용이 적고, 영양이나 수분을 제공하는 데 있어서도 더 효과적이다. 위창냄술은 위까지 통하는 복부의 외부 구멍을 만드는 수술과정이다. 부드럽고 유연한 튜브가 이 구멍에 삽입된다. 공장창냄술 식이가 위창냄술 식이보다 하부식도조임근의 기능 장애와 위식도 역류의 발생률을 감소시킬 수 있다. 위창냄술과 공장창냄술 모두 경피적 내시경(percutaneous endoscopy)을 이용하는 방법과 개복하여 수술하는 방법이 있다. 경피적 내시경 방법이 수술적 창냄술에 비해 시술 시간과 회복 시간이 빠르고 비용이 적게 들며 전신마취를 하지 않아도 된다는 장점이 있어 널리 이용되고 있다. 위창냄술과 공장창냄술 영양법은 gastrostomy tube와 percutaneous endoscopic gastrostomy tube를 통해 catheter-tip syringe 또는 feeding pump로 제공된다. 이들 튜브는 비위관영양관 식사와 함께 발행할 수 있는 비강과 인두 자극(irritation)과 감염의 위험을 감소시킨다. 비록 G-튜브와 PEG 튜브가 비구강 영양을 제공하는 보다 영구적인 수단으로 고려되지만 가역적이다. 환자의 삼킴능력이 기능적 상태로 회복되면 튜브는 제거될 수 있다.

3) 간헐적 구강 식도관영양법(intermittent oroesophageal tube feeding)

구강-식도관영양법은 비위관영양법이나 창냄술 영양법을 거부하는 환자에게 적용할 수 있다. 식사 때마다 넬라톤 튜브를 식도까지 집어넣어 음식물을 주입하게 되므로 구역 반사가 감소되어 있고 의식 장애가 없는 경우가 좋다. 그러나 구역 반사가 항진되어 있거나 식도염, 젠커 게실(Zenker diverticulum)이 있는 경우에는 적용이 곤란하다.

제8장

안전 및 위험요소의 관리

삼킴장애는 생명을 위협하는 상태들을 유발할 수 있기 때문에 치료사는 이런 위험요소와 그 관리에 대해 알아야 한다. 관리의 목적은 안전을 위태롭게 하는 위험을 최소한으로 줄이고 환자의 삼킴 기능을 증진시키는 것이다.

1. 기도폐색(choking)

작업치료사가 식이 점도를 변경하고, 보상전략과 재활기법을 사용함으로서 기도폐색의 위험을 감소시킬 수 있지만, 이런 위험이 모든 환자에서 완전히 없어지지는 않는다. 음식의 흡인이 의심될 경우에 흡인기를 사용하여 suction을 수행해야 한다. 삼킴 평가나 훈련 동안 흡인기의 사용이 필요할 수 있으며 치료사나 보호자는 이 기구를 사용하는 것을 훈련받는 것이 필요하다.

비디오 투시 삼킴 검사와 광섬유내시경검사에서 환자가 구강으로 음식이나 액체 점도를 먹는 것이 위험하다고 나타날 경우 작업치료사는 기도폐색의 위험이 높은 음식이나 액체들을 이용하여 치료해서는 안 된다. 이런 위험 환자에게 어떠한 음식을 제공하지 않는 상태로 삼킴 치료를 제공하는 것을 선택한다.

기도폐색을 보이는 환자의 경우에 치료사는 즉시 환자의 호흡능력을 평가한다. 이것은 환자에게 목이 막히는지 질문하고 환자의 말하는 것을 관찰함으로서 수행된다. 환자가 호흡곤란이 있는 것으로 보이지만 아직 숨을 쉴 수 있으면 기도에 있는 음식물을 배출하기 위해 강하게 기침하도록 한다.

1) 흡인(suctioning)

환자가 기도패색을 보이지만 숨을 쉴 수 있을 경우 기침을 하여 음식물을 배출한 후 인두 및 후두에 있는 음식물을 제거하기 위해 흡인기로 suction을 하는 것이 필요할 수 있다. 환자에게 suction을 할 때 기도에 있는 음식물이 더욱 기도 안으로 들어가도록 밀지 않기 위해 세심한 주의가 요구된다. 흡인술은 훈련된 사람에 의해서만 시도되어야 한다. 흡인(suctioning)은 비-인두 구강 흡인과 기관절개 흡인이 있다. 기관절개환자의 경우 입으로나 기관절개튜브를 통해 기도가 suction될 필요가 있다.

(1) 비-인두 구강흡인(nasopharyngeal oral suction)

준비물로 흡인기(suction machine), suction 카테터, collection bottle, 일회용 장갑, 식염수 컵이 필요하다. 비-인두 구강흡인의 수행방법은 다음과 같다.

① 흡인기 작동을 확인 후 준비물품을 준비한다.
② 환자에게 목적과 방법을 설명한 후 협조를 구한다.
③ 손을 깨끗이 씻고 말린 후 일회용 장갑을 착용한다.
④ 카테터를 흡인기의 suction tube에 연결하고 흡인기를 작동시킨다.
⑤ suction 카테터의 끝 부위를 식염수에 적신다.
⑥ 환자의 목을 폄 시킨 후 카테터 조절밸브를 막지 않고 구-비강 내로 카테터를 넣어 환자가 기침할 때까지 부드럽게 삽입한다(약 10~15cm).
⑦ 카테터 삽입 시 환자의 안색이나 자극으로 인한 증상 등을 주의 깊게 관찰한다.
⑧ 한 손으로 카테터 조절밸브를 막고 다른 손으로 suction 카테터를 부드럽게 돌리는 동작과 함께 빼면서 분비물을 제거한다. 각 삽입 후 5초만을 지속한다.
⑨ 타액이나 분비물이 안 보이거나 들리지 않을 때 suction을 중단한다.
⑩ 흡인이 끝난 후 물품을 정리하고 세척한 후 제자리에 정리한다.
⑪ 손을 깨끗이 씻는다.

(2) 기관절개 흡인(tracheostomy suction)

흡인기, suction 카테터, collection bottle, 일회용 장갑, 식염수 컵을 준비한다. 기관절개 흡인의 수행방법은 다음과 같다.

① 흡인기 작동을 확인한 후 준비물품을 준비한다.
② 환자에게 목적과 방법을 설명한 후 협조를 구한다.
③ 손을 깨끗이 씻고 말린 후 일회용 장갑을 착용한다.
④ 카테터를 흡인기의 suction 튜브에 연결하고 스위치를 켜고 끝부위를 식염수에 적신다.
⑤ 카테터 조절밸브를 막지 않은 상태로 부드럽게 캐뉼라 내관속으로 표시된 지점까지 (trach tube 보다 1/4 inch 길게) 삽입한다.
⑥ 카테터 조절밸브를 막고 suction 카테터를 부드럽게 돌리는 동작과 함께 빼면서 분비물을 제거한다. 각 삽입 후 5초만을 지속한다.
⑦ 기관 내에서 카테터가 2분 이상 경과하면 안면창백, 빈맥, 혈압상승의 증상이 생기므로 2분 이상 걸리지 않도록 한다.
⑧ 타액이나 분비물이 안 보이거나 들리지 않을 때 suction을 중단한다.
⑨ 흡인이 끝난 후 물품을 정리하고 세척한 후 제자리에 정리한다.
⑩ 손을 깨끗이 씻는다.

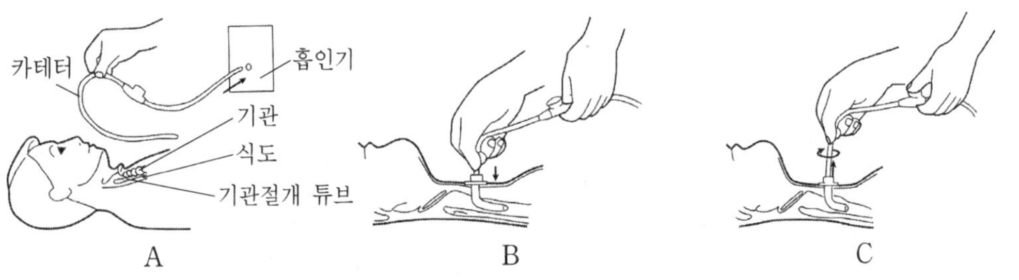

그림 8-1. 기관절개 흡인

A. 카테터를 흡인기의 suction 튜브에 연결
B. 카테터 조절밸브를 막지 않은 상태로 부드럽게 cannular 내관속으로 표시된 지점까지 삽입
C. 카테터 조절밸브를 막고 카테터를 부드럽게 돌리는 동작과 함께 빼면서 분비물을 제거

2) 하임리히기법

하임리히기법은 환자가 기도가 막혀서 숨을 쉴 수 없는 기도폐색 증상이 있는 경우 즉시 시행해야 한다. 이 방법은 기도를 막고 있는 음식물이 배출될 때까지 횡격막 아래 복부 밀기를 가한다. 환자가 비만이 심할 경우 가슴 밀기를 사용한다. 다음은 완전하게 기도가 막힌 의식이 있는 환자에 하임리히기법을 수행하기 위한 단계별 지침이다.

(1) 환자의 기도가 막혔는지 확인하기 위해 "숨(기도)이 막힙니까?"라고 질문한다. 환자가 기침을 약하게 하거나 높은 음의 잡음(예로 높은 음의 '쌕쌕'거리는 소리)을 내는 것이 관찰되거나 환자가 말을 하지 못하고 강하게 숨을 쉬거나 기침하지 못하면 도움을 제공한다.

(2) 응급 상황이 발생할 경우 구역의 응급의료시스템을 이용하거나 치료사 혼자만 있다면 큰 소리로 도움을 요청한다.

(3) 다음과 같이 복부 밀기를 수행한다.

① 환자를 앉히거나 서게 하고, 환자 뒤에 선 자세로 위치한다.

② 환자의 허리를 팔로 감싸 안는다. 한쪽 손은 주먹을 쥐고 엄지 쪽을 배꼽과 흉골의 아래 끝 사이의 복부 중간에 댄다(그림 8-2A).

③ 다른 쪽 손으로 쥔 손을 꽉 잡는다. 팔꿈치는 환자로부터 멀어지도록 한다. 주먹이 복부의 가운데 정확하게 있는지 확인하면서 환자의 복부에 빠르게 상방 밀기를 5회 수행한다(그림 8-2B).

④ 환자의 기도가 막혀 있는지 결정하기 위해 재평가한다(단계 1을 참조).

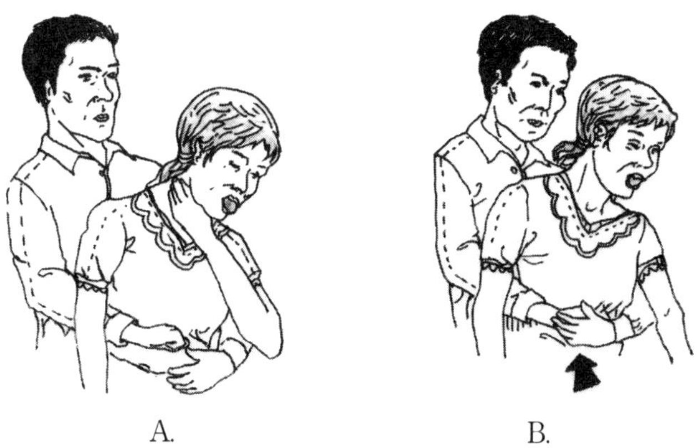

A. B.

그림 8-2. 하임리히기법

⑤ 폐색이 없어지거나 환자가 의식을 잃을 때까지 밀기를 반복한다.

2. 감염관리

삼킴장애가 감염의 위험이 높은 전파성 감염을 운반하는 질병들을 포함하여 다양한 의학적 진단으로부터 발생하기 때문에 치료사는 적절한 주의 수단이 취해지도록 이런 상태들에 대해 알아야 한다. 결핵(tuberclosis), B형 간염, 단순 포진(herpes simplex) 등이 있다.

결핵은 폐에서 시작하여 다른 기관으로 확산되는 접촉 박테리아 감염이다. 이 질환은 결핵균(Mycobacterium tuberculosis)에 의해 발병된다. 결핵은 환자가 기침을 할 때 공기를 통해 또는 환자의 분비물과 접촉을 통해 확산될 수 있다. 이것은 집중적으로 치료되지 않으면 치명적일 수 있다. 치료사는 이 감염성 질환의 환자나 감염자들에 대해 인식해야 한다.

B형 간염은 바이러스에 의한 전염성 질환으로 간에 손상을 일으킨다. B형 간염은 감염된 혈액이나 점액을 통해 전파된다. 바이러스는 오염된 기구나 표면에서 7일까지 생존하는 것으로 알려져 있다.

단순 포진(또는 헤르페스)은 바이러스에 의한 전염성 질환이다. 이 질환은 피부에 침범하여 염증이 유발되기 전까지 몇 달 또는 몇 년까지 남아 있을 수 있다. 이 질환의 징후는 입술, 잇몸이나 볼의 주위에 생기는 작은 물집으로 통증이 있고, 각 물집은 빨간 테두리로 둘러싸인다. 헤르페스 바이러스는 상처부위를 접촉함에 의해 또는 침, 점액이나 혈액의 접촉을 통해 전파되기 때문에 치료사에 전염될 위험이 높기 때문에 주의가 필요하다.

1) 감염관리의 표준지침

표준지침은 감염조절을 포함한 환자관리의 접근이다. 이런 지침들은 Occupational Safety and Health Administration(OSHA)에 의해 개발되었다. 표준지침은 혈액매개병원체와 습한 피부표면에 있는 병원균의 전파의 위험을 최소화하기 위해 고안되었다. 이런 예방방법은 모든 신체의 체액, 분비물과 배설물(땀 제외), 혈액, 상처나 찢어진 피부와 점막에 적용된다.

표준지침은 모든 환자와 의료진이 감염질환에 감염될 가능성이 있다고 가정한다. 삼킴장애 환자들을 치료할 때 치료사는 환자들이 증상이 없다고 해서 감염되지 않았다고 가정해서는 안 된다. 일반적으로 감염성 질환은 어떤 증상이 나타나기 전에 잠복기를 가지고 전파되는 가능성이 있기 때문에, 모든 환자와의 접촉 시 다음의 표준지침을 따라야 한다.

- 환자와 접촉하기 전과 후에 비누와 물로 양 손을 씻는다(아래의 손 세척 기술을 참조).
- 체액, 점막이나 상처가 난 피부와 접촉이 있을 때 장갑을 착용한다.
- 옷이 더러워질 수 있을 경우 일회용 가운(disposable gown)을 입는다.
- 침, 혈액이나 점액이 튀기기 쉬울 경우 눈과 입을 보호한다(예, 마스크, 고글, 안면보호대).

올바른 손 세척은 병원균의 전파를 감소시키는 효과적인 방법이다. 환자와 신체적 접촉이 있을 때 장갑을 착용한다. 삼킴장애와 관련된 모든 평가 및 치료 과정들은 일회용 위생 장갑의 사용을 필요로 한다. 과정이 완수된 후에는 벗어야 한다. 장갑을 벗은 즉시 양쪽 손과 손목과 아래팔을 깨끗이 씻는다. 치료사는 감염성 질환에 걸릴 위험을 감소하기 위해 아래에 제안된 손 세척 기술을 따라야 한다.

- 손 씻기 전에 장신구를 제거한다.
- 물을 틀기 위해 종이타월을 사용한다.
- 양 손을 적신다.
- 항균 비누(antibacterial soap)를 사용하고 거품을 낸다. 다음에 양쪽 손, 손목, 아래팔을 약 15초 이상 강하게 문지른다. 양 손, 손목, 전완들을 깨끗하게 세척하기 위해 중요한 것은 강한 문지르기 동작이다.
- 흐르는 물에 손을 헹군다.
- 깨끗한 종이타월로 양쪽 손, 손목, 아래팔의 물기를 닦아낸다.
- 물을 잠그기 위해 종이타월을 사용한다.

전파되는 방법에 따라 감염관리를 할 필요가 있다. 공기전파는 감염성 미생물을 내포한 공기비말핵이나 먼지미립자에 의해 발생하기 때문에 방지하기 위해서는 방에 특정 공기처리와 환기가 필요하며 치료사는 마스크를 착용해야 한다.

비말전파는 환자가 기침, 재채기하거나 이야기할 때 일어나며, 또한 suction을 수행하는 과정 동안 발생하기도 한다. 따라서 특별한 공기처리와 환기를 필요로 하지 않지만 마스크를 착용해야 한다.

접촉에 의한 전파는 환자와 피부 접촉을 통해 발생하는 직접접촉이나 환자가 사용하던 수건, 침구, 식기, 의복 등 환자의 환경에서 오염된 물건과의 간접접촉에 의해 발생한다. 따라서 환자의 방에 들어가기 전에 장갑과 가운을 입고 방을 떠나기 전에 벗는 것이 필요하다.

참고문헌

권찬혁, 정일영, 정세희, 오병모, 한태륜. 새로운 연하곤란 임상 척도의 개발과 타당도 평가. 대한연하장애학회지. 2013; 3: 20-25

김덕용, 정수진. 도구를 이용한 연하 검사. 대한연하장애학회지. 2011; 1: 25-30

김원경. 연하장애에서의 식사조절. 대한연하장애학회 창립학회 심포지엄. 대한연하장애학회. 2010

김일수, 한태륜. 연하 곤란의 진단 및 치료. 대한뇌졸중학회지 2006 ; 8(1) : 40-48

김철준, 최경효, 전민호. 외상성 뇌존상 환자에서의 연하곤란. 대한재활의학회지 1999 ; 23(4) : 711-717

노영수, 김진환. 진행된 구강암과 설전절제술. J Clinical Otolaryngol 2003. 14 : 56-64

박진우. 노화에 따른 연하기능의 변화. 대한연하장애학회지. 2013; 3: 17-19

박영학 · 김현수. 연하장애의 임상적 평가. 대한연하장애학회지. 2011; 1: 19-24

박윤길, 차태현, 정민예. 연하장애환자를 위한 연하재활치료. 대한연하장애학회지. 2011; 1: 31-38

박창일 등. 재활의학. 한미의학. 2007

백남종, 김일수, 김정환, 오병모, 한태륜. 비디오 투시 연하 검사에 기초한 기능적 연하곤란 척도의 임상적 타당도. 대한재활의학회지. 2005; 29: 43-49.

범재원, 한태륜. 뇌질환 환자에서의 연하곤란 치료법. 대한의사협회지. 2013; 56(1): 7-15

송영진, 이한석, 정원미 외. 삼킴장애. 계축문화사. 2007

송영진, 박은정, 윤인진, 최경효. 두경부암 환자의 연하장애 치료 효과와 삶의 질. 대한연하장애학회지. 2012; 2: 53-61

안강민. 정상 연하와 관련된 해부학 및 생리. 대한연하장애학회지. 2011; 1: 9-18

오병모, 이건재 외. 삼킴장애의 재활 : 연하(삼킴)장애 치료를 위한 포켓 매뉴얼. 퍼시픽출판사. 2007.

우승훈. 후두암과 연하장애. 대한연하장애학회지. 2013; 3: 1-6

윤인진. 연하장애 환자를 위한 신경근전기자극치료. 대한연하장애학회지. 2011; 1: 60-66

이한석. 뇌졸중 환자의 연하곤란의 치료에 관한 고찰. 한국 BOBATH학회지. 2004 ; 9(1) :

131-143 99910:297-299

이한석, 송영진. 삼킴장애치료를 위한 메뉴얼. 제주한라대학. 2008

최경효. 연하장애의 역학적 고찰. 대한연하장애학회지. 2011; 1: 1-8

한명월, 최승호. 연하장애의 수술적 치료. 대한연하장애학회지. 2011; 1: 39-46

한태륜, 백남종, 박진우. 비디오투시검사를 이용한 뇌졸중 환자의 기능적 연하곤란척도. 대한재활의학회지 23: 1118-1126, 1999

Aviv JE, Martin JH, Jones ME, Wee TA, Diamond B, Keen MS, et al. Age-related changes in pharyngeal and supraglottic sensation. Ann Otol Rhinol Laryngol. 1994; 103:749-52.

Bogaardt H, Dam DV, Wever NM, Bruggeman CE, Koops J, Fokkens WJ. Use of neuromuscular electrostimulation in the treatment of dysphagia in patients with multiple sclerosis. Annals of Otology, Rhinology & Laryngology. 2009; 118: 2241-6.

Bulow M., Olsson R. and Ekberg. O. Videoradiographic analysis of how carbonated thin liauids and thickened liquids affect the physiology of swallowing in subjects with aspiration on thin liquids. Acta Radiologica 44 ; 2003: 366 - 372

Carr JH, Shepherd RB. : A motor relearning programme for stroke. Aspen System Corporation, 1987 : 73-83.

Cherney LR, Cantieri CA, Pannel JJ. : Clinical evaluation of dysphagia. Aspen System Corporation, 1986.

Davis PM. : Starting again: early rehabilitation after traumatic brain injury or other severe brain lesion. Springer-Verlag, 1994 : 222-274.

Davis PM. : Steps to follow: a guide to the treatment of adult hemiplegia. Springer-Verlag, 1985 : 245-265.

Delpre G., Kadish U., Stahl B. Introduction oh esophageal injuries by doxycycline and other pills. Digestive Disorders Science. 1989; 34(5) : 797-800

Dodd WJ. Taylor A. Steward E. Kern M. Logemann J. Cook I, Tipper and dipper types of oral swallows. American Journal of Roentgenology 1989 : 153(6) : 1197-1199

Ebihara T., Ebihara S., Maruyama M., Kobayashi M., Itou A., Arai H., Sasaki. A randomized trial of olfactory stimulation using black pepper oil in older people with swallowing dysfunction. Journal of the American Geriatrics Society. 2006; 54: 1401 - 1406

Farber SD. : Neurorehabilitation : a multisensory approach. Philadelphia, W.B. Saunders Company. 1982.

Fleming S. : Treatment of mechanical swallowing disorders. In Groher M. editor : Dysphagia : diagnosis and management. 3rd ed. Newton, Mass. Butterworth-Heinemann Publishers. 1997.

Freed ML, Freed L, Chatburn RL. Christian M. Electrical Stimulation for Swallowing Disorders Caused by Stroke. Respiratory Care. 2001 ; 46(5) : 466-474.

Guyton AC. : Basic human physiology : Normal function and mechanisms of disease, 2nd ed. W.B. Saunders Co. 1977.

Groher ME. Bolus management and aspiration pneumonia in patients with pseudo-bulbar dysphagia. Dysphagia. 1987 ; 1: 215-216

Groher, ME. Dysphagia : Diagnosis and management. 3rd ed. Boston : Butterworth-Heinemann. 1997.

Hardy E., Robinson NM. Swallowing disorder : Treatment manual. 2nd ed. Imaginart International Inc. 1999.

Huckabee M. Pelletier C. Management of adult Neurogenic Dysphagia. Sande. CA Singular Publishing Group. 1999.

Jenks KN. Dysphagia. In : Pedretti L, ed. Occupational Therapy: Practice skills for physical dysfunction. Mosby, 2001 : 730-766.

Kim J, Sapienza C : Implications of expiratory muscle strength training for rehabilitation of the elderly : Tutorial. J Rehabil Res Dev. 2005: 42(2) : 211-224

Konosky KA. Dysphasia, In : Trombly CA. ed. Occupational Therapy for physical dysfunction. Williams & Wilkins, 1995 : 893-904.

Lazzarra G, Lazarus C, Logemann JA. Impact of thermal stimulation of the triggering of the swallowing reflex. Dysphagia 1986 ; 1(2) : 73-77.

Lim KB, Lee HJ, Lim SS, Choi YI. Neuromuscular electrical and thermal-tactile stimulation for dysphagia caused by stroke: a randomized controlled trial. J Rehabil Med. 2009; 41: 174-8.

Logemann JA. : Evaluation and treatment of swallowing disorders. Austin, Tex, Pro-Ed Publishers. 1998.

Logemann JA. : Evaluation and treatment of swallowing disorders. San Diego, College Hill

Press, 1983 : 134-223.

Logemann JA, Pauloski BR, Cloangelo L, Lazarus C, Fujui M. Effects of sour bolus on oropharyngeal swallowing measures in patients with neurogenic dysphagia. Journal of Speech and Hearing Research. 1995 ; 38 : 556-563.

Lynch M, Grisogono V. Strokes and head injury : a guide for patients, families, friends and carers. London, John Murray Ltd. 1991 : 65-87.

Mcallum SL. The National Dysphasia Diet : Implementation at the regional rehabilitation center and hospital system. J Am Dietetic Association, 2003 : 103(3) : 381-384.

McCormack GL, The rood approach to the treatment of neuromuscular dysfunction. In : Pedretti L, 3rd. Occupational Therapy : Practice skills for physical dysfunction. Mosby, 1990 : 311-333.

Murray J. Manual of dysphagia assessment in adults. San Diego, CA : Singular Publishing Group. 1999

Murray J., Langmore S., Ginsberg S., Dostie A. The significance of accumulated oropharyngeal secretions and swallowing frequency in predicting aspiration. Dysphagia. 1996;11(2): 99-103

Naoko K, Hitoshi K, Natsumi N, Etsuko Y, Akiko H, Eiji S, et al. Successful treatment of pulmonary aspiration due to brain stem infarction by using cough exercise based on swallowing scintigraphy: Preliminary observations. Dysphagia. 2009; 24: 434-7.

Neumann S, Bartolome G, Buchholz D, Prosiegel M. Swallowing therapy of neurologic patients : correlation of outcome with pre-treatment variables and therapeutic methods. Dysphagia. 1995 ; 10(1) : 1-5.

O'Sulivan N. : Dyphagia care : team approach with acute and long term patients. Los Angels, Cottage Square, 1990.

Pedretti LW. & Early MB. Occupational therapy practice skills for physical dysfunction. 5th ed. Mosby. 2001

Perlman A., Booth B., Grayhack J. Videofluoroscopic predictors of aspiration in patients with oropharyngeal dysphagia, Dysphagia. 1994 ; 9(2) : 90-95,

Perlman A., Grayhack J., and Booth B. The relationship of vallecular residue to oral involvement, reduced hyoid elevation, and epiglottic function. Journal of Speech and Hearing Research, 1992 : 35(4) : 734-741.

Permsirivanich W, Tipchatyotin S, Wongchai M, Leelamanit V, Setthawatcharawanich S, Sathirapanya P, et al. Comparing the effects of rehabilitation swallowing therapy vs. neuromuscular electrical stimulation therapy among stroke patients with persistent pharyngeal dysphagia: a randomized controlled study. J Med Assoc Thai. 2009; 92: 259-65

Ryu JS, Kang JY, Park JY, Nam SY, Choi SH, Roh JL, et al. The effect of electrical stimulation therapy on dysphagia following treatment for head and neck cancer. Oral Oncol. 2009; 45: 665-8.

Robbins J, Gangnon RE, Theis SM, Kays SA, Hind JA. The effects of lingual exercise on swallowing in older adults. J Am Geriatr Soc. 2005; 53: 1483-9.

Robbins J. Hamilton JW. Lof GL. Kempster GB. Oropharyngeal swallowing in normal adults of different ages. Gastroenterology 1992 ; 103 : 823-829

Robbins J, Kays SA, Gangnon RE, Hind JA, Hewitt AL, Gentry LR, et al. The effects of lingual exercise in stoke patients with dysphagia. Arch Phys Med Rehabil. 2007; 88: 150-8.

Rosenbeck JC, Roecher EB, Wood JL, et al. Thermal application reduces the duration of stage transition in dysphagia after stroke. Dysphasia. 1996 ; 11 : 225-233.

Shaw GY, Sechtem PR, Searl J, Keller K, Rawi TA, Dowdy E. Transcutaneous neuromuscular electrical stimulation(VitalStim) curative therapy for severe dysphagia: myth or reality? Ann Otol Rhinol Laryngol. 2007; 116: 36-44.

Shay W., Eggli D., McDonald D. Johnson L. Gastric emptying of solid food in patients with gastroesophageal reflux. Gastroenterology. 1987;92(1):459-465

Smith AM. Dysphagia. In : Tromblely CA. ed. Occupational therapy for physical dysfunction. Lippincott Williams Wilkins, 2002 : 1091-1109.

Stephen FN, Claire EB, Marge CN. Rehabilitation of patients with swallow disorder. In : Randall L. ed. Physical medicicne & rehabilitation. W.B. Saunders Co. 1996 : 533-554.

Sullivan C. Obstructive sleep apnea. Clinics in Chest Medicine. 1985; 6(4): 633-650

Tromby CA. & Radomski. Occupational therapy for physical dysfunction. 5th ed. Lippincott Williams & Wilkins. 2002.

Waxman MJ, Durfee D, Moore M, Morantz RA, Koller W. Nutritional aspects and swallowing function of patients with Parkinson's disease. Nutr Clin Pract 1990 ; 5 :

196-199.

Wijting Y, Freed ML. Vitalstim therapy training manual. Hixson, TN: Chattanooga Group. 2003

Zenner PM, Losinski DS, Mills RH. Using cervical auscultation in the clinical dysphagia examination in long care. Dysphagia. 1995 ; 10 : 27-31.

찾아보기

◇ 저자

이 한 석 제주한라대학교 작업치료과 교수

삼킴장애 치료 값 18,000원

2010년 9월 1일 1판1쇄 발행
2013년 8월 30일 2판1쇄 발행
2022년 8월 10일 2판4쇄 발행

저 자 : 이 한 석
발 행 인 : 주 영 일
발 행 처 : 계 축 문 화 사

서울특별시 종로구 통일로12길 16-17
우편번호 03029
TEL : 735-2257 · 738-9746
FAX : 723-9025
E-mail : gyechuk@hanmail.net
홈페이지 : gyechuk.co.kr
1973. 10. 31 등록번호 제300-1973-8호
ISBN 978-89-5629-307-3 93510